全国高职高专药学类专业规划教材（第三轮）

中药化学实用技术

第 2 版

（供药学类、中药学类专业用）

主 编 高立霞 方应权 张 强

副主编 罗 兰 李洪文 高晓慧

编 者 （以姓氏笔画为序）

马凤爱（安徽中医药高等专科学校）

毛 磊（杭州第一技师学院）

方应权（重庆三峡医药高等专科学校）

孙希芳（山东医药技师学院）

李洪文（楚雄医药高等专科学校）

杨钰涵（山东药品食品职业学院）

张 强（安徽中医药高等专科学校）

罗 兰（福建卫生职业技术学院）

赵延武（河南医药健康技师学院）

祖文宇（重庆三峡医药高等专科学校）

高立霞（山东医药技师学院）

高晓慧（长沙卫生职业学院）

中国健康传媒集团

中国医药科技出版社

内 容 提 要

　　本教材是全国高职高专药学类专业规划教材之一，根据中药化学实用技术教学大纲的基本要求和课程特点编写而成，内容涵盖中药常见化学成分的结构类型、提取分离技术以及检识方法。本教材紧密结合新时代行业要求和社会用人需求，重视吸收行业发展新知识、新技术、新方法，内容更加贴近岗位；对接药学卫生专业技术资格考试和执业药师资格考试，做到教考、课证融合；强化课程思政，在传授知识和培养能力的同时，塑造价值。本教材为书网融合教材，即纸质教材有机融合电子教材、教学配套资源（PPT、微课、题库、视频等）、数字化教学服务（在线教学、在线作业、在线考试），使教材内容立体化、生动化，便教易学。

　　本教材可供高职高专院校药学、中药学类专业使用，也可供成人继续教育及社会从业人员参考使用。

图书在版编目（CIP）数据

中药化学实用技术 / 高立霞，方应权，张强主编.
2 版. -- 北京：中国医药科技出版社，2025. 1.
（全国高职高专药学类专业规划教材）. -- ISBN 978-7
-5214-5095-8

Ⅰ. R284

中国国家版本馆 CIP 数据核字第 2025C5T945 号

美术编辑　陈君杞
版式设计　友全图文

出版　**中国健康传媒集团** | 中国医药科技出版社
地址　北京市海淀区文慧园北路甲 22 号
邮编　100082
电话　发行：010 - 62227427　邮购：010 - 62236938
网址　www.cmstp.com
规格　889mm×1194mm $\frac{1}{16}$
印张　13 $\frac{1}{2}$
字数　390 千字
初版　2015 年 8 月第 1 版
版次　2025 年 1 月第 2 版
印次　2025 年 1 月第 1 次印刷
印刷　天津市银博印刷集团有限公司
经销　全国各地新华书店
书号　ISBN 978-7-5214-5095-8
定价　**49.00 元**

获取新书信息、投稿、为图书纠错，请扫码联系我们。

数字化教材编委会

主　编　高立霞　方应权　张　强

副主编　罗　兰　李洪文　高晓慧

编　者　（以姓氏笔画为序）

马凤爱（安徽中医药高等专科学校）

毛　磊（杭州第一技师学院）

方应权（重庆三峡医药高等专科学校）

孙希芳（山东医药技师学院）

李洪文（楚雄医药高等专科学校）

杨钰涵（山东药品食品职业学院）

张　强（安徽中医药高等专科学校）

罗　兰（福建卫生职业技术学院）

赵延武（河南医药健康技师学院）

祖文宇（重庆三峡医药高等专科学校）

高立霞（山东医药技师学院）

高晓慧（长沙卫生职业学院）

全国高职高专药学类专业规划教材，第一轮于2015年出版，第二轮于2019年出版，自出版以来受到各院校师生的欢迎和好评。为深入学习贯彻党的二十大精神，落实《国务院关于印发国家职业教育改革实施方案的通知》《关于深化现代职业教育体系建设改革的意见》《关于推动现代职业教育高质量发展的意见》等有关文件精神，适应学科发展和高等职业教育教学改革等新要求，对标国家健康战略、对接医药市场需求、服务健康产业转型升级，进一步提升教材质量、优化教材品种，支撑高质量现代职业教育体系发展的需要，使教材更好地服务于院校教学，中国健康传媒集团中国医药科技出版社在教育部、国家药品监督管理局的领导下，组织和规划了"全国高职高专药学类专业规划教材（第三轮）"的修订和编写工作。本轮教材共包含39门，其中32门为修订教材，7门为新增教材。本套教材定位清晰、特色鲜明，主要体现在以下方面。

1. 强化课程思政，辅助三全育人

贯彻党的教育方针，坚决把立德树人贯穿、落实到教材建设全过程的各方面、各环节。教材编写将价值塑造、知识传授和能力培养三者融为一体。深度挖掘提炼专业知识体系中所蕴含的思想价值和精神内涵，科学合理拓展课程的广度、深度和温度，多角度增加课程的知识性、人文性，提升引领性、时代性和开放性，辅助实现"三全育人"（全员育人、全程育人、全方位育人），培养新时代技能型创新人才。

2. 推进产教融合，体现职教特色

围绕"教随产出、产教同行"，引入行业人员参与到教材编写的各环节，为教材内容适应行业发展献言献策。教材内容体现行业最新、成熟的技术和标准，充分体现新技术、新工艺、新规范。

3. 创新教材模式，岗课赛证融通

教材紧密结合当前实际要求，教材内容与技术发展衔接、与生产过程对接、人才培养与现代产业需求融合。教材内容对标岗位职业能力，以学生为中心、成果为导向，持续改进，确立"真懂（知识目标）、真用（能力目标）、真爱（素质目标）"的教学目标，从知识、能力、素养三个方面培养学生的理想信念，提升学生的创新思维和意识；梳理技能竞赛、职业技能等级考证中的理论知识、实操技能、职业素养等内容，将其对应的知识点、技能点、竞赛点与教学内容深度衔接；调整和重构教材内容，推进与技能竞赛考核、职业技能等级证书考核的有机结合。

4. 建新型态教材，适应转型需求

适应职业教育数字化转型趋势和变革要求，依托"医药大学堂"在线学习平台，搭建与教材配套的数字化课程教学资源（数字教材、教学课件、视频及练习题等），丰富多样化、立体化教学资源，并提升教学手段，促进师生互动，满足教学管理需要，为提高教育教学水平和质量提供支撑。

前言 PREFACE

为适应我国职业教育教学改革和发展的需要，贯彻"实用为主，必需、够用"的原则，紧紧围绕"面向生产、建设、服务和管理一线需要的技能人才"的培养目标，在广泛听取意见和建议的基础上编写本教材。

"中药化学实用技术"是一门结合中医药基本理论和临床用药经验，以国家药品标准为依据，运用现代科学技术与方法提取、分离、鉴定中药中活性物质，认识和了解中药有效成分和质量控制的一门专业基础应用性课程。这门学科是后续中药制剂检测技术、中药制药技术课程的学习及从事中药提取分离及研发岗位的理论和技能基础，同时有助于提高学生全面素质，增强适应职业变化的能力。

本教材紧扣《中华人民共和国药典》，每个学习情境之下设计1~5个学习性工作任务，另外承接工作岗位及执业中药师资格考试大纲，突出"岗课赛证"特点，注重培养学生的职业道德、工匠精神、职业技能，为学生的职业生涯和可持续发展奠定坚实基础。为了提高学生的学习效果，本教材设置了"学习目标""情境导入""知识链接"和"目标检测"模块，便于学生把握重点，同时全书还设置了8个实训，旨在提高学生的实际操作能力，为后续发展奠定必要的基础。本次修订根据药学类专业的人才培养目标，在第一版教材的基础上进行完善，同时增加了教学配套资源（PPT、微课、题库、视频等）及数字化教学服务（在线教学、在线作业、在线考试），使教材内容立体化、生动化，便教易学。

本教材共十二章，重点介绍中药中各类活性成分提取分离的方法与技术。编写分工如下：张强编写第一章，方应权编写第二章第一、二节，祖文宇编写第二章第三、四节，赵延武编写第三章，李洪文编写第四章，马凤爱编写第五章，高立霞编写第六章，罗兰编写第七章，高晓慧编写第八章、第十二章，杨钰涵编写第九章，孙希芳编写第十章，毛磊编写第十一章。

在本教材编写过程中，得到编者所在院校的大力支持，在此一并表示诚挚谢意！

由于编者水平所限，不当和疏漏之处在所难免，恳请广大读者提出宝贵意见，以便于进一步修正。

编　者
2024 年 9 月

CONTENTS 目录

第一章 绪 论

PPT

学习目标

知识目标： 通过本章的学习，应能掌握中药化学、有效成分、有效部位的定义；熟悉中药化学研究的内容和中药中各类主要化学成分；了解中药化学研究的意义。

能力目标： 具备识别中药中有效成分与无效成分的能力。

素质目标： 通过本章的学习，培养中医药思维和家国情怀，激发职业责任感，具备良好的职业道德、专业技能和较强的创新能力，树立正确的人生观和价值观。

一、中药化学的含义及研究内容

中药化学是以中医药理论为指导，运用现代科学理论与技术研究中药中化学成分的一门学科。中药化学的研究内容主要为中药中各类化学成分的结构特征、理化性质、提取分离方法与技术、结构鉴定、检识，以及有效成分的化学结构修饰或改造、生物转化及代谢等。中药化学实用技术则是以中药中各类化学成分的结构和理化性质为基础，学习中药中有效成分的提取、分离和检识方法与技术的一门课程。

二、中药化学研究的目的

中药化学的研究目的是寻找中药中具有防病治病作用的物质基础——化学成分。在对中药物质基础的研究中，经常会遇到中药有效成分、无效成分、有效部位、药效物质基础等概念。

1. 有效成分 是指具有防病治病作用，能用分子式和结构式表示，并有一定物理常数（熔点、沸点、旋光度、溶解度等）的单一化合物。如薄荷醇、延胡索乙素等。

2. 无效成分 是指既不产生防病治病作用，又无毒副作用的成分。如鞣质、纤维素、叶绿素等一般被认为是无效成分。

3. 有效部位 含有一种主要有效成分或一组结构相近的有效成分的提取分离部位称为有效部位或有效组分。如葛根总黄酮、人参总皂苷、益母草总生物碱等。中药或中药复方经提取分离处理，得到几个不同的有效部位或有效组分，则构成了某一中药或方剂的有效部位群。

4. 药效物质基础 对中药及复方的临床功效有贡献的成分统称为中药或复方药效物质基础。

一种中药可以含有多种有效成分，如菊科植物水飞蓟种子可萃取出有护肝作用的水飞蓟宾、水飞蓟宁和水飞蓟亭三种化合物。有效成分与无效成分的区分是相对的，有时甚至会发生相互转变。随着现代科学技术的发展及对中药生物活性成分研究的不断深入，一些过去被认为是无效的化合物现已被发现具有很好的药效，如某些多糖、多肽、蛋白质和油脂类成分等；也有一些过去被认为有效的化合物随着研究的深入而被否定，如麝香的抗炎有效成分，近年来的实验证实是其所含的多肽而不是过去认为的麝香酮等。

三、中药化学研究的意义

（一）阐明中药发挥疗效的物质基础，探索中药防治疾病的机制

通过对中药有效成分的化学结构、理化性质及其与生物活性之间关系的研究，阐明中医药防治疾

病的作用原理，为中医药理论提供科学依据。迄今为止，许多中药，特别是常用中药的化学成分已经被较为深入地进行了研究，其防病治病的物质基础——有效成分已经被阐明。如《神农本草经》记载丹参具有祛瘀止痛、活血通经、清心除烦等功效，现代药理研究发现，丹参主要通过脂溶性的丹参酮和水溶性的丹酚酸两大类成分发挥扩张冠状动脉、防止心肌缺血和心肌梗死、改善微循环、降低心肌耗氧量等作用，被广泛用于临床各种心血管疾病的治疗。黄连是清热燥湿、泻火解毒的常用中药，其主要成分是小檗碱，小檗碱具有明显的抗菌作用，是黄连清热解毒的有效成分。麻黄是发汗散寒、宣肺平喘、利水消肿的常用中药，麻黄碱具有松弛支气管平滑肌、收缩血管、兴奋中枢等作用，是麻黄平喘的主要有效成分；麻黄挥发油有抗病毒作用，挥发油中的松油醇能降低小鼠体温，是麻黄中起发汗散寒作用的有效成分。这些有效成分的确定，为中药的临床应用提供了科学的依据。

（二）建立和完善中药质量评价标准，提升中药质量控制水平

药材好，药才好。千百年来，"道地药材"成为公认的优质药材的代名词。药材的优劣易受药材产地、栽培条件、采收季节、贮存条件、加工方法等各种条件的影响，以中药材作为原料的中药制剂，其临床疗效必然也受到药材优劣的影响。中药具有多成分、多靶点的特点，在中药特别是复方中药质量方法建立的过程中，质量控制指标的选择是方法建立的前提和关键。为了更好地评价和控制中药的质量，最常用的方法是以中药材及其制剂中的某种、多种有效成分、标志性化学成分、主要化学成分作为评价指标，应用中药化学的检识反应、鉴别方法、各种色谱法（如薄层色谱法、高效液相色谱法、气相色谱法及高效毛细管电泳法等）以及各种波谱法（如红外吸收光谱法、核磁共振波谱法及质谱法等）进行定性鉴别和含量测定。《中华人民共和国药典》（以下简称《中国药典》）对收载的 2000 多种中药材、饮片、提取物及制剂规定了生物活性成分鉴定方法或含量标准。随着现代分析技术的发展，中药特征图谱/指纹图谱以较为宏观、综合地反映中药质量，已成为国际公认的控制中药或天然药物质量的有效手段。《中国药典》进一步完善中药标准的检测项目，重点加强中药饮片质量标准研究与制定，通过建立和完善有效成分测定、多成分测定以及特征/指纹图谱检测技术，并探索研究生物活性评价方法，全面提升中药有效性控制水平。对中药复方制剂应尽量选用方剂中的君药、主要臣药，以及贵重药、毒剧药中的有效成分作为质量控制的指标。如果中药制剂中的有效成分含量过低，也可选用有效部位来进行检测，如总生物碱、总黄酮、总皂苷等。如果有效部位也不易测定，还可采用对照药材制备成对照溶液进行检测。

知识链接

中药指纹/特征图谱用于质量控制

《中国药典》2010 年版开始将指纹/特征图谱用于中药的质量控制。《中国药典》2010 年版、2015 年版、2020 年版收载的药材和饮片、植物油脂和提取物、成方制剂和单味制剂的指纹（特征）图谱数量分别为：2010 年版为 0、14、6 个；2015 年版为 4、19、38 个；2020 年版为 8、20、45 个。收载指纹（特征）图谱的数量逐版增加。

（三）阐明中药炮制的原理

中药必须经过炮制之后才能入药，是中医用药的特点之一。中药炮制是一项传统的制药技术，是根据中医药理论，依照辨证施治用药的需要和药物自身性质，以及调剂、制剂的不同要求，所采取的制药技术。炮制的目的主要是减毒增效或增强药性、缓和药性乃至改变药性等。《中国药典》中规定"饮片系指药材经过炮制后可直接用于中医临床或制剂生产使用的处方药品"，其本质是突出中药饮片作为处方药品的法定特性。中药经不同方法炮制后，外观、药性、化学成分、药理作用等会发生变

化。研究发现中药炮制过程存在着复杂的化学反应，炮制过程中不仅会发生化学成分量的变化，还会发生质的变化。因此，研究中药炮制前后化学成分或有效成分的变化，有助于阐明中药炮制的原理、改进传统的炮制方法、制定控制炮制品的质量标准、丰富中药炮制的内容等。如延胡索的有效成分为生物碱类化合物，用水煎煮溶出量甚少，醋炙后延胡索中的生物碱与醋酸结合成易溶于水的醋酸盐，使水煎液中溶出的总生物碱含量增加，从而增强了延胡索的镇痛作用。又如乌头和附子均为剧毒药，其毒性成分主要为乌头碱等双酯型生物碱。将乌头用蒸、煮等方法进行炮制，使乌头碱等化合物的酯键水解，生成毒性较低的醇胺型生物碱乌头原碱。制乌头仍保留镇痛消炎作用，但毒性却大大降低。黄芩有浸、烫、煮、蒸等炮制方法。过去南方认为黄芩有小毒，必须用冷水浸泡至颜色变绿、去毒后再切成饮片，称为"淡黄芩"，而北方则认为黄芩遇冷水变绿影响质量，必须用热水煮后切成饮片，以色黄为佳。研究表明，黄芩在冷水浸泡过程中，其有效成分黄芩苷可被药材中的酶水解成黄芩素，后者不稳定易氧化成醌类化合物而显绿色。药理学研究也证明，生黄芩、淡黄芩的抑菌活性比烫、煮、蒸的黄芩低。可见用冷水浸泡使有效成分损失，导致抑菌活性降低，而用烫、煮、蒸等方法炮制时，由于高温破坏了酶的活性，避免了黄芩苷的水解，故抑菌活性较强，且药材软化容易切片。因此，认为黄芩应以蒸或用沸水略煮的方法进行炮制。

（四）改进中药制剂剂型，提高临床疗效

中药传统剂型（丸、散、膏、丹等）存在化学成分复杂、给药剂量大、质量不稳定、显效缓慢、保存性差等缺点，已大大制约了中药的发展。现代药物制剂具有"三效"（高效、长效、速效）、"三小"（剂量小、毒性小、副作用小）、"五方便"（生产、运输、使用、携带、保管）的特点与优势。药物新剂型和新技术的引入可以有效地改善传统中药制剂的缺点，提高中药制剂的安全性、有效性和稳定性。因此，加大中药剂型改革的深度，研制安全、有效、方便的中药制剂，一直是中医药人的目标和任务。

中药化学在中药制剂的研制中起着十分重要的作用。近年来，随着中药活性成分提取和分离技术的发展，许多中草药中的活性单体被确认，将药物新剂型和新技术应用于开发更为安全、有效、可靠、稳定的中药活性单体制剂，将更有利于推进中药制剂现代化。中药的有效成分或有效部位的溶解性、酸碱性、挥发性、稳定性、生物利用度等性质，中药制剂制备过程中的提取、浓缩、精制、干燥、灭菌等步骤无不与中药有效成分或化学成分有关。中药有效成分是否稳定对中药制剂的稳定性影响很大，中药制剂在制备加工过程及贮存放置过程中，受到光、热、空气、温度、酸碱度等的影响，可能会发生水解、聚合、氧化、酶解等化学变化，使有效成分破坏，导致中药制剂出现变色、混浊、沉淀等现象，从而使药效降低或消失，甚至产生毒副作用。可采用适当的剂型、调整合适的pH、制备衍生物或采用适当的包装等方法来提高中药制剂的稳定性。

（五）促进新药研发，扩大药源

从中药中寻找生物活性成分，是国内外新药研制开发的重要途径之一。实践证明，从临床疗效可靠的传统中药中寻找有效成分，并研制开发成为新药，具有事半功倍的效果。通过中药有效成分研制出的许多药物目前仍是临床常用基本药物，如麻黄碱、小檗碱、阿托品、利血平、洋地黄毒苷等药物。由中药有效成分研制出来的某些药物化学结构比较简单，可以用化学合成的方法大量生产，如麻黄碱、阿托品、天麻素等。有些有效成分的生物活性不太强，或毒副作用较大，或结构过于复杂，或药物资源太少，或溶解度不符合制剂的要求，或化学性质不够稳定等，不能直接开发成为新药，可以将其作为先导化合物，通过结构修饰或改造，改变其性能，提高临床疗效。如前体药物技术，是指将一种具有药理活性的母体药物，导入到另一种载体基团形成一种新的化合物，这种化合物在人体中经生物转化，释放出母体药物而呈现疗效。青蒿素是从中药青蒿中分离出来的抗疟疾有效成分，是一个

具有过氧化结构的倍半萜类化合物。青蒿素在水和油中的溶解度都不好，临床应用不便，因而影响了疗效。为了解决青蒿素的溶解性能不理想的问题，对青蒿素进行了一系列的化学结构修饰，将青蒿素结构中的羰基还原成羟基，再制备成水溶性的青蒿琥珀单酯钠和油溶性的蒿甲醚，这两个青蒿素的衍生物都具有速效低毒、溶解性好、生物利用度高、便于临床使用的优点，并均已实现了工业化生产。用于治疗原发性肝癌的斑蝥素，经结构修饰成羟基斑蝥胺后，毒性只有斑蝥素的1/5000。

四、中药中主要化学成分简介

中药除少数品种（青黛、冰片、阿胶等）外，大多来自于植物、动物、矿物等非人工制品。根据全国中药资源普查结果，已经鉴定而有学名的中药约有 12807 种，其中来源于植物的数量达到 11146 种，其他包括动物药 1581 种、矿物药 80 余种。中药所含化学成分非常复杂，通常有糖类、氨基酸、蛋白质、油脂、维生素、有机酸、鞣质、无机盐、挥发油、生物碱和苷等。

（一）糖类

糖是多羟基醛或多羟基酮及其衍生物、聚合物的总称。根据能否水解和水解后生成的单糖数目不同，可把糖分为单糖、低聚糖和多糖。①单糖：是分子中带有多个羟基的醛类或酮类，为无色晶体，味甜，有吸湿性，极易溶于水，难溶于乙醇，不溶于亲脂性有机溶剂如乙醚、三氯甲烷等。单糖具有旋光性，其溶液有变旋现象。②低聚糖：又称寡糖，是指 2~9 个单糖分子脱水缩合而成的化合物。按低聚糖结构中单糖基的数目不同，可将其分为二糖、三糖、四糖等。低聚糖易溶于水，难溶或几乎不溶于乙醚等有机溶剂。③多糖：是由 10 个以上的单糖基通过苷键连接而成的，一般常由几百甚至几千个单糖组成。常见的多糖有淀粉、菊糖、果胶、树胶、黏液质和甲壳素等。多糖一般不溶于冷水，大多无生物活性，在中药化学成分提取过程中，通常作为杂质除去，常用乙醇沉淀法去除。

（二）苷类化合物

苷类化合物又称配糖体，是由糖或糖的衍生物与另一非糖物质通过糖的端基碳原子连接而成的一类化合物，其中非糖部分称为苷元。苷类化合物因结构中含有糖基，常具有一定的亲水性，能溶于水、甲醇、乙醇，难溶于乙醚或苯等有机溶剂。苷类化合物在天然药物中广泛存在，是一类重要的有效成分。

（三）醌类化合物

醌类化合物是中药中一类具有醌式结构的化学成分，主要分为苯醌、萘醌、菲醌和蒽醌四种类型。醌类化合物具有致泻、抗菌、利尿、抗癌和抗病毒等药理活性。中药中以蒽醌及其衍生物最为常见，并且多具有显著的生物活性。如大黄中的游离羟基蒽醌类化合物具有抗菌作用，番泻叶中的番泻苷类化合物具有较强的致泻作用。游离的醌类一般溶于乙醚、苯、三氯甲烷等有机溶剂，与糖结合成苷后，易溶于甲醇、乙醇等极性大的有机溶剂。

（四）苯丙素类化合物

苯丙素类化合物是一类基本母核具有一个或几个 C_6-C_3 单元的天然有机化合物，包括简单苯丙素类、香豆素类、木脂素类、木质素类等。在生物合成中，苯丙素类化合物均由桂皮酸途径合成而来。香豆素是具有苯骈 α-吡喃酮结构母核的一类化合物的总称。在结构上，可看作是邻羟基桂皮酸失水而成的内酯，具有内酯环的性质。游离香豆素大多为低极性和亲脂性化合物，易溶于三氯甲烷、乙醚、乙酸乙酯、丙酮等有机溶剂；香豆素苷则可溶于水，易溶于甲醇和乙醇，难溶于三氯甲烷、乙醚、乙酸乙酯等有机溶剂。木脂素类是一类由苯丙素氧化聚合而成的结构多样的天然产物，多数呈游离状态，只有少数与糖结合成苷而存在。游离木脂素亲脂性较强，易溶于乙醚、乙酸乙酯和三氯甲烷等低极性有机溶剂，可溶于甲醇、乙醇，难溶于水。成苷后的木脂素极性增大，水溶性也增加。木脂素类结构类型多样，生物活性显著，有一定的研究开发前景。

（五）黄酮类化合物

黄酮类化合物是指基本母核为 2 - 苯基色原酮的一类化合物，现在一般泛指两个苯环通过中间三碳链相互连接而成的一类化学成分，即由 $C_6 - C_3 - C_6$ 单位组成的化合物。黄酮类化合物在植物体中常以游离态或与糖结合成苷的形式存在，多具有酚羟基，呈酸性。黄酮苷元一般难溶或不溶于水，可溶于乙酸乙酯、乙醚等有机溶剂及稀碱液中。黄酮苷类化合物一般易溶于水、甲醇、乙醇、吡啶等极性溶剂。黄酮类化合物在植物界分布广泛，迄今为止的药效和临床试验表明，黄酮类成分具有多种生物活性，含黄酮类较多的天然药物有槐米、葛根、陈皮、黄芩等。

（六）萜类和挥发油

萜类化合物是由甲戊二羟酸衍生而成，且大多数分子式符合 $(C_5H_8)_n$ 通式的一类化合物及其衍生物的总称。萜类化合物从化学结构上可以看成是由异戊二烯以各种方式连结而成的一类天然化合物，其骨架一般以五个碳为基本单位。根据结构中异戊二烯单位的数目不同，可将萜类分为单萜、倍半萜、二萜、二倍半萜、三萜和四萜等类型。单萜和倍半萜是挥发油的主要组成部分，多为具有特殊香气的油状液体，在常温下可以挥发。游离萜类化合物亲脂性强，易溶于醇及脂溶性有机溶剂，难溶于水。萜类成苷后具有一定的亲水性，能溶于热水、甲醇、乙醇等极性溶剂。萜类化合物在自然界分布广泛，高等植物、真菌、微生物、昆虫、以及海洋生物都有萜类成分的存在。

挥发油又称精油，是存在于植物中的一类具有芳香气味、可随水蒸气蒸馏而又与水不相混溶的挥发性油状液体的总称。挥发油为混合物，其组成较为复杂，主要由萜类、芳香族类、脂肪族类以及它们的含氧衍生物等组成。挥发油是一类具有多方面生物活性的成分，在临床上具有止咳、平喘、祛痰、发汗、解表、祛风、镇痛、杀虫及抗菌消炎等功效。

（七）皂苷类化合物

皂苷类化合物是一类结构比较复杂的苷类化合物，其水溶液经振摇能够产生大量持久的肥皂样泡沫，能与胆甾醇结合形成复合物，具有溶血的特性。按苷元结构的不同，皂苷类化合物可分为甾体皂苷和三萜皂苷两大类。大多数皂苷极性较大，易溶于热甲醇、乙醇，能溶于水，难溶于乙酸乙酯、乙醚等。皂苷在含水丁醇中溶解度大，因此常用正丁醇作为提取和萃取皂苷的溶剂。皂苷元溶于石油醚、乙醚、三氯甲烷等低极性溶剂中，不溶于水。皂苷具有多种生物活性，在天然药物中存在广泛，人参、三七、柴胡、桔梗、甘草等均含有皂苷。

（八）强心苷类化合物

强心苷类化合物是生物界中存在的一类具有强心作用的甾体苷类，是由强心苷元与糖缩合的一类苷。强心苷是一类选择性作用于心脏的化合物，能加强心肌收缩性，减慢窦性频率，影响心肌电生理特性。临床上主要用于治疗慢性心功能不全及节律障碍等心脏疾病，常用的强心苷类药物有西地兰、地高辛等二十余种。强心苷一般能溶于甲醇、乙醇等，难溶于三氯甲烷、乙醚、苯等极性小的溶剂。

（九）生物碱类化合物

生物碱是主要来源于生物体内的一类含氮有机化合物，多呈碱性，能和酸结合成盐。游离的生物碱能溶于三氯甲烷、乙醚和苯等有机溶剂，尤其在三氯甲烷中溶解度好，大多不溶或难溶于水。而生物碱盐特别是小分子有机酸盐和无机酸盐易溶于水、乙醇，不溶或难溶于常见的有机溶剂。生物碱多具有显著的生物活性，如吗啡、延胡索乙素具有镇痛作用，阿托品具有解痉作用，小檗碱具有抗菌消炎作用，麻黄碱具有止咳平喘作用，奎宁具有抗疟作用，喜树碱、长春新碱、紫杉醇等具有不同程度的抗癌活性等。

（十）鞣质

鞣质又称单宁或鞣酸，是一类结构复杂的多元酚类化合物。鞣质可与蛋白质结合形成沉淀，能与生兽皮中的蛋白质结合形成致密、柔韧、不易腐败又难透水的皮革。因此，早期人们把具有鞣制皮革作用的物质称为鞣质。目前认为，鞣质是由没食子酸（或其聚合物）的葡萄糖（及其他多元醇）酯、黄烷醇及其衍生物的聚合物以及两者混合共同组成的植物多元酚。鞣质具有多方面的生物活性，主要包括抗肿瘤作用、抗脂质过氧化和清除自由基作用、抗病毒作用及抗过敏作用等。鞣质广泛存在于植物界，特别是在种子植物中，如蔷薇科、大戟科、蓼科、茜草科植物中最为多见。在中药成分提取分离时常作为杂质而被除去，一般使用明胶溶液或重金属盐沉淀鞣质，此外也可利用聚酰胺对鞣质的强吸附性而除去鞣质。

（十一）有机酸

有机酸是指分子中含有羧基的一类酸性有机化合物，普遍存在于植物界，如草酸、酒石酸、柠檬酸、苹果酸等。在植物体中除了少数以游离状态存在外，一般都与钾、钙、镁等金属离子或生物碱结合成盐。一般低级脂肪酸易溶于水、乙醇等，难溶于亲脂性有机溶剂；高级脂肪酸及芳香酸较易溶于有机溶剂而难溶于水。

..... 目标检测

答案解析

（一）最佳选择题

1. 有效成分是指（　　）
   - A. 生物活性成分
   - B. 含量高的成分
   - C. 单一的生物活性成分
   - D. 无生物活性的成分
   - E. 有效部位

2. 一般情况下，认为是无效成分或杂质的是（　　）
   - A. 生物碱
   - B. 叶绿素
   - C. 黄酮
   - D. 皂苷
   - E. 醌类

3. 中药的药效成分不适于用煎煮法提取的是（　　）
   - A. 酯类
   - B. 挥发油
   - C. 甾醇
   - D. 生物碱
   - E. 黄酮

4. 分子式符合$(C_5H_8)_n$通式的衍生物属于（　　）
   - A. 香豆素类
   - B. 树脂
   - C. 黄酮类
   - D. 萜类
   - E. 树胶

5. 萜类化合物的生物合成途径是（　　）
   - A. 醋酸－丙二酸途径
   - B. 甲戊二羟酸途径
   - C. 莽草酸途径
   - D. 氨基酸途径
   - E. 复合途径

6. 黄酮类化合物母核的基本骨架为（　　）
   - A. $C_3 - C_6 - C_3$
   - B. $C_6 - C_6 - C_6$
   - C. $C_6 - C_3 - C_6$
   - D. $C_6 - C_3$
   - E. $C_2 - C_6$

7. 存在于生物体内的一类天然含氮有机化合物，有似碱的性质，能和酸结合成盐，此类化合物为（　　）
   - A. 香豆素类
   - B. 树脂
   - C. 黄酮类
   - D. 萜类
   - E. 生物碱类

8. 有效部位是（　　）

    A. 混合物　　　　　　　　B. 单体化合物　　　　　　C. 有一定熔点

    D. 有结构式　　　　　　　E. 以上均不是

9. 不属于中药指纹图谱的分析技术是（　　）

    A. 紫外光谱　　　　　　　B. 红外光谱　　　　　　　C. 质谱

    D. 气相色谱　　　　　　　E. 熔点测定

10. 中药阿片中含多种生物碱，其中吗啡具镇痛作用，可待因具止咳作用，罂粟碱具解痉作用，下列说法最恰当的是（　　）

    A. 吗啡为有效成分　　　　B. 可待因为有效成分　　　C. 罂粟碱为有效成分

    D. 三者均为有效成分　　　E. 三者均为无效成分

（二）多项选择题

11. 醌类化合物主要包括（　　）

    A. 苯醌　　　　　　　　　B. 萘醌　　　　　　　　　C. 香豆素

    D. 菲醌　　　　　　　　　E. 蒽醌

12. 中药化学研究的主要内容是（　　）

    A. 结构特征　　　　　　　B. 理化性质　　　　　　　C. 提取分离

    D. 检识　　　　　　　　　E. 结构鉴定

13. 下列被认为是有效成分的是（　　）

    A. 生物碱类　　　　　　　B. 强心苷类　　　　　　　C. 色素类

    D. 皂苷类　　　　　　　　E. 树脂

14. 经甲戊二羟酸途径合成的是（　　）

    A. 单萜　　　　　　　　　B. 二萜　　　　　　　　　C. 三萜

    D. 黄酮　　　　　　　　　E. 倍半萜

15. 含有小檗碱的天然药物有（　　）

    A. 芦丁　　　　　　　　　B. 黄连　　　　　　　　　C. 黄柏

    D. 人参　　　　　　　　　E. 三颗针

第二章 中药化学成分的提取分离技术

学习目标

知识目标：通过本章的学习，应能掌握中药化学成分常用提取分离技术的原理及其应用；熟悉中药中各类化学成分的定义和主要溶解性能；了解超临界流体萃取、高效液相色谱等提取分离新技术的原理、特点和应用。

能力目标：具备根据中药化学成分的性质合理选择提取分离方法及熟练操作的能力。

素质目标：通过本章的学习，树立药品质量安全意识及开拓创新的精神；培养科学严谨的作风和独立思考的能力。

情境导入

情境：疟疾自古以来就是一种具有全球影响的衰竭性疾病，20 世纪 60 年代，全球疟疾疫情盛行。1969 年 1 月，"523"项目任命屠呦呦为课题组长致力于探索发掘抗疟新药，经过不断摸索后，屠呦呦将研究目标锁定为传统中药——青蒿。她从中医药经典著作《肘后备急方》中获取提取青蒿的灵感，对传统方法"以水二升渍，绞取汁"进行传承、改良和创新，用乙醚低温提取，结果分离得到的青蒿素对疟原虫的抑制率可以达到 100%，而常规水煎煮法提取青蒿得到的提取物对疟原虫的抑制率只有 40% ~68%。后续进一步采用当时较为先进的硅胶层析分离方法纯化青蒿素的结晶，进而研发得到相关药物制剂。

思考：1. 屠呦呦团队受到《肘后备急方》的启发，运用了哪些提取分离方法发掘青蒿素？

2. 为什么乙醚低温提取比水煎煮提取青蒿所得的提取物效果更优？

第一节　中药化学成分的提取技术

PPT

中药提取是指中药化学成分从中药材饮片转移到溶剂中的传质过程。提取是研究中药化学成分的关键第一步，要选择合适的溶剂及方法将欲提取的成分尽可能完全地提出，而将其杂质尽可能留在药渣中。为了提高提取效率，常将中药材原料粉碎，粒度一般以能通过二号筛为宜，而非越细越好。用水提取含淀粉、黏液质等多糖丰富的根茎类药材时，为避免多糖溶出而使提取液滤过困难，宜将药材切成小段、薄片或粉碎成粗颗粒。从中药中提取化学成分常用的技术有溶剂提取技术、水蒸气蒸馏技术、升华技术、超声提取技术等。

一、溶剂提取技术　微课 1

溶剂提取法是最常用的方法之一，根据中药中各种化学成分的溶解性能，选择对有效成分溶解度大而对其他成分溶解度小的溶剂，用适当的方法将所需化学成分尽可能完全地从药材组织中溶解出来。

心怀祖国、勇于担当、激励后人

20 世纪 60 年代，屠呦呦用低沸点乙醚取发现抗疟疾新药青蒿素。2015 年 12 月 10 日屠呦呦因此获得了诺贝尔奖生理学或医学奖，颁奖典礼上评委会对屠呦呦的颁奖词是："屠呦呦发现了青蒿素，能极大地降低疟疾患者的死亡率。为人类提供了强有力的新武器，以对抗每年困扰着亿万人的疾病，这在提升人类健康和减轻患者痛苦方面的作用是不可估量的。"40 多年来，屠呦呦全身心投入世界性流行疾病疟疾的防治研究，默默耕耘、无私奉献，为人类的健康事业作出了巨大贡献。在青蒿素抗疟研究之后，屠呦呦仍然心心念念的是青蒿素的研究，她希望把青蒿素的研究做得更深入，开发出更多药物来，造福更多人。屠呦呦的故事不仅是她个人的传奇，也是中国传统医药对世界健康事业做出重大贡献的象征。她的坚持不懈和创新精神，激励着无数科研工作者继续探索未知，为人类健康贡献力量。

（一）基本原理

溶剂提取法的基本原理是在渗透、扩散作用下，溶剂渗入药材组织细胞内部，溶解可溶性物质，形成细胞内外的浓度差而产生渗透压，在渗透压的作用下，细胞外的溶剂分子不断进入药材组织中溶解可溶性成分，细胞内的溶质分子不断向外扩散，直至细胞内外溶液浓度达到动态平衡时，即完成一次提取。滤出此溶液，药渣里再加入新鲜溶剂，使细胞内外重新产生浓度差，提取又继续进行。重复提取操作，直至所需成分全部或大部分溶出。

（二）溶剂的选择

影响提取的因素有溶剂、提取方式、药材粉碎度、温度、时间和浓度差等。其中，选择合适的溶剂是溶剂提取法的关键。溶剂的选择应遵循"相似相溶"的原则，亲脂性的成分在亲脂性溶剂中溶解度大，亲水性的成分在亲水性溶剂中溶解度大。同时兼顾溶剂是否安全、价廉、易得、浓缩回收是否方便等问题。

化学成分的亲水亲脂性与其分子量和极性关系密切。一般来说，分子量越大、极性越小，表现亲水性越弱，亲脂性越强；分子量越小、极性越大，表现亲水性越强，亲脂性越弱。

知识链接

依据化学官能团的极性大小判断化合物极性大小

化学成分的极性是由分子中所含取代基的种类、数目及排列方式等因素综合决定的，一般来说：分子中取代基极性越大，则化合物极性越大；极性取代基越多，则化合物极性越大；同系物中，分子量越小，极性越大；取代基能形成分子内氢键，极性下降。

常见取代基极性强弱排序：羧基（R—COOH）>酚羟基（Ar—OH）>醇羟基（R—OH）>氨基（R—NH$_2$）>醛基（R—CHO）>酮基（R—CO—R'）>酯基（R—COOR'）>硝基（R—NO$_2$）>醚基（ROCH$_3$）>烯基（—CH＝CH—）>烷基（—R）。

溶剂的极性与介电常数 ε 有关，介电常数越大，极性越大（表 2 - 1）。

表 2 – 1 常用溶剂的介电常数

溶剂名称	介电常数（ε）	溶剂名称	介电常数（ε）
石油醚	1.8	正丁醇	17.5
苯	2.3	丙酮	21.5
无水乙醚	4.3	乙醇	26.0
三氯甲烷	5.2	甲醇	31.2
乙酸乙酯	6.1	水	80.0

常用溶剂的极性大小按顺序排列依次为：水 > 甲醇 > 乙醇 > 丙酮 > 正丁醇 > 乙酸乙酯 > 三氯甲烷 > 乙醚 > 苯 > 石油醚。

按照溶剂溶解性能不同，可将溶剂分为水、亲水性有机溶剂、亲脂性有机溶剂三类。

1. 水　极性强，对药材组织穿透力大。中药中糖、蛋白质、氨基酸、鞣质、有机酸盐、生物碱盐、大多数苷类、无机盐等亲水性成分可溶于水。使用水作为提取溶剂安全、经济、易得，但水提取液（尤其是含糖及蛋白质多者）易霉变难保存，而且不易浓缩和滤过。

2. 亲水性有机溶剂　指甲醇、乙醇、丙酮等极性较大、能与水以任意比例混溶的有机溶剂。其中乙醇无毒，对药材组织具有较强穿透能力，最为常用。通过调节乙醇浓度，对极性成分和一些亲脂性成分都有很好的溶解性能，提取范围较广，效率较高，且提取液易于保存、滤过和回收，但易燃、价格较贵。

3. 亲脂性有机溶剂　指石油醚、苯、乙醚、三氯甲烷、乙酸乙酯等极性较小、不能与水以任意比例混溶的有机溶剂。此类溶剂对药材中化学成分具较强选择性，中药中亲脂性成分如挥发油、油脂、叶绿素、树脂、内酯、某些游离生物碱及一些苷元等可被提取出，提取液易浓缩回收。此类溶剂对药材组织穿透力较弱，常需长时间反复提取，且毒性大、易燃、价格较贵、设备要求高。

（三）溶剂提取的常用方法

根据所用溶剂的特性及被提取成分的性质不同，常用的提取方法主要有浸渍法、渗漉法、煎煮法、回流法和连续回流提取法。

1. 浸渍法　是将药材用适当的溶剂在常温或温热的条件下浸泡一定时间，溶解出有效成分的一种方法。

（1）操作技术　根据温度条件的不同，可分为冷浸法与温浸法两种。

1）冷浸法　取药材粗粉置适宜容器中，加入一定量的溶剂，密闭，时时搅拌或振摇，在室温条件下浸渍 1~2 天或规定时间，使有效成分溶出，滤过，适当压榨残渣，合并滤液，静置滤过即得。

2）温浸法　操作与冷浸法基本相同，但浸渍温度一般在 40~60℃，浸渍时间相对较短，与冷浸法相比能浸出较多的有效成分，必要时可使用微波和超声促使溶质尽快溶出。

为使药材中有效成分充分浸出，可重复浸提 2~3 次，第 2、3 次浸渍的时间可以缩短，合并浸出液，滤过，浓缩后可得提取物。

（2）适用范围　适用于有效成分遇热易被破坏或含淀粉、果胶、黏液质、树胶等多糖类成分较多的药材。此法操作方便、简单易行，但提取时间长、效率低、水浸提液易霉变，必要时需加适量甲苯等防腐剂。

2. 渗漉法　是将药材粗粉置于渗漉装置中，连续添加溶剂使渗过药粉，自上而下流动溶出有效成分的一种动态浸提方法。

（1）操作技术　操作要点分为粉碎、浸润、装筒、排气、浸渍、渗漉和收集渗漉液等步骤。先将药材打成粗粉，根据药粉性质，用规定量的溶剂（一般每 1kg 药粉用 600~800ml 溶剂）润湿，密闭放置，使药粉充分膨胀。然后取适量用相同溶剂湿润后的脱脂棉垫在渗漉筒底部，分次装入已润湿的药粉。每次装药后用木槌均匀压平，力求药材松紧适宜。药粉装量一般以不超过渗漉筒体积的2/3为宜，全部装完后在上面覆盖滤纸或纱布，再均匀压上一层清洁的细石块或玻璃珠，以防加入溶剂时药粉被冲浮起来。打开渗漉筒下部的出口，缓缓加入适量溶剂，使药粉间隙中的空气受压由下口排出。待药粉间气体排尽后关闭出口，流出的渗漉液倒回筒内，继续加溶剂使保持高出药面，浸渍24～48小时。然后打开出口开始渗漉，控制流速（一般以1kg药材每分钟流出1～3ml为慢漉，3～5ml为快漉），收集渗漉液，经浓缩后得到提取物。一般收集的渗漉液为药材重量的8～10倍，或以有效成分的检识试验决定是否渗漉完全。连续渗漉装置见图2-1。

（2）适用范围　一般在常温下进行，特殊设备也可以加温，适用于提取遇热易被破坏的成分。选用溶剂多为水、酸水、碱水及不同浓度的乙醇等。因能保持良好的浓度差，故提取效率高于浸渍法。单个渗漉筒的不足之处为溶剂消耗多，提取时间长。工业上一般采用多个渗漉罐，将前一罐的低浓度渗漉液加到后一罐继续渗漉，始终使渗漉液保持最高浓度出罐，可以节省溶剂降低浓缩工艺的能耗。

3. 煎煮法　是将药材加水加热煮沸一定时间，滤过去渣后取煎煮液的一种传统提取方法。

图2-1　连续渗漉装置

（1）操作技术　取药材饮片或粗粉，置适当容器（忌使用铁器）中，加水浸没药材，加热煮沸，保持微沸一定时间后，分离煎煮液，药渣继续依法煎煮2～3次，合并煎煮液，浓缩即得。小量提取，第一次煮沸20～30分钟，大量生产第一次煎煮1～2小时，第2、3次煎煮时间可酌减。

（2）适用范围　适用于能溶于水且耐热的中药有效成分的提取。该法操作简单，提取效率高，但不宜用于含挥发油及遇热易破坏成分的中药材。含多糖类成分丰富的药材，因煎提液黏稠，难以滤过，亦不宜使用。

4. 回流法　使用易挥发的有机溶剂如乙醇、三氯甲烷等加热提取中药有效成分时，为防止溶剂的挥发逸失，在提取容器的上方加装冷凝装置，使受热蒸发的溶剂蒸气经冷凝后变为液体重新流回原提取容器，如此反复至提取完全的一种提取方法。因有机溶剂受热散发到空气中会造成毒害、燃烧、爆炸，故使用有机溶剂加热提取必须使用回流法。中药工业生产中，为减少有害金属离子或其他有害物质含量，提取用水要求是去离子水时，加热提取也常使用回流法，减少了去离子水的消耗，也使工作环境改善。图2-2为实验室回流提取装置示意图。

（1）操作技术　将药材粗粉装入圆底烧瓶内，添加溶剂至盖过药面（一般至烧瓶容积1/2～2/3处），接上冷凝管，通入冷却水，在非明火加热装置中加热回流一定时间，滤出提取液，药渣再添加新溶剂回流2～3次，合并滤液，回收有机溶剂后得浓缩提取液。

（2）适用范围　提取效率高，但由于药材受热时间长，故对热不稳定成分的提取不宜采用此法。

5. 连续回流提取法　是在回流提取法的基础上进行改进，能用少量溶剂进行连续循环回流提取，将有效成分充分提出的方法。

（1）操作技术　实验室中常用索氏提取器（图2-3）提取，操作时先在圆底烧瓶内放入几粒沸石，以防暴沸，然后将装好药材粉末的滤纸袋或滤纸筒放入提取器中，药粉高度应低于虹吸管顶部，加溶剂入烧瓶内，非明火加热。溶剂受热蒸发遇冷后变为液体回滴入提取器中，接触药材开始进行浸提，待溶剂液面高于虹吸管上端时，在虹吸作用下，浸出液流入烧瓶，溶剂在烧瓶内因受热继续汽化蒸发，如此不断反复循环，至有效成分充分被浸出。大生产所用设备及其他各种连续回流提取器的原理与索氏提取器相同。

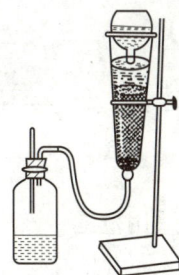

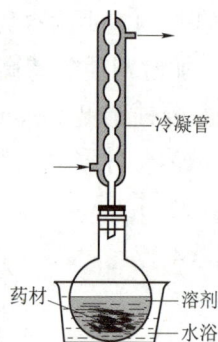

图 2-2　回流提取装置

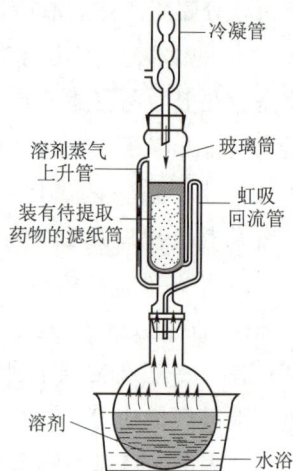

图 2-3　索氏提取器

（2）适用范围　该法溶剂用量虽少，但能维持较好的浓度差，提高了提取效率。但图 2-3 中所示装置可以看出装有药材的提取器并没有受热，有效成分溶出速度不快，提取所需时间较长，使浸出液长时间受热，故不适用于对热不稳定成分的提取。

（四）提取液的过滤

过滤是将溶液和固形物分离的一种方法。固形物有时是药渣或不需要的杂质，有时是所需要的有效成分沉淀物。过滤可分为常压、减压、加压和离心过滤，此处只介绍常压和减压过滤。

1. 常压过滤　利用液体自身重力向下穿透滤纸或滤布等过滤器材，使固液分离。实验室常用玻璃漏斗，为增大过滤面积，可将滤纸叠成菊花形，如需趁热过滤，可用保温漏斗（图 2-4）。

2. 减压过滤　实验室中减压过滤（又称抽滤）使用布氏漏斗和抽滤瓶（图 2-5）。将布氏漏斗塞紧在抽滤瓶上，漏斗下端斜口对准抽滤瓶的侧管，侧管用橡皮管与安全瓶相连，再与真空泵连接。布氏漏斗中铺一直径略小于漏斗内径，又保证能盖住所有小孔的滤纸。抽滤前用与待滤溶液相同的溶剂将滤纸湿润，打开真空泵将滤纸抽紧，再加入待滤溶液。由于抽滤瓶内外压力差，溶液被快速滤过进入抽滤瓶。停止抽滤时，先将安全瓶上夹子松开，使系统与大气连通后再关闭真空泵，避免真空泵中的油或水进入抽滤瓶，污染滤液。

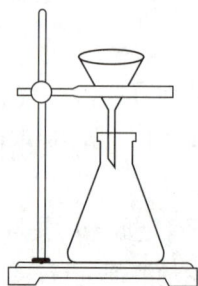

图 2-4　常压过滤

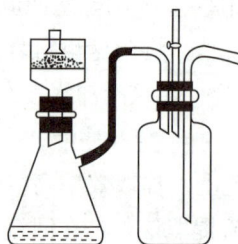

图 2-5　减压过滤

（五）提取液的浓缩

中药提取液一般体积较大，需浓缩后再进一步处理，常用浓缩法有蒸发和蒸馏。

1. 蒸发　水提取液可用蒸发法浓缩。实验室常将水提取液置于蒸发皿中，水浴加热蒸发。有机溶剂一般不能用此法浓缩，主要是因为有机溶剂易燃、易爆、有毒。但少量有机溶剂如几毫升及十几毫升，也可用此法浓缩，但需注意防火，有毒气体需置于通风柜中进行。工业生产中将大量水提取液通过薄膜蒸发器，使溶液以液膜状态通过加热管，从而加大了液体受热汽化的表面积，缩短了溶液的受热时间，提高浓缩效率，是一种较理想的浓缩方法，对水提取液和稀乙醇提取液尤为适用。

2. 蒸馏　有机溶剂的提取液用蒸馏法浓缩。如提取溶剂沸点较低或有效成分对热稳定，可用常压蒸馏；如提取液沸点较高或有效成分对热不稳定，则常用减压蒸馏。

（1）常压蒸馏　最常用的常压蒸馏装置（图2-6）由温度计、蒸馏瓶、冷凝管、接液管和接收瓶组成。将欲蒸馏的液体经漏斗加入蒸馏瓶中，装至烧瓶体积的1/2~2/3处，加入2~3块沸石以防爆沸（注意：蒸馏液冷却后再蒸馏时，沸石已失效，应重新加入新沸石。热的蒸馏液严禁加入沸石，否则易产生爆沸，使液体冲出烧瓶，遇火造成火灾）。然后，将蒸馏头装上，加上空心塞或装上有温度计的塞子，连接冷凝管、尾接管、接收瓶，将冷凝管通水，再开始于水浴上加热。如果溶剂沸点高（80~180℃），可用油浴（甘油可加热到140~150℃，植物油可热至220℃，石蜡可加热到200℃），也可用电热套、电热板加热。易燃的液体严禁明火加热。蒸馏时注意不能密封，如蒸馏易燃易挥发溶剂（如乙醚等），可在抽气尾接管上接一橡皮管通入乙醇中吸收。如刺激性大或特殊臭味时，宜通入吸收液中或于通风柜中进行蒸馏。

（2）减压蒸馏　常用的减压蒸馏系统主要分为蒸馏、抽气、安全保护和测压装置四部分（图2-7）。装置与常压蒸馏装置基本相同，只是将空心塞或装有温度计的塞子换成末端拉成毛细管的玻璃管，毛细管浸入液体距瓶底1~2mm处，玻管的另一端应拉细一些或在玻璃管口套上一段橡皮管，并用螺旋夹夹住，借调节进入瓶中空气量维持沸腾平衡并防止液体局部过热而引起爆沸。这种毛细玻管套上适当大小的橡胶塞从蒸馏头顶部插入烧瓶即可。尾接管的支管与安全瓶相连，安全瓶再与抽气装置相连。抽气装置可用水泵和真空油泵。一般减压蒸馏回收溶剂用水泵即可。如果要求较大真空度，则需用真空油泵。如果使用真空油泵，需要连接能吸收有机溶剂的蜡瓶以防止真空泵油被污染，还需连接能吸收水分及酸、碱蒸气的装有无水氯化钙、浓硫酸、粒状氢氧化钠的保护装置，防止真空泵因腐蚀而被损坏。

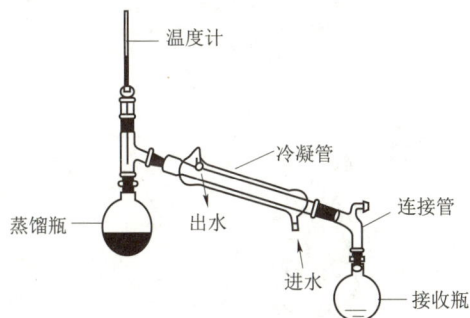

图2-6　常压蒸馏装置

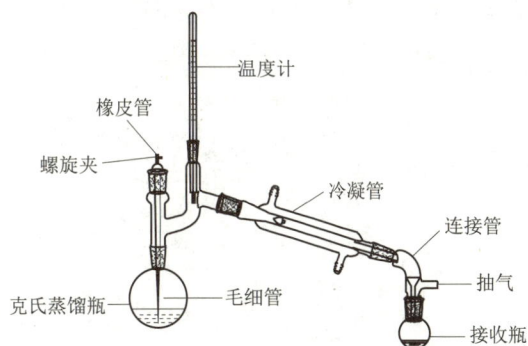

图2-7　减压蒸馏装置

减压蒸馏操作时，将仪器装好，溶液装入圆底烧瓶1/2~2/3处，通上冷凝水，打开水泵或油泵开关，调节毛细管导入空气量至能冒出一连串小气泡为宜，开始加热，液体沸腾时应调节热源，使蒸馏液以0.5~1滴/秒流出速度为宜。蒸馏完毕，先除热源，慢慢旋开夹在毛细管上的橡皮管的螺旋夹，打开安全瓶上的活塞，内外压平衡后，再关闭抽气泵，按安装仪器的反向顺序拆卸仪器，趁热倾出浓缩液。

减压蒸馏目前常采用旋转浓缩仪（图2-8），其工作原理是在减压条件下，蒸发瓶在恒温水浴锅中旋转，溶液在瓶壁上形成薄膜，增大了溶剂的蒸发面积，溶剂蒸气在高效冷凝器作用下冷凝为液体回流到接收瓶中，达到迅速蒸发溶剂的目的。

二、水蒸气蒸馏技术

水蒸气蒸馏法是用于提取具有挥发性、能随水蒸气蒸出而不被破坏、不溶或难溶于水、与水不发生化学反应的中药有效成分的提取技术。如用于提取挥发油、麻黄碱、槟榔碱、丹皮酚、蓝雪醌等。

本法的基本原理是当水和与水互不相溶的液体成分共存时，根据道尔顿分压定律，整个体系的总蒸气压等于两组分蒸气压之和，虽然各组分自身的沸点高于混合液的沸点，但当总蒸气压等于外界大气压时，混合物开始沸腾并被蒸馏出来，故混合物的沸点低于任何一组分的沸点。水蒸气蒸馏装置（图2-9）由水蒸气发生器、蒸馏瓶、冷凝管、接收管和接收瓶五部分组成。将药材粗粉装入蒸馏瓶内，加入水使药材充分浸润，体积不宜超过蒸馏瓶容积的1/3，然后加

图2-8　旋转浓缩仪

1. 水浴锅；2. 蒸发瓶；3. 固定夹；4. 变速器；
5. 真空接口；6. 冷凝管；7. 接收瓶

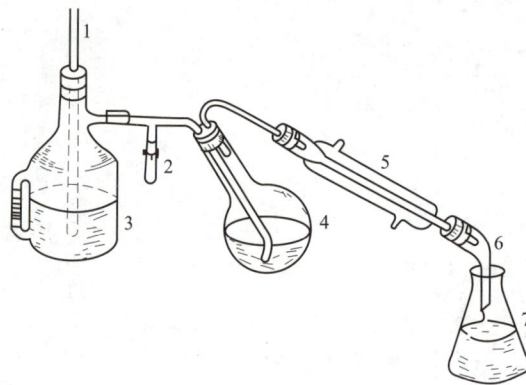

热水蒸气发生器使水沸腾，产生的水蒸气通入蒸馏瓶，药材中挥发性成分随水蒸气蒸馏出，经冷凝管冷凝后，收集于接收瓶中。蒸馏过程中需对蒸馏瓶采取保温措施，以免部分水蒸气冷凝，增加蒸馏瓶内体积。当馏出液澄清透明时，表示蒸馏已完成，可停止蒸馏。停止蒸馏时应先打开三通管的螺旋夹，使系统与大气压相通后，再关闭热源以防液体倒吸。将得到的馏出液静置分层，用分液漏斗将油层分出即可。若馏出液不分层，则选择沸点较低的脂溶性溶剂将挥发性成分萃取出来，回收溶剂即可。

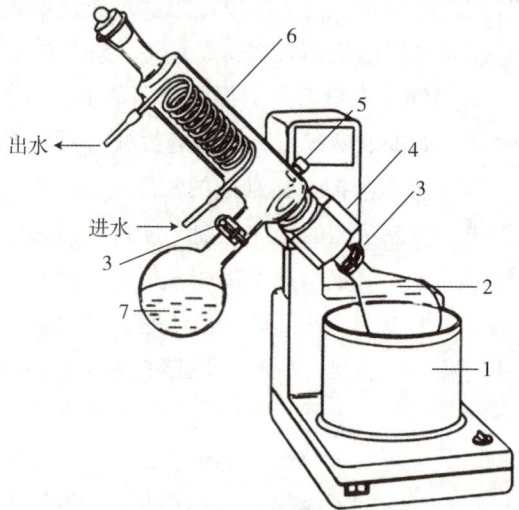

图2-9　水蒸气蒸馏装置

1. 玻璃管；2. 螺旋夹；3. 水蒸气发生器；4. 蒸馏瓶；5. 冷凝管；6. 连接管；7. 接收器

三、升华技术

升华是指某些固体化学成分具有较高的蒸气压，受热时不经熔融就可直接气化，气体遇冷又凝固为原来的固体化合物。升华技术即是利用某些中药中所含的有效成分具有升华的特性而进行的提取。简易升华装置见图2-10。试样粉碎后置于大小适宜的烧杯中，上面放一圆底烧瓶并连接冷却水，然后在烧杯下方加热，当升华气体到达瓶底遇冷后即可集结成结晶。有时为了降低升华温度，可用两个大小不同的抽气试管安装成减压升华装置（图2-11）。

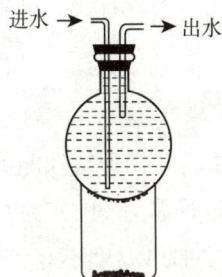

图 2 – 10　升华装置

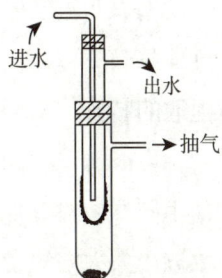

图 2 – 11　减压升华装置

升华技术适用于提取中药中具有升华性质的成分。如樟木中的樟脑，是世界上最早应用此技术制取的药物成分。此外，游离羟基蒽醌类成分、小分子游离香豆素类成分及某些有机酸和酚类成分等也具有升华的性质，可利用升华法提取。此法虽简单易行，但药材高温炭化后，往往产生挥发性的焦油状物，黏附在升华物上，不易精制除去，并且提取不完全，产率低，有时还伴有分解现象，不适宜大规模生产。

知识链接

大黄的微量升华法鉴定

大黄含有易升华的游离羟基蒽醌类有效成分，可依此对其进行鉴定。鉴定方法为：取一金属片置石棉网上，金属片上放一高约8mm的金属圈，圈内放置适量大黄粉末，圈上覆盖载玻片。在石棉网下用酒精灯缓缓加热，至粉末开始变焦，去火待冷，可见载玻片上有升华物凝集。将载玻片反转后，置显微镜下观察，应见菱状针晶或羽状结晶。

四、超声提取技术

超声波是指频率高于20kHz的声波，由于频率很高，所以与一般声波相比，它的功率非常强大，可用于辅助中药材中化学成分在溶剂中的溶解。超声提取（又称超声萃取）以其提取温度低、效率高、耗时短的独特优势被越来越多地应用于中药材有效成分的提取，是高效、节能、环保式提取的现代新技术。

（一）基本原理

利用超声波的空化作用、机械效应和热效应等，使药材细胞内有效成分快速释放、扩散和溶解。

通常情况下，介质内部或多或少地溶解了一些微气泡，这些气泡在超声波的作用下产生振动，当声压达到一定值时，气泡由于定向扩散而增大，形成共振腔，然后突然闭合，闭合时会在其周围产生瞬间高压（几千个大气压）和高温，这就是超声波的空化效应。它产生的冲击波可造成植物细胞壁及整个生物体在瞬间破裂，有利于有效成分的溶出。

超声波在介质中的传播还可以使介质质点在其传播空间内产生振动，从而强化介质的扩散、传播，这就是超声波的机械效应。它加强了细胞内物质的释放、扩散和溶解，从而显著提高提取效率。

超声波在介质中的传播过程也是一个能量的传播和扩散过程，其声能不断被介质的质点吸收转变成热能，从而使介质和药材组织温度升高，增大了有效成分的溶解速度。

（二）超声提取的操作方法

操作时，一般先将药材适当粉碎，用预先选择好的溶剂浸泡润透，密闭，固定于超声提取器中，设定合适的频率、功率、水温及时间后即可超声处理。超声条件与众多因素有关，可参考文献报道或通过试验获得，并非越高越好。

（三）超声提取的特点

相较于传统溶剂提取方法，超声提取具有很多优势：①超声波独具的物理特性能促使植物细胞组织破壁或变形，使中药有效成分提取更充分，效率更高；②超声提取通常在 30 分钟左右即可获得最佳提取率，较传统方法大大缩短了提取时间；③超声提取无需加热或加热温度不高，对遇热不稳定、易水解或氧化的药材有效成分具有保护作用，同时大大降低能耗；④超声提取中药材不受成分极性、分子量大小的限制，适用于绝大多数中药材和各类成分的提取；⑤操作简单易行，设备维护、保养方便。

超声提取法在中药质量检测的样品处理中已广泛使用。近年来，其在中药制剂提取工艺中的应用也越来越受到关注。

五、超临界流体萃取技术

纯净物质根据温度和压力的不同，呈现出液体、气体、固体等状态变化。在温度高于某一数值时，任何大的压力均不能使该纯净物质由气相转化为液相，此时的温度被称为临界温度（T_c）；在临界温度时，气体能被液化的最低压力称为临界压力（P_c）。某物质温度和压力均处于其临界值以上时，将形成一种既非液体又非气体的特殊相态，称为超临界流体（SF）。超临界流体萃取（SFE）即是一种利用超临界流体对中药中有效成分进行萃取分离的新型技术，集提取和分离于一体。

常用作超临界流体的物质有二氧化碳（$P_c = 7.37\text{MPa}$，$T_c = 31.4\text{℃}$）、氧化亚氮（$P_c = 7.26\text{MPa}$，$T_c = 36.5\text{℃}$）、乙烷（$P_c = 4.88\text{MPa}$，$T_c = 32.2\text{℃}$）、乙烯（$P_c = 5.04\text{MPa}$，$T_c = 9.4\text{℃}$）和甲苯（$P_c = 4.11\text{MPa}$，$T_c = 318.6\text{℃}$）等。由于二氧化碳具有无毒、不易燃易爆、化学性质稳定、价廉，有较低的临界压力和临界温度、对大部分物质不起反应、可循环使用等优点，最常用于植物有效成分的提取。但二氧化碳只适合提取非极性和中等极性的成分，很难对许多极性大的成分进行有效提取。为增加二氧化碳超临界流体对极性较大成分的萃取效果，常在二氧化碳超临界流体中加入适量的夹带剂（如甲醇、乙醇等）来调节其极性。

（一）基本原理

超临界流体萃取的原理主要是根据超临界流体对溶质有很强的溶解能力，且在温度和压力变化时，流体的密度、黏度和扩散系数随之变化，对溶质的亲和力也随之改变，从而使不同性质的溶质被分段萃取出来，达到萃取、分离的目的。

超临界流体兼有气、液两相的双重优点：密度与液体相近，黏度与气体相近，其扩散系数虽小于气体，但比液体大约 100 倍。溶质的溶解性能与溶剂的密度、扩散系数成正比，与黏度成反比，所以超临界流体对很多物质有很强的溶解能力。同时，超临界流体的高流动性和扩散能力有助于所溶解的各成分之间的分离，并能加速溶解平衡，提高萃取效率；超临界流体的介电常数随压力增大而急剧增加，可利用程序升压法将不同极性物质很好地分步溶解出来。

超临界流体萃取法的溶剂和溶质分离方法有三种。①压力变化法：在一定的温度下，使超临界流体减压、膨胀，从而降低溶剂的密度，进行分离。②温度变化法：在一定的压力下，提高温度或降低温度从而将超临界流体与溶质分离，至于采取升温还是降温，则要根据压力条件决定，一般多采用升温操作。③吸附法：在分离器内装填能吸附萃取物的吸附剂。

超临界流体萃取技术基本工艺流程如图 2 – 12 所示，将中药原料放入萃取器中，用二氧化碳反复冲洗 2 次，排除设备中的空气，操作时先打开阀（12）及气瓶阀门进气，启动高压阀升压，当升到预定压力时，调节减压阀，使分离器内的分离压力为 5×10^3 kPa 左右，打开放空阀（10）接转子流量计测流量。通过调节各阀门，使萃取压力、分离器压力及萃取过程中通过的二氧化碳流量均稳定在所需操作条件后，关闭阀门（10），打开阀门（11），进行全循环流程操作，萃取过程中从阀门（8）将萃取物取出。

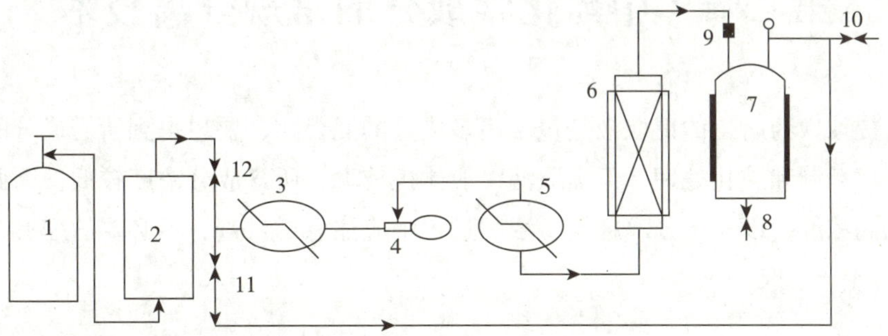

图 2 – 12　CO_2 – SFE 工艺流程简图

1. CO_2 气瓶；2. 纯化器；3. 冷凝器；4. 高压泵；5. 加热器；6. 萃取器；7. 分离器；8. 放油阀；9. 减压阀；10 ~ 12. 阀门

（二）CO_2 – SFE 的特点

目前广泛选用二氧化碳作为超临界萃取溶剂，它具有下列特点。

1. 可在低温下提取　可使二氧化碳在接近常温（35 ~ 40℃）时达到超临界状态，中药中的化学成分在低温条件和二氧化碳气体笼罩下进行提取，这就防止了"热敏性"物质（如植物的香气成分等）的氧化和逸散。

2. 没有残留溶剂　由于全过程不用或很少使用有机溶剂（作为夹带剂），因此萃取物无残留溶媒，同时也防止了一般提取过程中有机溶剂对人体的毒害和对环境的污染。

3. 提取效率高，降低能耗　CO_2 – SFE 技术集萃取与回收溶剂为一体，当饱含溶解物的二氧化碳超临界流体流经分离器时，由于压力降低，使得二氧化碳与萃取物迅速成为两相（气液分离）而立即分开，全过程与用有机溶媒的常规方法相比，效率高且耗能少。

（三）CO_2 – SFE 的应用

CO_2 – SFE 一般用于提取分离挥发性、脂溶性、热敏性成分和易氧化分解的成分，对高极性和大分子量成分提取困难。二氧化碳超临界流体对不同成分的溶解能力相差很大，通常脂溶性成分（如挥发油、烃、酯、内酯、醚、环氧化合物等）可在低压条件下被萃取；成分的极性基团增多则要在较高的压力下才能被萃取；而高分子物（如蜡、蛋白质、树胶等）则很难被萃取。虽然调节温度和压力可方便地改变超临界流体的溶解性能，但对某些成分仍然提取效率不高，这时加入夹带剂可大大提高某些成分的溶解度。

知识链接

CO_2 – SFE 提取的夹带剂

夹带剂就是在萃取物和超临界流体组成的二元系中加入第三组分，可使原来成分的溶解度得以改善。例如：在 2×10^4 kPa、70℃ 条件下，棕榈酸在二氧化碳超临界流体中的溶解度是 0.25%（W/W），在同样条件下，于体系中加入 10% 乙醇作夹带剂，棕榈酸的溶解度可提高到 5.0%（W/

W）以上；罗汉果中的罗汉果苷V（一种三萜苷），在 $3 \times 10^4 kPa$、$40 \sim 45℃$ 的二氧化碳超临界流体中不能被萃取出来，使用夹带剂乙醇后则能在萃取液中有一定量罗汉果苷V。夹带剂的应用可以改变溶质的溶解度以及超临界流体的选择性。一般来说，具有很好溶解性能的溶剂，也往往是很好的夹带剂，例如甲醇、乙醇、丙酮等。通常夹带剂的用量不超过15%。

第二节　中药化学成分的常规分离技术

用各种方法提取中药所得的提取液是包含诸多成分的混合物，要想得到所需成分的单体化合物尚需经过反复的分离精制和纯化处理。但提取液一般体积较大，所含成分浓度较低，因此需预先对提取液进行浓缩，提高浓度，以利于分离精制。浓缩过程中应注意尽量避免不必要的损失，防止热敏性成分被破坏。

一、系统溶剂分离技术

中药提取物（浸膏）中常含有极性不同的各种化学成分，常采用系统溶剂分离技术进行分离。系统溶剂分离技术一般是选择 $3 \sim 4$ 种不同极性的溶剂，按极性由小到大分步对混合物进行提取分离，使混合物中各成分依其在不同极性溶剂中溶解度的差异而得到分离。

适当浓缩提取液，或拌入适量惰性吸附剂，如硅胶、纤维粉及硅藻土等，低温或自然干燥后粉碎，然后依次用石油醚（或苯）、乙醚、三氯甲烷、乙酸乙酯、丙酮、乙醇及水分步进行抽提，使溶解性不同的各种成分得到分段分离。

此法操作麻烦，一种溶剂溶解的成分不可能完全是某一单一成分，会含有其他成分，同一成分也可能溶于不同溶剂中，还需要用适当方法进一步分离。常见中药化学成分及其适用的提取溶剂见表2-2。

表2-2　常见中药化学成分及其适用的提取溶剂

溶剂类型	成分类型	提取溶剂
强亲脂性	挥发油、脂肪油、蜡、脂溶性色素、甾醇类、某些苷元	石油醚、己烷
亲脂性	苷元、生物碱、树脂、有机酸、某些苷类	乙醚、三氯甲烷
中等极性		
小	某些苷类（如强心苷等）	三氯甲烷 - 乙醇（2∶1）
中	某些苷类（如黄酮苷等）	乙酸乙酯
大	某些苷类（如皂苷、蒽醌苷等）	正丁醇
亲水性	极性很大的苷、鞣质、氨基酸、某些生物碱盐	丙酮、乙醇、甲醇
强亲水性	蛋白质、糖类、氨基酸、无机盐	水

二、两相溶剂萃取技术

两相溶剂萃取技术的基本原理是利用混合物中各种成分在两种互不相溶的溶剂中分配系数的差异而达到分离的目的。某物质在一定的温度和压力下，溶解在两种互不相溶的溶剂中，当达到动态平衡时，根据分配定律，该物质在两相溶剂中的浓度之比为一常数，称为分配系数（K），可用下式表示：

$$K = C_u / C_l$$

式中，K 表示分配系数；C_u 表示溶质在上相溶剂中的浓度；C_l 表示溶质在下相溶剂中的浓度。

混合物中各种成分在同一两相溶剂系统中分别有各自不同的分配系数，各种成分的分配系数差异越大，分离效果越好。分离的难易可用分离因子 β 值来表示。分离因子为两种溶质在同一溶剂系统中分配系数的比值（注：$\beta > 1$）。假设某混合物含有 A、B 两种成分，现用三氯甲烷和水等体积配成萃取溶液系统进行萃取分离，其中 $K_A = 10$，$K_B = 0.1$，（$K_A > K_B$），则 $\beta = K_A / K_B = 10/0.1 = 100$。此时仅作一次萃取分离，成分 A 有90%以上分配在水中，不到10%分配在三氯甲烷中，而成分 B 正好相反，使混合物达到了90%以上程度的分离。

一般来说，当 $\beta \geq 100$ 时，若想达到基本分离只需作一次简单萃取；当 $100 > \beta \geq 10$，则需萃取 10~12 次才能达到分离；当 $\beta \approx 1$ 时，即表示 $K_A \approx K_B$，两种成分性质非常相近，无法利用此溶剂系统达到分离目的。因此在实际工作中，应选择 β 值大的溶剂系统，以利于提高分离效率；亦可根据 β 值选择适当的萃取方法。

1. 简单萃取法　要依据"少量多次"的原则，即将一定量的萃取溶剂分成若干份进行萃取，以提高萃取效率。

小量萃取一般在分液漏斗中进行。选择容积比待分离液体体积大 1 倍以上的分液漏斗，取出玻璃活塞均匀涂抹上润滑剂，装后旋转，检查是否漏液，依次加入待分离溶液和萃取溶剂，按照图 2-13 所示的方法充分振摇，使两种不相混溶的液体充分接触。振摇过程中注意适时开启活塞排气。振摇完成后将分液漏斗放回铁架台上的铁圈内静止，分层。打开分液漏斗上面的玻璃塞，下层液体自活塞放出，上层液体从分液漏斗的上口倒出，完成一次萃取。

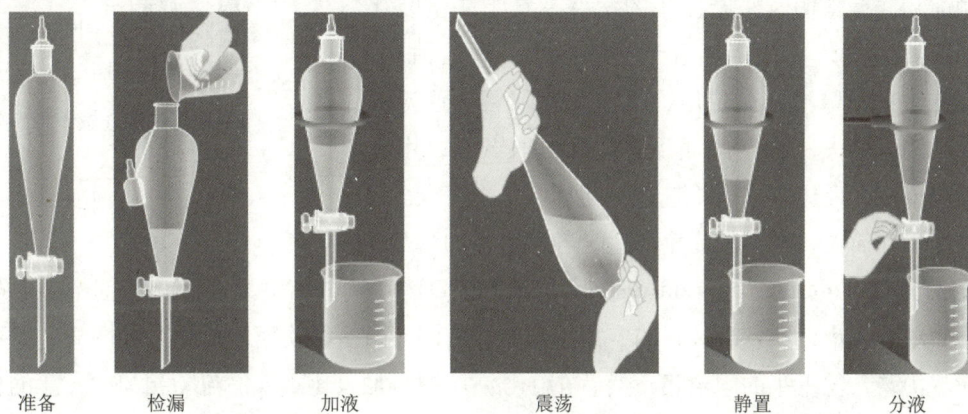

准备　　　检漏　　　加液　　　震荡　　　静置　　　分液

图 2-13　分液漏斗的萃取操作

在操作过程中，应注意以下几点。

（1）若分离水提取液中的成分，水提液的浓度最好在相对密度 1.1~1.2。

（2）选用的萃取溶剂第一次用量一般为水提液的 1/2~1/3，以后的用量可适当减少为水提液的 1/4~1/6。

（3）分配系数差异较大的成分的分离，一般萃取 3~4 次即可。若亲水性成分不易转入有机溶剂层时，需增加萃取次数或更换萃取溶剂。

（4）由于中药水提取液中含有表面活性物质（如皂苷、蛋白质、多种植物胶质等）及少量悬浮微粒，再加上两相溶剂部分互溶、两液相密度相差较小和振摇剧烈等原因，萃取时易产生乳状液层，特别是选用三氯甲烷萃取，更易产生乳化现象。在操作过程中，可采用旋转混合、改用三氯甲烷-乙醚混合溶剂萃取或加大有机溶剂量等措施，尽量避免乳化现象的发生。若乳化现象已形成，可用以下方法破坏乳化：①较长时间放置；②将乳化层加热或冷冻；③轻度乳化可用一金属丝在乳化层中轻轻搅动使之破坏；④将乳化层抽滤；⑤若因两种溶剂能部分互溶而发生乳化，可加入少量电解质（如氯化钠），利用盐析作用加以破坏，在两相比重相差很小时，也可加入食盐增加水相的比重；⑥分出乳化层，再用新溶剂萃取；⑦滴加数滴醇类（如戊醇）改变表面张力，破坏乳状液。

中量萃取可在较大的下口瓶中进行，工业生产中的大量萃取多在密闭萃取缸内进行。

萃取溶剂的选择一般由被萃取化合物的性质而定。如果从水提液中萃取亲脂性成分，一般选用苯、三氯甲烷或乙醚等低极性溶剂；萃取亲水性成分，需改用乙酸乙酯、正丁醇等中等极性溶剂。对于碱性、酸性、两性成分的萃取分离，常选用 pH 梯度萃取法：即利用混合物中各成分的酸（或碱）性强弱不同，相应改变溶剂 pH 使之相继成盐或游离，改变成分在溶剂系统中的分配系数而与其他成分分离的一种方法。例如分离某有机溶剂中酸性强弱不同的黄酮苷元，可依次用 pH 由低到高的碱液萃取，依次可萃取得到酸性由强到弱的黄酮苷元。

2. 逆流连续萃取法 是利用两种互不相溶的溶剂相对密度的不同，用相对密度小的溶剂作为移动相（或分散相）逆流连续穿过作为固定相（或连续相）的相对密度大的溶剂相液，使有效成分"转溶"而达到分离的一种连续萃取技术。装置见图 2 – 14。

萃取管的数目可根据分配效率的需要来决定选用一根或多根。管内填充小瓷环或小不锈钢丝圈，以增加两相溶剂萃取时的接触面积。操作时，将密度小的萃取液置于高位贮存器中，而密度大者则作为固定相置于萃取管内，开启活塞，则高位贮存器中的萃取液在高位压力下流入萃取管，遇瓷圈撞击分散成细滴，增大萃取接触面积。最后可取试样，用色谱、显色反应或沉淀反应等进行检查，判断萃取是否完全。

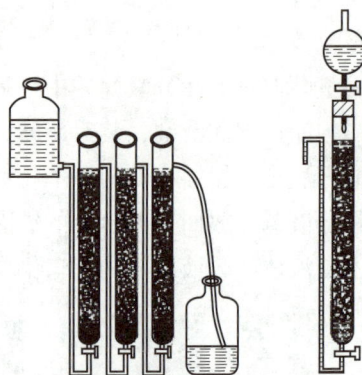

图 2 – 14 逆流连续萃取装置

这种方法操作简便，萃取较完全，适合各种密度的溶剂萃取。

3. 逆流分溶法（counter current distribution，CCD） 被分离物质在两相溶剂中的分配系数比较接近时，简单萃取难以达到分离目的，需用数个分液漏斗进行多次萃取操作。如图 2 – 15 所示：在每个分液漏斗中装入比重小的固定相，然后在 0 号漏斗中再加入比重大的流动相和欲分离的样品，振摇，使充分混合，静置分层后，分出流动相移入 1 号漏斗，并在 0 号漏斗中重新补加新鲜的流动相，充分振摇混合。重复上述操作多次，样品混合物中各成分即在两相溶剂做逆流移动过程中，不断进行分配而最终达到分离目的。由于混合物中各成分的分配系数不同，在逐次取出的上层液中得到上层液中分配系数由大到小的物质；同理在下层液也得到在下层液中分配系数由大到小的物质。

以上操作若人工进行，将十分不便，这时可用逆流分溶仪替代。逆流分溶是一种高效率、多次、连续的两相溶剂自动萃取分离方法，亦称逆流分配法、逆流分布法或反流分布法。CCD 具有分离效率高、分离过程不需加热、试样容易回收等优点，尤其适合于分离中等极性、分离因子较小及热不稳定的成分，但操作较复杂，消耗溶剂多。含量微小的成分易损失于大体积的溶剂中，而且反复多次地振动溶剂系统易产生乳化现象，故试样极性过大或过小，或分配系数受温度、浓度影响过大，以及易于乳化的溶剂系统均不宜采用此法。

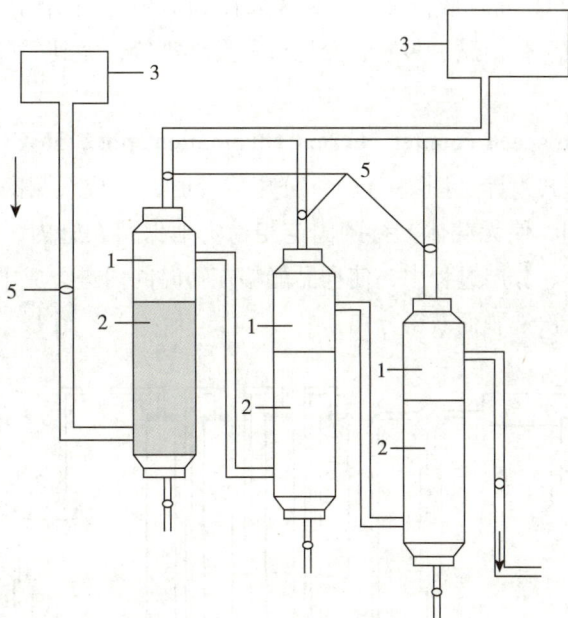

图 2-15 逆流分溶法分离过程示意图

1. 萃取管；2. 填料层；3. 高位容器（相对密度小的液体）；4. 低位容器（相对密度大的液体）；5. 旋塞

4. 液滴逆流分配法（droplet counter current chromatography，DCCC） 又称液滴逆流色谱法，是在逆流分溶法基础上改进的新方法。其原理与逆流分溶法相似，利用混合物中各成分在两液相间的分配系数的差异，使移动相形成液滴，通过作为固定相的液柱实现逆流分配，从而达到分离目的。

目前应用的装置（图 2-16）分为三个组成部分。第一部分由微型泵、移动相溶剂贮槽和试样液注入器组成，第二部分由 300~500 根内径约 2mm、长度为 20~40cm 的萃取管连接而成，第三部分由检出器及分部自动收集仪组成。

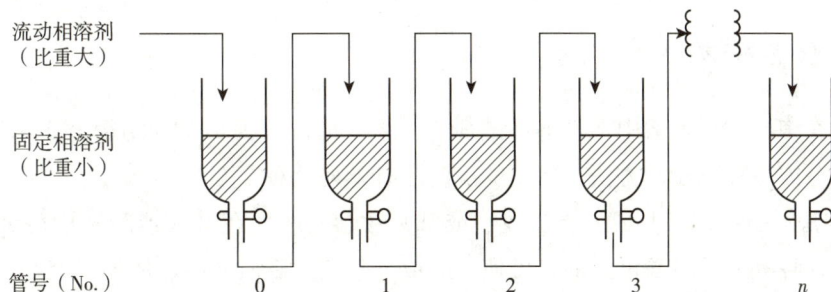

图 2-16 液滴逆流分配法装置示意图

操作时，先将选择好的两相溶剂中的固定相充入全部萃取管内，然后从加样口注入已溶于两相溶剂（1∶1）中的待分离试样，再由微型泵注入移动相，移动相在萃取管中形成液滴，不断地与固定相有效地接触，摩擦形成新表面，促使溶质在两相溶剂中实现充分的分配，获得很高的分离效果，且不易乳化或产生泡沫，若用氮气驱动流动相可避免吸附物的氧化。从萃取管中流出的移动相通过检出器进行分部收集，完成液滴逆流分配的全过程。

影响 DCCC 的主要因素是能否形成大小适宜的移动相液滴和液滴间的间隔，这与两液相间的界面张力、比重差、输液管口径和泵送液速度有关。因此。在选择两相溶剂系统时，不仅需要考虑溶质在两相间的分配系数，还要考虑泵送液的速度等因素。

DCCC 使用溶剂较少，可定量回收试样，分离效果较 CCD 好，目前已广泛用于分离纯化多种中药化学成分，如皂苷、生物碱、蛋白质、多肽、酸性成分及糖类等，尤其适用于皂苷类的分离，并且分离效果良好。

5. 高速逆流色谱（high speed counter current chromatography，HSCCC） 也是利用逆流分配原理，该装置采用同步行星式设计（图 2 - 17），分离成分时，绕成线圈的聚四氟乙烯管做高速行星式旋转，产生离心力场作用，使无载体支持的固定相稳定地保留在管内，并使流动相单向通过固定相，在两相快速有效地混合、分层过程中，使样品能够在短时间内进行成千上万次萃取，根据样品中各物质分配系数的不同，依次洗脱而获得分离。

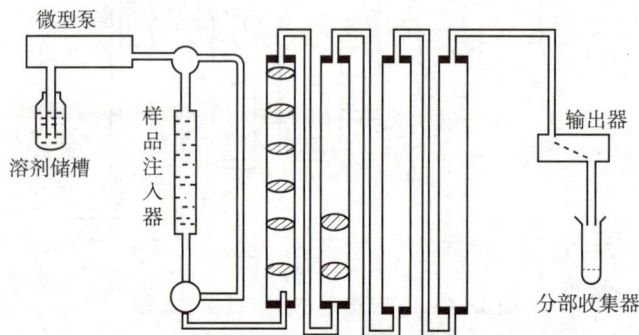

图 2 - 17　高速逆流色谱法分离原理示意图

高速逆流色谱作为一种比较新颖的分离方法，其主要优点是：因其固定相为液体，无需固体支持作载体，故而消除了气 - 液和固 - 液色谱中因使用载体而带来的吸附现象，特别适用于分离极性大的组分以及一些生物大分子；由于流动相和固定相均为液体，样品可全部回收，分离纯化与制备可同步完成，故此技术亦特别适用于物质的制备性分离。此外，高速逆流色谱仪进样量大，不需加热升温，也不需要精密的恒流泵，操作十分方便。此技术已在分离纯化生物碱、黄酮、香豆素、蒽醌、皂苷、萜类等成分的研究中获得成功。

三、沉淀分离技术

沉淀法是指在中药的提取液中加入某种试剂，使某些成分沉淀出来而与溶液中的其他成分分离，从而获得有效成分或去除杂质的方法。常用的沉淀法有下列几种。

1. 酸碱沉淀法 是利用某些成分能在酸（或碱）中溶解，而在碱（或酸）中生成沉淀的性质达到分离的方法。这种沉淀反应是可逆的，可使有效成分与其他杂质分离。例如，难溶于水的游离生物碱，遇酸生成生物碱盐而溶于水，当再在水中加碱碱化时又重新变成游离生物碱而沉淀析出；一些不溶于水但具内酯结构的化合物遇碱可开环生成羧酸盐而溶于水，再加酸酸化，内酯环重新环合后从水溶液中沉淀析出；一些不溶于水但具羧基、酚羟基的化合物，遇碱生成盐而溶于水，经酸化后又可游离析出沉淀，借以提纯去除杂质。

2. 试剂沉淀法 利用一些成分能与某些试剂产生沉淀的性质或利用某些成分在不同溶剂中溶解度的差异，通过加入特定试剂，使生成沉淀，与其他成分分离。如生物碱沉淀试剂能使生物碱类生成沉淀自酸性溶液中析出，胆甾醇能与甾体皂苷生成沉淀，蛋白质溶液能沉淀鞣质等。

3. 乙醇沉淀法 中药水提液中的淀粉、树胶、黏液质、蛋白质、无机盐等强亲水性杂质成分难溶于乙醇，当在水提液中加乙醇达一定浓度时，它们溶解度下降，析出沉淀而被分离除去。如在含多糖或蛋白质的水提液中分次加入数倍量乙醇，使含醇量逐步达到 80% 以上，则蛋白质、淀粉、树胶、黏液质等被逐级沉淀析出。同理，在乙醇提取液中加入一定量的水，也会使树脂、叶绿素等水溶性较低的成分沉淀出来；在含有皂苷的乙醇溶液中逐渐加入数倍量的丙酮或乙醚或丙酮－乙醚的混合液，可逐段沉淀出溶解度不同的皂苷。

4. 铅盐沉淀法　利用中性乙酸铅和碱式乙酸铅在水或稀醇溶液中能与许多化学成分生成难溶性的铅盐或铅络合物沉淀，使有效成分与杂质分离。中性乙酸铅能与具有羧基、邻二酚羟基的酸性或酚性成分生成不溶性铅盐，因此可用于沉淀中药成分中的有机酸、蛋白质、氨基酸、黏液质、鞣质、树脂、酸性皂苷、部分黄酮苷、香豆素苷和某些色素等。碱式乙酸铅沉淀范围较广，能与所有酸性或酚性成分生成不溶性铅盐，甚至还能沉淀某些中性和弱碱性成分（如中性皂苷、糖类、异黄酮苷及碱性较弱的生物碱等）。

通常将中药的水或稀醇提取液先加中性乙酸铅饱和溶液至沉淀完全，静置后滤出沉淀，滤液中再加入碱式乙酸铅至沉淀完全。这样得到中性乙酸铅沉淀物、碱式乙酸铅沉淀物及母液三部分，三部分需分别进行脱铅处理。脱铅的方法有三种，分别为硫化氢法、中性硫酸盐法和阳离子交换树脂法。阳离子交换树脂法脱铅快而彻底，但溶液中某些阳离子也可能被交换到树脂上，且用于脱铅后的树脂再生困难。通常使用硫化氢法，脱铅彻底，但脱铅液需通入空气或二氧化碳驱除剩余的硫化氢。中性硫酸盐法常加入硫酸钠等中性硫酸盐，因生成的硫酸铅在水中有一定溶解度，故脱铅不彻底。注意：此法只是用于实验室研究，不能用于生产。

5. 絮凝沉淀法　是在混悬的中药提取液或提取浓缩液中加入一种絮凝沉淀剂，与蛋白质、果胶等发生分子间作用，使之沉降，除去溶液中的粗粒子，达到精制和提高成品质量的目的。絮凝剂的种类很多，有鞣质、明胶、蛋清、澄清剂、壳聚糖等。

6. 盐析法　是在中药的水提液中加入无机盐，如氯化钠、硫酸钠、硫酸镁、硫酸铵等，使溶液达到饱和或近饱和状态，使某些成分在水中的溶解度降低而沉淀析出，与水溶性较大的成分分离。如自三颗针中提取小檗碱的生产工艺就采用氯化钠或硫酸铵进行盐析制备。在用有机溶剂从水提液中萃取水溶性较大的成分（如麻黄碱、苦参碱等）时，往往在水提液中先加入一定量的氯化钠，再用有机溶剂萃取。

四、结晶与重结晶技术

通常情况下，大多数中药化学成分在常温下是固体物质，具有结晶的通性。当物质能够形成结晶则代表其纯度达到了相当程度。结晶法是分离纯化固体成分的重要方法之一，可获得较纯的单体，有利于对中药化学成分进行鉴定和分子结构研究。但只有较纯的化合物才可通过结晶处理得到完美结晶物，所以结晶法往往是纯净化合物的最后一步。

（一）基本原理

结晶法利用混合物中各种成分在溶剂中溶解度的差别，使所需成分以结晶状态析出，达到分离精制的目的。将物质由非结晶状物通过处理得到结晶状物的过程称为结晶。结晶是同类分子自相排列的过程，此时形成的晶体一般还含有较多的杂质，为粗结晶，还需用适当的溶剂处理纯化为较纯的结晶状物质，此过程称为重结晶。

（二）结晶溶剂的选择

选择合适的溶剂是结晶法的关键。理想的溶剂应符合以下条件：①不与结晶物质发生化学反应；②对结晶物质的溶解度随温度不同有显著差异，表现为热时溶解度大，冷时溶解度小；③沸点适中，不宜过高或过低，过低则易挥发损失，过高则不易去除；④能给出较好的晶型。

常用的溶剂有水、冰乙酸、甲醇、乙醇、丙酮、乙酸乙酯、三氯甲烷等。具体进行选择时，应遵循"相似相溶"规律，结合被提纯物的极性来选择。若不清楚被提纯物的溶解性能，可通过小量试验来确定。取少量试样置小试管中，用滴管逐滴加入溶剂，试验试样在冷热时的溶解度，以选择合适的溶剂。

当不能选择到一种合适的溶剂时通常选用两种或两种以上溶剂组成的混合溶剂。一般常用的混合溶剂有乙醇 – 水、乙酸 – 水、丙酮 – 水、吡啶 – 水、乙醚 – 甲醇、乙醚 – 丙酮、乙醚 – 石油醚、苯 – 石油醚等，以两种能以任意比例互溶的溶剂组成，一般要求低沸点溶剂对被提纯物的溶解度大，而高沸点溶剂对被提纯物的溶解度小。

（三）结晶的操作

1. 制备结晶溶液 一般情况下有效成分在混合物中的含量越高越容易结晶，即溶液的浓度高有利于结晶的形成，但若溶液浓度过高，溶液的黏度和杂质的浓度也会相应增高带来干扰，反而不易结晶。一般将经过适当分离的较纯混合物置锥形瓶中，加入较需要量略少的适宜溶剂，接上冷凝管，加热至微沸，若未完全溶解，可分次逐渐自冷凝管上端加入溶剂，直至欲结晶物质刚好完全溶解，制成近饱和溶液。

2. 趁热过滤 制备好的热溶液需趁热过滤，除去不溶性杂质。注意避免在过滤过程中温度下降而有结晶析出。若热溶液含有色素杂质可加活性炭煮沸 10 分钟脱色后，趁热过滤。

3. 放冷析晶 慢慢降低滤液温度，以便得到颗粒较大且纯度较高的结晶。若快速降温，析出结晶虽快，但超过了化合物晶核的形成和分子间定向排列的速度，得到的结晶颗粒细小且易包裹杂质，纯度低，有时甚至只能得到无定型粉末。放置过程中，先塞紧瓶塞，若久置冷却后尚无结晶析出，可打开瓶塞，使溶剂自然挥发一部分后析出结晶；也可用玻璃棒摩擦容器内壁或投入晶种以诱导结晶析出；某些化合物含量高且纯，却不易结晶时，可将其制备成易于结晶的衍生物。

4. 抽气过滤 用抽气过滤的方法使结晶与溶液分离后，用少量溶剂洗涤结晶后再抽干。

上述操作所得的结晶为粗结晶，仍含有杂质，需反复进行重结晶后才可得到纯品。若所得结晶尚含有多种成分，可用分步结晶的方法使各成分分步析出（图 2 – 18）。

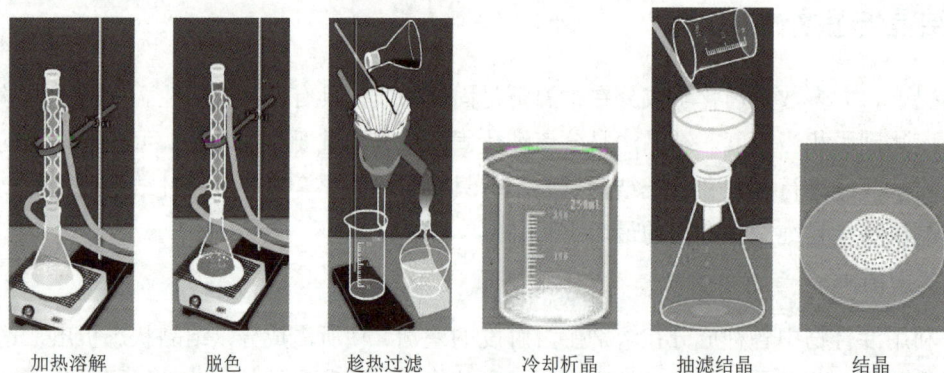

| 加热溶解 | 脱色 | 趁热过滤 | 冷却析晶 | 抽滤结晶 | 结晶 |

图 2 – 18 结晶操作过程图

（四）结晶纯度的判断

一种纯的化合物结晶通常都具有一定的晶形和色泽，有一定的熔点和熔距。故可根据结晶物的色泽、晶形、熔点和熔距，并结合纸色谱或薄层色谱技术鉴定。必要时可采用高效薄层色谱、气相色谱、高效液相色谱等来进一步鉴定。

五、膜分离技术

使用膜技术（超滤膜、微孔滤膜、半透膜、反渗透膜等）可以在原生物体系环境下实现成分分离，可以高效浓缩富集产物，有效分离杂质；操作方便，能耗低，过程简单，无二次污染。膜技术先后发展成熟了反渗透、纳滤、超滤、微滤、透析、电渗析、渗透蒸发、液膜、膜萃取和膜蒸馏等新技术，适用于各种中药生产的需求。

超滤膜和反渗透膜的国内技术已比较成熟，使中药生产的提取、分离、浓缩、纯化为一体，提高中药生产提取、分离的整体水平。

透析法也是常用的一种中药成分分离的方法，是利用提取液中小分子成分可通过透析膜，而大分子成分不能通过透析膜的性质使分子量差异较大的成分达到分离的方法。在分离纯化中药化学成分中的大分子成分（皂苷、蛋白质、多肽、多糖等）时，可用透析法除去无机盐、单糖、双糖等小分子杂质。反之也可将大分子杂质留在半透膜内，而小分子的成分通过半透膜进入膜外溶液中。可将在透析膜扎成袋状，外用尼龙网袋加以保护，小心加入欲透析的试样溶液，放入清水缸中。

为了加快速透析的速度，可不断更换缸内的水，使膜内外的浓度差增加，或稍加搅拌或适当加温处理；也可以在近透析膜两旁处放置两个电极，通电后使带电荷离子的透析速度增加 10 倍以上，称为"电透析"。透析过程中，取膜内溶液进行分析，判断透析是否完全。

透析膜的膜孔有不同规格，要根据具体情况加以选择。所选透析膜合适与否是透析法成败的关键。常用的透析膜有动物性膜、火棉胶膜、羊皮纸膜（硫酸纸膜）、玻璃纸膜、蛋白胶膜等。

超滤也是一种膜分离技术，是根据体系中分子的大小和性状，通过膜的分子筛作用，在分子水平上进行分离，能够分离相对分子质量为 $10^3 \sim 10^6$ 的物质，起到分离、纯化、浓缩或脱盐的作用。目前在中药制剂中的应用主要是用来滤除细菌、微粒、大分子杂质（胶质、鞣质、蛋白质、多糖等）。

知识链接

反渗透技术在中药化学提取中的应用

反渗透是 20 世纪 60 年代发展起来的一项新的膜分离技术，是依靠反渗透膜在压力作用下使溶液中的溶剂与溶质进行分离的过程。当两种不同浓度的盐水用一张半渗透性的薄膜分开时，在渗透压作用下，低浓度一边的水会透过膜渗到高浓度一边去，至两边浓度均等为止，这一现象称为"渗透"。但如果在高浓度的一侧施加一定压力，可使上述渗透停止。继续加大压力，可以使水向相反的方向渗透，使高浓度一侧盐度越来越高，这一现象称为"反渗透"。利用反渗透技术对中药水提取液进行浓缩，可避免常规浓缩时高温对有效成分的破坏。

六、分馏技术

分馏技术是利用液体混合物中各成分的沸点不同，在分馏过程中控制蒸馏温度，以收集到不同温度的馏分而达到分离目的的方法。可用此法分离中药中得到的液体混合成分，如挥发油、液体生物碱等。

一般说来，液体混合物成分间沸点如果相差较大，通过重复多次的蒸馏即可达到分离的目的。如果沸点相差较小（25℃以下），则需采用分馏柱分离。沸点相差越小，需要的分馏装置越精细。实际上分馏就是利用分馏柱来完成多次蒸馏的过程。操作时将待分馏的试样加入圆底烧瓶中，加入沸石，加热。如图 2 - 19 所示，当瓶内液体受热开始沸腾时，就要注意调节温度使蒸气缓慢升入分馏柱。因柱外空气的冷却，部分蒸气冷凝成液体，上行的蒸气遇到下行的冷凝液，产生热交换。如上行的蒸气包含多种成分，高沸点的成分较易被冷凝，随着分馏柱管的升高，越向上，混合蒸气中所含高沸点的成分越少，到了一定高度，可获得纯的某一成分。待低沸点组分分馏完后，再逐渐升温，收集第二组分，如此进行操作，使不同沸点的组分逐一分馏出来。

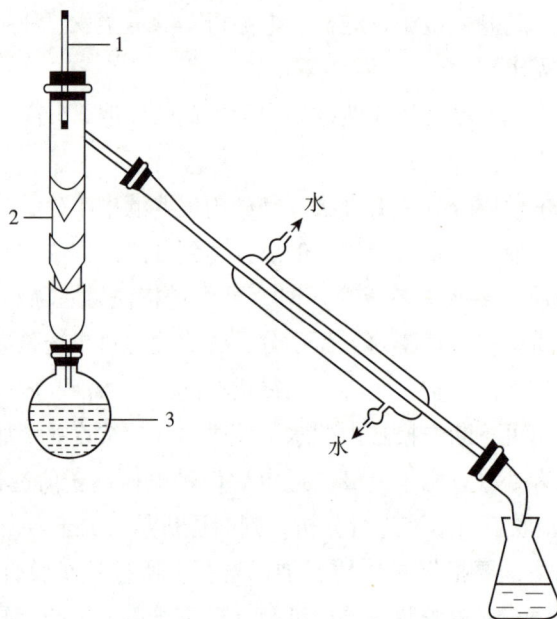

图 2 - 19　简单分馏装置
1. 温度计；2. 分馏柱；3. 烧瓶

第三节　中药化学成分的色谱分离技术

PPT

色谱法是利用混合物中各个组分对固定相和移动相的亲和力不同而相互分离的方法，是一种现代常用的高效分离分析技术。按照分离原理不同，可分为吸附色谱、分配色谱、离子交换色谱和凝胶色谱等。按照操作条件不同，可分为柱色谱、薄层色谱、纸色谱和毛细管色谱。按照目的不同，可分为分析色谱（用于化合物定性或定量分析）和制备色谱（用于化合物制备）。其他还有气相色谱、高效液相色谱，正相色谱、反相色谱等不同分类方法。

一、吸附色谱技术　微课2

吸附色谱是利用吸附剂对被分离化合物中各组分的吸附能力不同而使各组分分离的一类色谱。

（一）基本原理

用一定的溶剂系统展开时，溶剂与混合物各组分在吸附剂活性表面产生竞争吸附作用，由于不同化合物之间结构上的差异，在同一溶剂环境下与吸附剂的吸附能力是不同的，结果随溶剂移动的速度就不会相同。当溶剂与吸附剂都确定的情况下，化合物极性越大，越容易被吸附，移动速度越慢，据此可以将极性大小不同的化合物分离。

（二）分离要素

吸附色谱的分离效果与吸附剂的活性、被分离化合物的极性和移动相溶剂的极性有关。

1. 吸附剂　吸附色谱的主体是吸附剂，其性质稳定，不与溶剂和被分离化合物发生反应，常用的吸附剂有硅胶、氧化铝、活性炭、聚酰胺等。

（1）硅胶　色谱用硅胶是硅氧烷分子的多孔性交联结构（图2-20），颗粒表面的硅醇基可以和许多化合物形成氢键而具有一定的吸附作用。因此，硅胶可与水分子形成氢键吸附，吸水后使吸附力降低，当吸水量超过17%时会"失活"而不能用作吸附剂，可做分配色谱支持剂。当把硅胶加热至100~110℃时，所吸附的水分即能大部分被除去，一般110℃下干燥30分钟"活化"硅胶。硅醇基具有弱酸性，对碱性化合物吸附力过强，一般只适用于中性或酸性成分的分离，能用于极性和非极性化合物的分离，如有机酸、挥发油、蒽醌、黄酮、氨基酸、皂苷等。

（2）氧化铝　有碱性氧化铝、中性氧化铝和酸性氧化铝三种，以中性氧化铝使用最多。碱性氧化铝因其中混有碳酸钠等成分而带有碱性，对生物碱类化合物分离效果较好，不宜用于酸、酚、醛、酮、酯、内酯等类型的化合物分离。中性氧化铝由于除去碱性杂质，适用于中性化合物或酸碱不稳定成分的分离。酸性氧化铝适合于酸性成分的分离。氧化铝是一种吸附力较强的极性吸附剂，随着含水量的增加，吸附能力减弱。

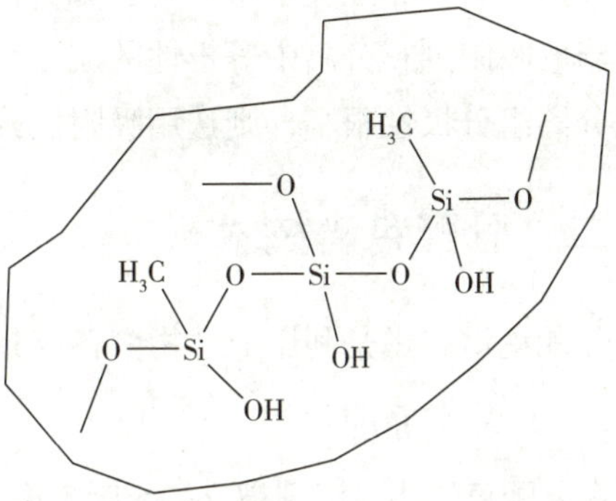

图2-20　硅胶颗粒表面硅氧烷交联示意图

（3）活性炭　是一种非极性吸附剂，对非极性物质具有较强的亲和能力，在水溶液中吸附力最强，在有机溶剂中较弱，主要适用于分离水溶性成分。从活性炭上洗脱被吸附物质时，溶剂的极性减小，活性炭对溶质的吸附能力也随之减小，相反洗脱溶剂的洗脱能力增强。

（4）聚酰胺　色谱常用聚己内酰胺（尼龙6）和聚己二酰己胺（尼龙66），是酰胺的高分子聚合物，对碱较稳定，对酸稳定性较差，可溶于浓盐酸、冰乙酸及甲酸，不溶于水及常用有机溶剂，适合于分离酚类、醌类、黄酮类等化合物。

一般认为聚酰胺分子中的大量酰胺基与酚类、醌类、羧酸类形成氢键缔合而产生吸附，分子中酚羟基、羧基、醌基等数目越多，形成氢键越多，则吸附能力越强；分子中芳香化程度高或共轭双键多者，吸附作用越强；易形成分子内氢键者，在聚酰胺上的吸附相应减弱。氢键缔合能力在水中最强，在含水醇中则随醇浓度增高而相对减弱，在高浓度醇或其他有机溶剂中几乎不缔合。而溶剂甲酰胺、二甲基甲酰胺及尿素水溶液因分子中均有酰胺基，可以与酚类等化合物形成氢键缔合，有很强的洗脱能力。由此可见，各种溶剂在聚酰胺色谱上的洗脱能力呈现由弱至强顺序规律（水<甲醇<丙酮<氢氧化钠水溶液<甲酰胺<二甲基甲酰胺<尿素水溶液），相对而言化合物在此溶剂环境下与聚酰胺的吸附能力则是由强至弱。

> **知识链接**
>
> "双重色谱"理论
>
> 聚酰胺在天然产物有效成分的分离上有非常广泛的用途，极性物质与非极性物质分离均有适用性，一般认为这可能与其"双重色谱"性质有关，即聚酰胺分子中既有非极性的脂肪链，又有极性的酰胺基团，当用含水溶剂系统的极性移动相洗脱时，聚酰胺作为非极性固定相，其色谱行为与反相分配色谱类似；当用非水溶剂系统的小极性移动相洗脱时，聚酰胺作为极性固定相，其色谱行为则与正相分配色谱类似。

2. 被分离物 在洗脱剂确定的条件下，对极性吸附剂而言，被分离化合物的极性越大，越易被吸附。如果极性基团的极性大、数目多，被吸附的性能就会越大；在同系物中，分子量越小，被吸附的性能也会越强。总之，待分离化合物只要在结构上存在差异，其极性大小就不会相同，就可能被分离。

3. 洗脱剂（展开剂） 除气相色谱外，吸附色谱所用的移动相均为液体溶剂，溶剂的洗脱或展开能力与溶剂的极性有关。使用硅胶、氧化铝等极性吸附剂，溶剂的极性越大，洗脱能力就越强；而非极性吸附剂，溶剂的极性越大，洗脱能力就越弱。酸性、碱性及两性化合物的极性强弱及吸附能力受溶剂 pH 的影响，可以通过改变溶剂 pH 影响其色谱分离效果。在实际工作中，单一溶剂的极性展开范围有限，常常考虑采用二元、三元或多元溶剂系统调节色谱行为。

使用吸附色谱技术时，色谱分离条件选择要根据被分离化合物的性质、吸附剂的吸附强度与溶剂的性质这三者的相互关系来考虑：如分离组分极性较强，需选用极性较强的洗脱剂（展开剂）和活性较弱的吸附剂；分离中等极性的成分，需选用中等极性的洗脱剂（展开剂）和中等活性的吸附剂；如被分离组分极性很小，则选用吸附性较强的吸附剂和弱极性的洗脱剂（展开剂）。

二、分配色谱技术

分配色谱技术是利用混合物中各成分在两种互不相溶的溶剂中分配系数不同而使其分离的技术。

（一）基本原理

在分配色谱中，溶剂被支持剂吸着成为固定相，移动相与固定相发生接触时，由于样品中各成分在两相之间的分布浓度不同，易溶于移动相中的成分移动快，易溶于固定相中的成分移动慢，从而发生分离。根据固定性与移动相的极性不同分为正向分配色谱和反向分配色谱，以反相分配色谱运用最多。

（二）分离要素

支持剂、固定相、被分离物和移动相是分配色谱最重要的几个因素。

1. 支持剂 是固定相的载体，中性多孔性粉末状介质。支持剂不与两相溶剂相溶却能吸收大量固定相液体，移动相能自由通过且不与被分离物质发生化学反应。常用的支持剂有含水硅胶、硅藻土、纤维素粉，微孔聚乙烯粉、滤纸等也可用作分配色谱的支持剂。

2. 固定相 正相分配色谱固定相极性较移动相大，常用水、各种水溶液（酸、碱、盐、缓冲液）、甲醇、甲酰胺、二甲基甲酰胺等。反相分配色谱固定相极性较移动相小，常用液体石蜡、硅油、石油醚等。

3. 被分离物 如正相分配色谱的固定相极性大于移动相的极性，一般用于分离生物碱、苷类、糖类、有机酸等水溶性较强或极性较大的成分；反相分配色谱固定相的极性小于移动相的极性，一般用于分离高级脂肪酸、油脂、游离甾体等脂溶性较强或极性较小的成分。

4. 移动相（流动相） 色谱洗脱时根据实际情况灵活选用单一溶剂、二元或三元溶剂配比调节移动相极性大小。反相色谱移动相选用水、甲醇、乙醇等，先用极性大的溶剂洗脱，逐渐改用中等极性的溶剂洗脱。正相分配色谱正好相反，移动相常选用石油醚、环己烷、苯－三氯甲烷、三氯甲烷、三氯甲烷－乙醇、乙酸乙酯、正丁醇、异戊醇等，先用亲脂性强的溶剂洗脱，逐渐改用亲脂性弱的溶剂洗脱。

三、离子交换色谱技术

离子交换色谱是利用离子交换树脂作为固定相，当水或含水溶剂的流动相与样品溶液流过时，相同电荷离子与树脂交换基团离子交换吸附进而实现分离。

（一）基本原理

离子交换色谱中的样品溶液通过离子交换树脂时，由于不同离子在树脂上的交换能力不同，移动速度也不同，与树脂交换基团相同电荷离子发生交换吸附，而中性分子及与可交换基团相反电荷的离子将通过色谱柱先流出，再用适当的洗脱剂将吸附物质按先后顺序洗脱下来，即可实现不同组分物质的分离。特别适用于分离水溶性成分如氨基酸、生物碱、肽类、有机酸及酚类等化合物。

（二）分离要素

离子交换树脂、被分离物与洗脱剂的选择是使用离子交换色谱技术分离化合物的关键因素。

1. 离子交换树脂　由树脂母核和离子交换基团两部分组成，外观呈球形或无定形颗粒，骨架上带有众多能解离的离子交换基团，是一种具有特殊性能的高分子网状结构色谱材料。离子交换树脂不溶于水、酸、碱和有机溶剂，在水中膨胀和解离成离子。新出厂的树脂含可溶性小分子有机物及无机离子杂质，使用前要进行预处理，一般要用水浸泡，使之充分溶胀，然后用酸碱反复转型处理。根据其所含解离性功能基团的不同，离子交换树脂可分为阳离子交换树脂和阴离子交换树脂。

（1）阳离子交换树脂　离子交换基团是磺酸基（—SO_3H）、羧基（—COOH）、磷酸基（—PO_3H_2）和酚羟基（Ar—OH）等酸性基团，基团上的 H^+ 与被分离的阳离子发生交换。根据交换基团活性大小，该类树脂又可分成强酸型和弱酸型两类。强酸型阳离子交换树脂在母核上连有许多磺酸基；弱酸型阳离子交换树脂在母核上连有许多羧基、磷酸基或酚羟基等。被分离的物质如果是生物碱或无机阳离子时，选用阳离子交换树脂。

（2）阴离子交换树脂　树脂中含有季铵、伯胺、仲胺、叔胺等碱性基团，能与溶液中的阴离子进行交换。该类树脂又可分成强碱型和弱碱型两类。强碱型阴离子交换树脂的母核和苯乙烯强酸型阳离子树脂相同，但在母核上连有许多季铵基—$N(CH_3)_3^+OH^-$，基团上的 OH^- 与被分离的阴离子发生交换；弱碱型阴离子交换树脂母核上连有许多—NH_2、$=NH$、$\equiv N$ 等伯胺基、仲胺基和叔胺基，交换反应是在胺基上进行。被分离物是有机酸或无机阴离子时，选用阴离子交换树脂。

2. 被分离物　被分离的离子吸附性强，选用弱酸或弱碱型离子交换树脂，如果用强酸或强碱型树脂，则由于吸附力过强而难以洗脱和再生；吸附性弱的离子，选用强酸或强碱型离子交换树脂，如果用弱酸或弱碱型树脂，则不能很好地交换或交换不完全。被分离物质分子量大，选用低交联度树脂。如分离生物碱、大分子有机酸及多肽类，采用1%~4%交联度的树脂为宜；分离氨基酸或小分子肽类可用8%交联度的树脂；如制备去离子水或分离无机成分，可用16%交联度树脂。

3. 洗脱剂　离子交换柱色谱一般以水为洗脱剂，常用洗脱剂是酸、碱、盐的水溶液及各种不同离子浓度的缓冲液。如在阳离子交换树脂中常用乙酸、枸橼酸、磷酸盐缓冲液。在阴离子交换树脂中常用氨水、吡啶等缓冲溶液。也可采用水醇洗脱系统结合 pH 调节洗脱能力进行梯度洗脱。

四、大孔吸附树脂色谱技术

大孔吸附树脂色谱技术是利用大孔吸附树脂作为吸附剂，利用对分离物质的吸附作用和筛选作用达到分离的一种柱色谱技术。

（一）基本原理

大孔吸附树脂靠范德华力或氢键作用产生吸附作用，由于其多孔网状结构又具有分子筛作用。当中药提取液通过时，其中的有效成分有选择性地根据吸附能力不同和分子大小差异而实现分离，一般可用于分离提取液中糖类、色素等杂质。

（二）分离要素

使用大孔吸附树脂色谱分离化合物需要考虑大孔吸附树脂的选择、被分离物的极性和洗脱溶剂的性质。

1. 大孔吸附树脂 根据树脂骨架材料的不同，可分为非极性、中极性和极性三类。根据分离物质极性大小，非极性树脂吸附非极性化合物，极性树脂吸附极性化合物，再结合树脂的孔径、比表面积等选择与之相适应的大孔吸附树脂。

使用大孔吸附树脂必须预处理，一般先用乙醇或甲醇浸泡 1～2 天使其充分溶胀，然后于色谱柱上冲洗，再用蒸馏水洗至无醇味且水液澄清即可。大孔吸附树脂使用一段时间后吸附的杂质会增多，还需要再生。再生方法与预处理类似，必要时可用 1mol/L 盐酸和 1mol/L 氢氧化钠溶液依次浸泡洗涤，然后用蒸馏水洗至中性。备用的树脂也可浸泡在甲醇或乙醇中贮存，使用前用蒸馏水洗涤后使用。

2. 被分离物 极性较大的分子一般适于中极性的树脂上分离，极性小的分子适于在非极性树脂上分离。但对于中极性树脂来说，待分离化合物分子上能形成氢键的基团越多，吸附越强。化合物的分子体积越大，吸附力越强。分子体积较大的化合物一般选择较大孔径的树脂。树脂吸附量一般与溶液成分浓度成反比，上样溶液浓度偏高则吸附量会显著减小。此外，中药提取液的成分比较复杂，杂质较多，使用大孔吸附树脂分离的样品液也需要经过预处理以免造成污染堵塞树脂、缩短树脂的使用寿命等问题。

3. 洗脱剂 可根据吸附力强弱选用不同的洗脱剂及浓度。对于非极性树脂，洗脱剂极性越小，其洗脱能力越强；对于中极性和极性树脂，则用极性较大的洗脱剂较好。常见的洗脱剂有甲醇、乙醇、丙酮等，洗脱能力顺序为丙酮 > 乙醇 > 甲醇 > 水。在实际工作中，乙醇应用较多。不同浓度的含水乙醇（甲醇、丙酮等）进行洗脱，以确定最佳的洗脱剂浓度。

洗脱剂的 pH 对其洗脱能力和对化合物的分离效果有显著影响。一般情况下，酸性化合物应在酸性溶液中进行吸附，碱性化合物应在碱性溶液中进行吸附，中性化合物可在近中性的情况下被吸附。

五、凝胶色谱技术

凝胶色谱技术是利用凝胶微孔的分子筛对分子大小不同的物质进行分离的一种色谱技术。

（一）基本原理

凝胶色谱的分离原理是分子筛作用。凝胶颗粒具有三维多孔性网状结构，用液体饱和充分膨胀后形成许多筛孔的惰性聚合物骨架。在洗脱过程中，由于受凝胶网孔大小的限制，分子量大的组分难以进入凝胶颗粒内部而被排阻在凝胶粒子间隙间移动，较早地被溶剂冲洗出来；分子量小的组分自由渗入微孔并扩散到凝胶颗粒内部，阻力大、流速慢，较晚地被溶剂冲洗出来。从而使各组分因分子量大小差异而得到分离（图 2-21）。

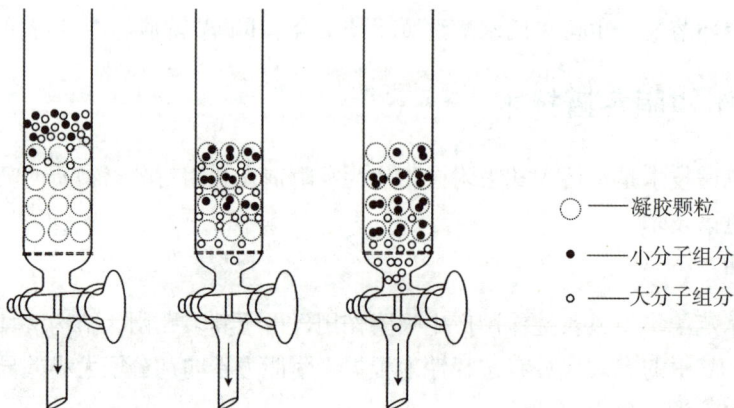

○ —— 凝胶颗粒
● —— 小分子组分
○ —— 大分子组分

图 2-21 凝胶色谱法原理图

（二）分离要素

使用凝胶色谱分离化合物需要考虑凝胶的选择、被分离化合物的分子大小及极性、洗脱剂的组成等重要因素。

1. 凝胶　凝胶色谱法的关键在于选择合适的凝胶，主要考虑凝胶的类型和粒度。

（1）葡聚糖凝胶　常用葡聚糖凝胶（Sephadex G）、羟丙基葡聚糖凝胶（Sephadex LH－20）两种。Sephadex G 是由葡聚糖和甘油基通过醚桥相交联而成的多孔性网状物质，由于其分子内含有大量羟基而具有亲水性；Sephadex LH－20 是 Sephadex G－25 的羟丙基衍生物，在 G－25 分子中的羟基上引入羟丙基而成醚键结合状态（即羟基氢被羟丙基取代），与 Sephadex G－25 比较，分子中羟基总数虽没有改变，但碳原子所占比例却相对增加了，从而使其亲脂性增强，并同时具有亲水性和亲脂性。

凝胶粒子网孔的大小与交联度有关。交联度越高，网状结构越紧密，网孔越小，吸水后体积膨胀也越少；交联度越低，网状结构越疏松，网孔越大，吸水后体积膨胀也越大。交联度大小以吸水量（干凝胶每 1g 吸水量×10）表示，如商品型号 Sephadex G－25 表示该葡聚糖干凝胶每 1g 吸水量为2.5ml。Sephadex G 不同规格型号适合分离不同分子量的物质，有关性能见表 2－3。

表 2－3　葡聚糖凝胶型号性能及适用范围

型号	吸水量（ml/g）	柱床体积（ml/g）	分离范围（分子量）		最少溶胀时间（小时）	
			肽与蛋白质	多糖	室温	沸水浴
G－10	1.0 ± 0.1	2 ~ 3	< 700	< 700	3	1
G－15	1.5 ± 0.2	2.5 ~ 3.5	< 1500	< 1500	3	1
G－25	2.5 ± 0.2	4 ~ 6	1000 ~ 5000	100 ~ 5000	6	2
G－50	5.0 ± 0.3	9 ~ 11	1500 ~ 30 000	500 ~ 10 000	6	2
G－75	7.5 ± 0.5	12 ~ 15	3000 ~ 70 000	1000 ~ 50 000	24	3
G－100	10.0 ± 1.0	15 ~ 20	4000 ~ 150 000	1000 ~ 100 000	48	5
G－150	15.0 ± 1.5	20 ~ 30	5000 ~ 400 000	1000 ~ 150 000	72	5
G－200	20.0 ± 2.0	30 ~ 40	5000 ~ 800 000	1000 ~ 200 000	72	5

（2）聚丙烯酰胺凝胶　是由丙烯酰胺在水中与 N,N'－亚甲基二丙烯酰胺交联聚合而得，也是一种加水即能自然溶胀的干凝胶，使用情况和葡聚糖凝胶相似，但在较强的酸碱性条件下不稳定，使用范围 pH 为 2 ~ 11。

（3）琼脂糖凝胶　是由 D－半乳糖和 3,6－脱水－L－半乳糖相间结合的链状多糖，具有氢键结合的网状结构。珠状琼脂糖凝胶亲水性强，理化性质较稳定，又有很松的网状结构，适合于特大分子（分子量百万以上）的分离。

2. 被分离物　被分离分子要求有一定分子量大小差异。Sephadex G 适合水溶性成分（如苷类、氨基酸、肽、蛋白质及多糖）的分离，Sephadex LH－20 除分离水溶性成分外，也适用于脂溶性成分（如黄酮、蒽醌、香豆素等）的分离。

3. 洗脱剂　Sephadex G 常用洗脱剂为水、酸、碱、盐和缓冲溶液；Sephadex LH－20 所应用洗脱剂除水外，还可以用含水的甲醇、乙醇，也常使用含三氯甲烷的甲醇，有时使用甲醇、丁醇、二甲基甲酰胺、三氯甲烷、四氢呋喃、二氧六环等单一溶剂。市售凝胶多为干粉，使用前需要用相应洗脱剂溶胀。

第四节　经典色谱技术的操作技术

PPT

吸附色谱、分配色谱可以使用薄层色谱、柱色谱、纸色谱等操作方法，离子交换色谱、大孔吸附树脂色谱、凝胶色谱一般是以柱色谱的方式进行的操作。薄层色谱、柱色谱、纸色谱是按操作方式不同分类的三种经典色谱，不同原理的色谱根据实际用途和分离目的等合理选择色谱操作。

一、薄层色谱操作技术

将硅胶、氧化铝等色谱材料均匀地摊铺在平面上形成薄层，形象地称为薄层色谱。它不仅可以用于纯物质的鉴定，也可用于混合物的分离、提纯及含量测定，还可通过薄层色谱摸索柱色谱的分离条件，是一种微量、快速的色谱方法，以吸附薄层色谱最为常用。

（一）制板

将吸附剂均匀地铺在规定尺寸的玻璃板或其他平面板上（如薄膜）的过程称铺板。常用板的规格有 2.5cm×10cm、5cm×15cm、5cm×20cm、10cm×10cm、20cm×20cm 等。分析用薄层板的厚度一般为 0.25～0.5mm，制备用薄层板的厚度一般为 1～3mm。

根据涂铺时是否用黏合剂可以把薄层板分为软板和硬板两种。

1. 软板　又称干法制板，制备软板不加黏合剂。软板的制作方法是将吸附剂均匀地撒在薄层板上，两手用玻璃棒将吸附剂顺一个方向推过去，铺成均匀的薄层。套圈的厚度即为薄层所需求的厚度，一般为 0.25～3mm。由于软板薄层吸附剂的颗粒间空隙大、毛细管作用强、斑点易扩散、不便于展开，因此目前应用较少。

2. 硬板　又称湿法制板，在制作时加入少量黏合剂，按比例（吸附剂：水约 1:3）加水将吸附剂研磨成均匀糊状再制板。其优点是薄层较牢，不易脱落，可成批制备，展开后易于保存，可以用很细的吸附剂制板。由于薄层上吸附剂的颗粒之间空隙较小，展开速度慢，展开后斑点集中，所以分离效果好。但制成的薄层要经过晾干、活化等处理。

制作硬板时常用的黏合剂是煅石膏（G）、羧甲基纤维素钠（CMC－Na）、淀粉等。通常煅石膏的用量为吸附剂的 10%～15%，市售硅胶 G 中已经加入了煅石膏。用羧甲基纤维素钠做黏合剂时，需预先配成其水溶液，浓度一般为 0.2%～1%，取上清液使用。

硬板的铺板方法有倾注法、平铺法和涂布法。

（1）倾注法　不用涂布器，用手将吸附剂直接倒在玻璃板上铺制。先称取一定量吸附剂，加约 3 倍量水（或加有黏合剂的水溶液，或为规定浓度的改性剂溶液）在研钵中按同一方向研磨混合成均匀糊状，去除表面的气泡后，取适量倒在玻璃板上，沿四周依次轻轻振动，使糊状物均匀地平布于玻璃板上形成薄层，然后放置在水平台上阴干后活化（若未阴干即活化，薄层会起皮、龟裂而无法使用）。硅胶板一般活化条件为 110℃、30 分钟，放冷后置干燥器中备用。

（2）平铺法　是在水平面上放置薄层用玻璃板，两边用玻璃做框边，将调好的吸附剂倒在中间玻璃板上，用有机玻璃尺或边缘光滑的玻璃沿一个方向均匀地一次将吸附剂糊刮平，去掉两边的玻璃框，轻轻振动薄层板，即得到均匀的薄层，自然干燥后，再置烘箱中活化。

（3）涂布法　是借助涂布器进行，可以铺成 0.3mm 或 0.5mm 两种厚度的薄层板。

除了手工制板之外，还有商品预制板，包括普通板和高效板，常见的有以玻璃板为载板的氧化铝或硅胶板，以塑料片为载板的聚酰胺薄膜。预制板质量稳定，使用方便。

（二）点样

将样品制成0.1%~1%的溶液进行点样，点出的斑点越小、越圆、样品越集中越好。常用溶剂为甲醇、乙醇、丙酮、三氯甲烷等有机溶剂。尽量避免用水作溶剂，因为水溶液点样后溶剂不易挥发，造成斑点扩散严重，还可能影响到吸附剂的活性。样品在溶剂中的溶解度应适当，溶解度过大时，点样时样品扩散太快，易形成空心环状斑点；溶解度过小则样品浓度过低，需要多次点样。如果样品的溶剂选择不当直接影响分离效果时，可先将样品用一种易溶的溶剂配成浓溶液，再选一种极性小的溶剂稀释。

常用定量毛细管（0.5、1、2、3、4、5和10μl）和铂铱合金毛细管（100nl、200nl），或一般玻璃毛细管（内径一般为0.3mm、0.5mm）进行操作，点样方式多为点状点样（定性分析常用），也有带状点样（定量或制备薄层色谱常用）。

点样体积一般为1~10μl，高效薄层为100~500nl。点样量太小则斑点模糊不清或不显色，样品中含量小的成分不易检出；点样量太大则会出现斑点过大或拖尾，使分离不完全。点样体积的大小与样品液浓度、显色剂的灵敏度、吸附剂的种类、薄层的厚度有关。点样位置一般在薄层板下端10~15mm处，高效薄层板在下端8~10mm处，居中。如果一块薄层板点多个样品时，各原点间隔可视斑点扩散情况以相邻斑点互不干扰为度，一般不少于8mm，高效薄层板不少于5mm。原点直径一般不大于4mm，高效薄层板一般不大于2mm。所有样品点应在同一条水平线（基线）上。如果样品浓度小需要多次点样，每次重复点样时一定要等前一次点样溶剂完全挥干后进行，且每次点样的位置要完全一致。

（三）展开

待原点溶剂挥干后进行展开。展开就是使流动相沿薄层板从点样的一端向另一端流动的过程。根据薄层板的大小，可选择不同的展开容器，如展开缸、标本缸等，但均应密闭。展开方式常用上行法。

展开时注意以下事项。

（1）展开缸要用展开溶剂预平衡，《中国药典》提供的方法是在展开缸中加入适量的展开剂，密闭，一般保持15~30分钟，然后迅速放入载有供试品的薄层板，立即密闭，展开。

（2）注意空气湿度对展开的影响。展开缸要密闭，展开过程中不能打开展开缸的盖子。

（3）当使用某种溶剂，特别是混合溶剂时，可能会出现边缘效应，即展开后同一种样品展开后的斑点不在同一水平线上，样品在薄层两边的比移值较中间的高。边缘效应一般可用在色谱缸壁贴几张浸满展开剂的滤纸来克服。

（4）展开剂用量适当，不得没过原点，液面距原点5mm为宜。

（5）展开距离除另有规定外，一般为薄层的3/4处，一般不得展至最顶端。展开结束后，取出薄层板，要迅速描出溶剂前沿。

知识链接

双向展开法与多次展开法

使用薄层色谱技术进行展开操作时，有时候用单一的展开方式可能达不到分离的效果，需要根据色谱分离的原理去思考多维度或多次数的展开以达到分离化合物的目的。双向展开法，又称二维展开法，是将样品点在薄层板的一角，先用一种展开剂展开，取出薄板，挥尽溶剂，换另一种展开剂，展开方向与第一次展开垂直。这样可以使第一次展开未能分离的成分通过第二种展开剂展开后得以分离。多次展开法，又称一维增量展开法，是将展开后的薄板挥尽溶剂后，再用同一种溶剂（也可以用不同溶剂，但一般第二次的溶剂极性要比第一次的溶剂小），同方向重复展开 1~2 次。这样一次展开未能分离的成分经多次展开后，可能获得满意的分离效果。

（四）定位与显色

薄层展开到一定程度后取出，挥去展开剂后进行定位与显色。展开剂挥发不完全会影响定位与显色，特别是在用碘蒸气显色时影响显著。可以从薄层板的背面更清楚地观察展开剂是否已经挥发干净。定位与显色方法有紫外定位法、试剂显色法和碘蒸气显色法。如果是有色物质，则在自然光下直接目视定位即可。

1. 紫外定位法　本法在紫外灯（波长 254nm 或 365nm）下观察斑点定位。包括两种，一种是斑点在紫外灯照射下直接显出荧光，适应于样品在紫外灯照射下自身能发出荧光的物质，所用的薄层板是不添加荧光物质的硅胶（如硅胶 H）。另一种是荧光背景法，是用含有荧光剂的薄层板，如硅胶 GF_{254} 所添加的荧光剂是锰激活的硅酸锌，于 254nm 波长的紫外灯下观察时，薄层发出绿色荧光，而在有化合物斑点处可观察到荧光板面上的荧光物质淬灭形成的暗斑点。对于那些无色、在紫外灯下也不显色，而且没有合适显色方法的化合物常用荧光背景法。一般说来，对于未知化合物展开后在用显色剂前，都应先在紫外灯下进行观察。紫外光常用容易获得的 254nm 与 365nm 两种波长，可以根据具体情况选择。

紫外定位法使用方便，不破坏被分离化合物，是首选的定位与显色方法。特别适用于多次展开、二元展开和制备型薄层色谱。

2. 试剂显色法　常用喷雾显色法、浸渍显色法等。喷雾显色法用喷雾瓶把显色剂以气溶胶形式均匀地喷在薄层上。浸渍显色法是将薄层直接插入盛有显色剂的浸渍槽中，使薄层与显色剂均匀接触。

显色试剂可分为两类，检查一般化合物的通用显色试剂和根据化合物的特殊官能团设计的专属性显色剂。通用显色剂常用的有硫酸 – 水（1∶1）溶液、硫酸 – 甲醇或乙醇（1∶1）溶液、1.5mol/L 硫酸溶液、0.5~1.5mol/L 硫酸铵溶液等。喷后在 110℃烘烤 15 分钟，不同有机化合物显示不同颜色。还可用 0.5% 碘的三氯甲烷溶液，对许多有机化合物显色，效果与碘蒸气显色相近，多数化合物显示黄棕色斑点。专属性显色剂种类很多，主要针对化合物特有性质或结构发生颜色变化而显色，如不同黄酮、生物碱、香豆素等都有专属性显色剂。

（五）结果记录

一般情况下用色谱图来记录薄层色谱结果。首先按比例画出薄层板，并标出原点、展开后斑点（斑点要原始，即与实际图形相似）、溶剂前沿位置，写出薄层吸附剂规格、展开剂组成、样品信息、显色剂成分、显色后斑点颜色等。并记录下当时的环境条件（温度、湿度等），为以后查阅资料和能够重现做准备。也可以用相机进行拍摄保存。

在薄层色谱法中，常用比移值 R_f 来表示各组分在色谱中的位置（图 2 – 22）。

R_f 值除受物质结构的影响外，还与吸附剂活性、展开剂种类、薄层厚度、点样量等因素有关，所以用与文献报道的 R_f 值对照来定性鉴定某物质是不可靠的。一般多采用与对照品同薄层对照的方法，换用三种以上不同的溶剂系统展开，结果均得到与对照品一致的 R_f 值，才能认为样品与对照品可能是同一物质。

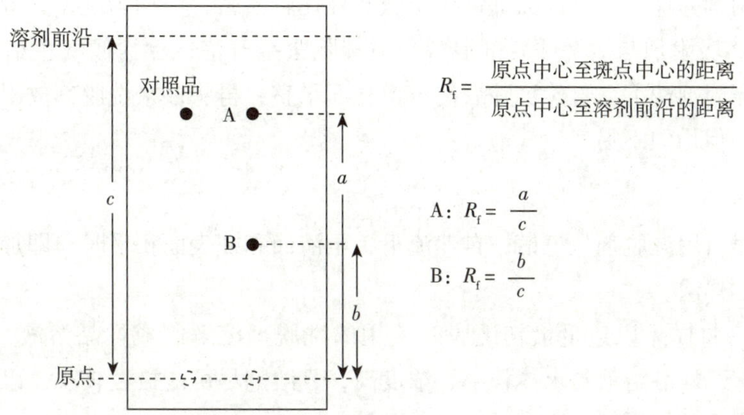

图 2 – 22 比移值 R_f 计算示意图

$$R_f = \frac{原点中心至斑点中心的距离}{原点中心至溶剂前沿的距离}$$

A：$R_f = \dfrac{a}{c}$

B：$R_f = \dfrac{b}{c}$

知识链接

高效液相色谱

高效液相色谱技术（HPLC）的全部工作通过高效液相色谱仪来完成，具有高压、高速、高效、选择性强、灵敏度高等优点，是在液相柱色谱的基础上发展起来的一种新型快速分离分析技术。高效液相色谱仪主要由高压泵、进样器、色谱柱、检测器、积分仪或数据处理系统等部分组成，其中色谱柱是 HPLC 的心脏，填料是色谱柱的核心部分，用得最多的填料是以硅胶颗粒为基质，键合上长度不同的烃基（—R），如乙基（—C_2H_5）、辛基（—C_8H_{17}）或十八烷基（—$C_{18}H_{37}$）等的反相色谱柱，多用于非极性至中等极性成分的分离。而正相色谱填料用硅胶填充剂，或键合极性基团的硅胶填充而成的色谱柱。目前，高效液相色谱已经广泛应用于中药化学成分的定性、定量分析以及纯品制备。

二、柱色谱操作技术

柱色谱具有分离效率高、处理量大、操作简单、易实现工业级制备等特点，目前已成为制备高纯中药成分的主要手段，在许多领域普遍使用。柱的直径与高度比为 1∶10～1∶40，柱的大小视分离样品的量而定，一般能下装样品 30～50 倍量的吸附剂即可。当样品中几个成分的极性相差较小、难以分离时，吸附剂用量可适当提高至样品量的 100～200 倍。很多不同原理的色谱都能以柱色谱的形式实现。下面我们以吸附柱色谱为例作简要介绍。

（一）洗脱剂的选择

常常通过薄层色谱试验，选择合适的溶剂系统应用到柱色谱中去。因薄层色谱用吸附剂的比表面积一般为柱色谱用的 2 倍左右，故一般薄层色谱展开时使组分 R_f 值达到 0.2～0.3 的溶剂系统可选为柱色谱该相应组分的最佳溶剂系统。如单一溶剂洗脱效果不好，可用混合溶剂洗脱，对成分复杂的常用梯度洗脱。

（二）装柱

将色谱柱洗净、干燥，底部如无烧结底板，需先铺一层脱脂棉，以防止吸附剂漏出。可采用干法或湿法装柱。

1. 干法装柱 将吸附剂通过小漏斗不间断地形成一细流慢慢加入柱内，同时用橡皮槌轻轻敲打色谱柱，使装填均匀致密，然后打开下端活塞，沿管壁慢慢倒入洗脱剂冲洗色谱柱，以排尽柱内空气，至湿润全部吸附剂并保留一定液面即可。干法装柱比较紧密，但均匀度差，容易有气泡。

2. 湿法装柱　将吸附剂与适量洗脱剂混合，搅拌除去空气泡，徐徐倾入色谱柱中，然后加洗脱剂将附着在管壁的吸附剂洗下，自然沉降后使色谱柱面平整，再将多余洗脱剂放出至保留一定液面即可。湿法不够紧密，但均匀不易产生气泡。

（三）上样

待填装吸附剂时所用洗脱剂从色谱柱自然流下，至液面和柱表面相平时，即加样品。加样可采用溶液加样法或拌样加样法。

1. 溶液加样法　将样品以适量最初洗脱时使用的洗脱剂溶解制成样品溶液，沿管壁缓缓加入，注意勿使吸附剂翻起。样品溶液要求体积小、浓度高，且溶剂尽可能极性较小，以利于形成狭窄的原始谱带。但注意浓度太高加样后吸附剂易结块。

2. 拌样加样法　若样品在洗脱剂中不易溶解，则可采用拌样加样法。取适量样品，用少量挥发性溶剂溶解后，加入样品约 5 倍量的吸附剂拌匀，置空气中挥尽溶剂使呈松散状，均匀置于柱顶。若样品在常用溶剂中不溶，可将样品与适量的吸附剂在乳钵中研磨混匀后加入。

上样应尽量使样品带平整，并在柱顶放一块圆形滤纸，或覆盖上一层细沙，以防加洗脱剂时吸附剂被翻起。

（四）洗脱

柱色谱用的溶剂习惯上称为洗脱剂。将选择好的洗脱剂放在分液漏斗中，打开活塞连续不断地慢慢滴加在吸附柱上。同时打开色谱柱下端活塞，等份收集洗脱液，也可用自动收集器收集，保持适当流速，通常以每 30 分钟或 1 小时内流出洗脱液的体积（ml）等于所用吸附剂的重量（g）为宜。一般先选用洗脱能力弱的溶剂洗脱，逐步增加洗脱能力。等量逐份收集洗脱液时，如各成分的结构相似，每份收集的量要小，反之要大些。每份洗脱液采用薄层色谱或纸色谱定性检查，合并成分相同（斑点相同）的洗脱液，回收溶剂，可得某一单体成分。如仍为几个成分的混合物，可再用柱色谱或其他方法进一步分离。注意洗脱过程中吸附剂上端要始终保持一定液面的洗脱剂（图 2 - 23）。

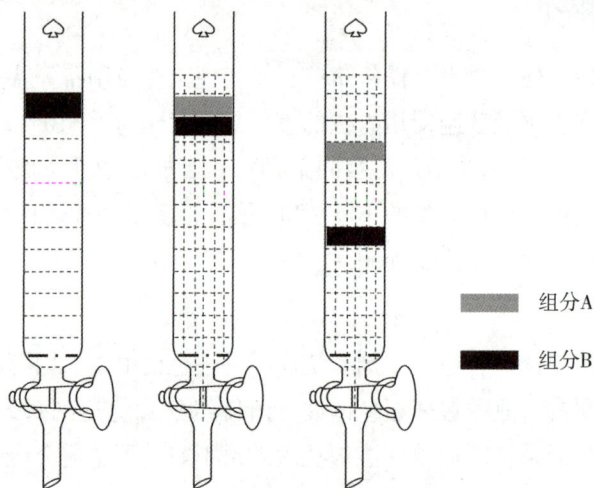

组分A

组分B

图 2 - 23　柱色谱分离过程示意图

三、纸色谱操作技术

纸色谱是以纸为载体的液相色谱法，多以滤纸吸附的水分为固定相，属于正相分配色谱，对亲水性强的成分分离效果较好。若将滤纸用极性较小的液体（如烃类）处理作为固定相，而以极性大的含水溶剂为流动相，则为反相纸色谱。

在纸色谱操作时，首先顺着纸纹方向裁出长 10～20cm，宽 4～6cm 的长条滤纸，在长条滤纸的一端点上待分离的样品溶液，待溶剂挥发后，将滤纸吊放在一个密闭的缸内，使滤纸被流动相的蒸气所饱和，然后使流动相自点有样品的一端由毛细作用流向另一端，在此过程中各组分逐渐分离。分离由组分在流动相和纸上固定相之间的分配不同所引起。因此在纸色谱中，组分在两相中的分配系数起主要作用。和薄层色谱一样，在纸色谱中组分的移动情况通常以比移值 R_f 来表示。

（一）滤纸的选择

在纸色谱中，分离在滤纸条上进行，因此纸的选择很重要，对滤纸的要求较高。①滤纸中应不含有水或有机溶剂能溶解的杂质。②滤纸质地均一、纤维松紧合适。滤纸过于疏松则斑点易于扩散，过于紧密则流速过慢而使分离所需时间延长。③滤纸厚薄适当。太厚流速过慢，太薄则流速过快而分离效果不好。一般流动相的黏度大时用较薄的滤纸，黏度小时用较厚的滤纸。④滤纸应有一定的机械强度，被溶剂浸润时，不应有机械折痕和损伤。

色谱用滤纸有一定的参数，如质量、厚度、速度指数等。根据纸色谱所需的时间，可大致地把色谱纸分为快速滤纸、中速滤纸和慢速滤纸。快速滤纸结构疏松，物质在纸上移动速度快，但分辨率低；慢速滤纸结构紧密，物质在纸上移动速度慢，但分辨率高，可用于 R_f 值相差较小的化合物的分离，但由于展开时间太长，很少使用；中速滤纸具有中等分辨率，应用最多。

（二）展开剂的选择

常用的展开剂是与水部分相溶的有机溶剂，如正丁醇－冰乙酸－水（BAW，4∶1∶5）、水饱和的苯酚、冰乙酸－水（15∶85）、正丁醇－甲酸（88%）－水（75∶15∶10）、异丙醇－浓氨水－水（10∶1∶1）、石油醚－甲醇－水（10∶8∶2）、水饱和的乙酸乙酯、水饱和戊醇、吡啶－正丁醇－水（3∶4∶7）等。注意，上述几种溶剂按比例混合后若有分层现象，要在分液漏斗中分取有机层作展开剂用。

（三）点样

将样品溶于适当溶剂中（尽量避免用水，水溶液扩散快，易使斑点扩大），用毛细管吸取样品溶液点于距纸底边约 2.5cm 处的基线上。样点通常应为圆形，直径 2～4mm，点间距离 1.5～2.0cm。如果样品太稀，可重复多点几次，但每次点样必须待斑点溶剂挥干后进行，以防斑点过大。

（四）展开

展开的容器可根据色谱纸的大小、形状等选用，要求能够密闭。如大试管、纸色谱筒、标本缸等均可使用。展开的方式很多，可用上行法、下行法、水平展开、双向展开、多次展开以及径向展开等。

展开前先将展开剂放入容器中，放置一定时间，使容器内被展开剂的蒸气饱和，然后再开始展开，当展开剂移动至距纸前端 1～2cm 处，取出滤纸，记下溶剂前沿。

然后进行显色和比移值的计算。

实训一　硅胶薄层色谱的制备与使用

【实训目的】

1. 掌握　薄层色谱的操作技术。

2. 熟悉　硅胶薄层板的制备方法。

【实训原理】

吸附色谱是根据被分离成分在吸附剂的吸附力不同而得到分离。据此将吸附剂均匀地铺在规定尺寸的玻璃板上或其他平面板上呈薄膜状，形象地称为吸附薄层色谱，其中硅胶吸附薄层色谱是最常用的薄层色谱之一。一般情况下极性较大的成分易被硅胶吸附，极性较弱的成分不易被硅胶吸附。当样品原点在硅胶吸附薄层上随着移动相展开时，由于各组分吸附能力和溶解度的差异，最终将混合物分离成一系列斑点。通过薄层色谱法中原点到斑点中心的距离与原点到溶剂前沿的距离的比值（即比移值 R_f），与适宜的对照物按同色谱法所得的比移值作对比，可用以药品的鉴别、杂质检查或含量测定。

【实训仪器与试药】

1. 仪器 玻璃板、乳钵、恒温干燥箱、干燥器、展开缸、毛细管。

2. 试药 硅胶 H（300 目）、0.2% ~0.5% 羧甲基纤维素钠溶液、薄荷油、薄荷脑、无水乙醇、石油醚、乙酸乙酯。

【实训内容】

1. 薄层板的制备 取硅胶 H 细粉 5g，加入约 3 倍量 0.2% ~0.5% 羧甲基纤维素钠水溶液于乳钵中沿同一方向研磨均匀，去除表面气泡，缓慢倾倒于干燥的玻璃板上，适当调整玻璃板倾斜角度并沿四周依次轻轻振动，使糊状物均匀地平布于玻璃板上形成 0.25 ~0.5mm 厚度的薄层。在室温下水平放置晾干后置于恒温干燥箱中，设置温度在 110℃ 条件下活化 0.5 ~1 小时，冷却后贮于干燥器内备用。

2. 硅胶薄层色谱法操作

（1）样品溶液制备 取薄荷油 0.05g，加无水乙醇 10ml 溶解，制成供试品溶液备用；精密称定薄荷脑对照品 10mg，置 10ml 容量瓶中，加无水乙醇溶解并稀释至刻度，摇匀备用。

（2）薄层色谱检识 取制备的硅胶 H 薄层板在距底边 1 ~1.5cm 处用铅笔绘制一条基线，平均间隔 0.5 ~1cm 标记原点。用毛细管分别吸取适量的样品溶液点于原点上，待溶剂挥发后，迅速将薄层板置于密闭的盛有适量展开剂的展开缸中，展开剂深度为距薄层板底边 0.5 ~1.0cm，密闭上行展开。当展开接近薄层的上端时取出，铅笔标记溶剂前沿，挥去展开剂，立即喷洒显色剂（1% 香草醛 60% 硫酸试剂），必要时可适当加热使其显色。计算各斑点的 R_f 值。选择三种不同的展开剂：石油醚、乙酸乙酯、石油醚 – 乙酸乙酯（85∶15），分别进行以上操作，比较哪种展开剂最适合分离薄荷油。

【实训注意事项】

1. 制备薄层前将薄板用洗液洗净，最后用蒸馏水冲洗，晾干备用。羧甲基纤维素钠溶液常用的浓度一般为 0.5% ~1%，一般预先配制，静置后取上清液使用。硬板的铺制过程要迅速，以防硬化难以涂布均匀。硅胶薄层色谱使用前应检查均匀度，表面应均匀平整，无气泡、无破损及污染。

2. 将样品制成 0.1% ~1% 的溶液进行点样，斑点以圆而小为佳。点出的斑点（原点）越小、越圆、样品越集中越好，直径一般不宜超过 0.5cm。

3. 色谱操作前色谱缸应加入展开剂密闭适宜时间，试样原点展开时起始线不能浸在展开剂中，溶剂前沿不得超出薄层色谱板。

【实训思考】

1. 硅胶薄层色谱的分离原理是什么？

2. 拖尾现象与哪些因素有关？

目标检测

答案解析

一、选择题

（一）最佳选择题

1. 下列极性最大的有机溶剂是（　　）

 A. 甲醇　　　　　　　B. 乙醇　　　　　　　C. 正丁醇

 D. 丙酮　　　　　　　E. 水

2. 不可与水混合做萃取的有机溶剂是（　　）

 A. 三氯甲烷　　　　　B. 苯　　　　　　　　C. 正丁醇

 D. 丙酮　　　　　　　E. 乙醚

3. 利用系统溶剂分离法分离化学成分，应采取的溶剂顺序是（　　）

 A. 乙醇、乙酸乙酯、乙醚、水

 B. 乙醇、乙酸乙酯、乙醚、石油醚

 C. 乙醇、石油醚、乙醚、乙酸乙酯

 D. 石油醚、乙醚、乙酸乙酯、乙醇

 E. 石油醚、乙酸乙酯、乙醚、乙醇

4. 不能以有机溶剂作为提取溶剂的是（　　）

 A. 煎煮法　　　　　　B. 回流法　　　　　　C. 渗漉法

 D. 冷浸法　　　　　　E. 连续回流法

5. 常作为超临界流体的物质是（　　）

 A. 氧气　　　　　　　B. 甲醇　　　　　　　C. 二氧化碳

 D. 石油醚　　　　　　E. 水

（二）多项选择题

6. 在水中溶解性差的成分有（　　）

 A. 叶绿素　　　　　　B. 糖　　　　　　　　C. 油脂

 D. 挥发油　　　　　　E. 蛋白质

7. 两相溶剂萃取法常用的溶剂有（　　）

 A. 乙醇　　　　　　　B. 三氯甲烷　　　　　C. 乙醚

 D. 正丁醇　　　　　　E. 乙酸乙酯

8. 需加热的提取分离方法有（　　）

 A. 回流法　　　　　　B. 渗漉法　　　　　　C. 升华法

 D. 透析法　　　　　　E. 盐析法

9. 水蒸气蒸馏法常用于提取（　　）

 A. 挥发油　　　　　　B. 黄酮　　　　　　　C. 油脂

 D. 生物碱　　　　　　E. 皂苷

10. 中药制剂过程中所用的"水提醇沉法"可除去（　　）

 A. 多糖类　　　　　　B. 蛋白质　　　　　　C. 油脂

 D. 鞣质　　　　　　　E. 氨基酸

二、简答题

1. 简述常用的溶剂种类，并按极性由小到大排序，指出哪些溶剂可与水混溶，哪些不能与水混溶。

2. 怎样判断化合物的极性大小？请将各种常见基团按极性大小排列。

3. 在吸附薄层色谱中 R_f 值指什么？R_f 值的大小主要与哪些因素有关？

书网融合……

| 重点小结 | 微课1 | 微课2 | 习题 |

第三章 苷类化合物的提取分离技术

PPT

学习目标

知识目标： 通过本章的学习，应能掌握苷类化合物的结构分类、理化性质、提取分离及检识；熟悉苷类化合物的存在状况、溶解规律、色谱检识方法；了解苷类化合物的生物活性、性状及分离方法。

能力目标： 具备苷类化合物的提取分离及检识的能力。

素质目标： 通过本章的学习，树立药品安全生产意识及科学严谨的精神；培养一丝不苟的工作态度及独立思考的能力。

情境导入

情境： 看过甄嬛传或名侦探柯南的同学应该对杏仁都不会感到陌生，甄嬛传中安陵容选择服用杏仁结束了自己的生命；而名侦探柯南中凶手采用毒杀后，被害人口中往往有杏仁味。这些经典桥段深深印刻在了大家的记忆中，使得不少人谈"杏"色变。然而现代生活中，使用杏仁做成的杏仁酥、杏仁露、杏仁豆腐等却又摇身一变成为了餐桌上的美食佳肴，让人摸不着头脑。

其实上面提到的分别属于两种外表相似的杏仁。其中个头略小，两侧较不对称，浅尝味苦，能入药的是苦杏仁。而个头略大，两侧较对称，浅尝味微甜，不入药的是甜杏仁。

据《神农本草经》记载："主治咳逆上气，雷鸣，喉痹，下气，产乳，金创，寒心，贲豚。"可见古人认为苦杏仁味苦能燥，能化痰饮；且其质润多脂，味苦下气，能润燥而行大便。而现代药理研究发现苦杏仁中所含有的苦杏仁苷还具有治疗急性肺损伤、肺源性心脏病、肺恶性肿瘤等功效。

是药三分毒，人体在服用苦杏仁后，苦杏仁苷易于在口腔、食管、胃或肠道内水解生成氢氰酸，正常治疗剂量的氢氰酸对咳嗽中枢具有抑制效果，能起到镇咳平喘作用。超量使用则导致细胞无法正常呼吸产生中毒反应，甚至因呼吸中枢麻痹而死亡。

为了降低苦杏仁毒性，自古以来苦杏仁炮制方法较多，但都未脱离加热处理这一基本要求。这是由于苦杏仁中不但含有苦杏仁苷，而且含有能够分解苦杏仁苷的酶，这种酶在一定的温度和湿度下被激活，促使苦杏仁苷分解，从而产生出氢氰酸而具有毒性。加热处理之所以能够降低毒性，保存有效成分，是因为能够分解苦杏仁苷的酶属于蛋白类，它在加热的状态下可变性破坏，使其失去活性以达到"杀酶保苷"的目的。

思考： 1. 药物剂量的重要性有哪些？

2. 什么是"杀酶保苷"？其目的是什么？

苷类是指糖或糖的衍生物端基碳原子上的羟基与非糖物质脱水缩合而形成的一类化合物，又称配糖体。其中非糖部分称为苷元，苷元与糖的连接键称为苷键，苷键上的原子称为苷键原子，常见的有四种苷键原子，分别为 O、N、S、C。📱微课

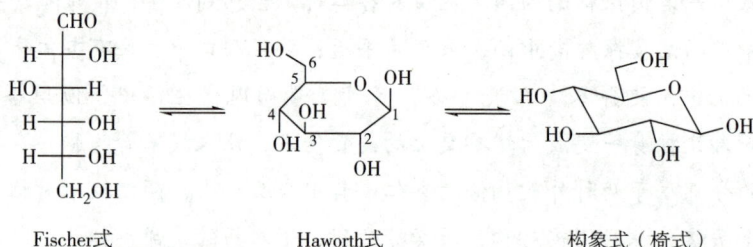

苷中与苷元连接的糖常常是单糖或二糖。其中单糖最常见的是 D – 葡萄糖（D – glucose），此外，还有 L – 阿拉伯糖（L – arabinose）、L – 鼠李糖（L – rhamnose）、D – 甘露糖（D – mannose）、D – 半乳糖（D – galactose）、D – 果糖（D – fructose）、D – 葡萄糖醛酸（D – glucuronic acid）及 D – 半乳糖醛酸（D – galacturonic acid）等。与苷元连接的二糖常见龙胆二糖（gentiobiose）、芸香糖（rutinose）、新橙皮糖（neohesperidose）等。

> ### 知识链接
>
> #### 单糖结构的表示方法
>
> 单糖的结构有三种表示方法，如葡萄糖：
>
> | Fischer式 | Haworth式 | 构象式（椅式） |
> | --- | --- | --- |
>
> 其中 Haworth 式最为常用，当 C_1 羟基、C_5 羟基位于环平面同侧时称为 β 构型，异侧时称为 α 构型。当 C_5 羟基位于环平面上方时，糖为 D 构型，位于下方时为 L 构型。一般绝对构型为 D 时形成 β – 糖，绝对构型为 L 时形成 α 糖。

一、苷类化合物的结构与分类

（一）氧苷（O – 苷）

1. 醇苷　主要来源及作用：来源于景天科植物大花红景天 *Rhodiola crenulata*（Hook. f. et Thoms.）H. Ohba. 的干燥根及根茎，具有改善心脏功能等作用。

2. 酚苷　分为天麻苷和丹皮苷两种。

主要来源及作用：天麻苷来源于兰科植物天麻 *Gastrodia elata* Bl. 的干燥块茎，具有镇静、催眠、镇痛等作用。丹皮苷来源于毛茛科植物牡丹 *Paeonia suffruticosa* Andr. 的干燥根皮，具有抗菌、镇痛、镇静等作用。

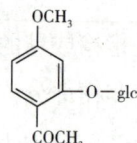

红景天苷　　　　　　　　　　天麻苷　　　　　　　　　　丹皮苷

3. 氰苷　主要来源及作用：来源于蔷薇科植物山杏 *Prunus armeniaca* L. var. *Ansu* axim.、西伯利亚杏 *Prunus sibirica* L.、东北杏 *Prunus mandshurica*（Maxim.）Koehne 或杏 *Prunus armeniaca* L. 的干燥成熟种子，具有止咳化痰的作用。

4. 酯苷　主要来源及作用：来源于兰科植物杜鹃兰 *Cremastra appendicul – ata*（D. Don）Makion、独蒜兰 *Pleione bulbocodi – oides*（Franch.）Rolfe 或云南独蒜兰 *Pleione yunnanensis* Rilfe 的干燥假鳞茎，具有抗真菌等作用。

5. 吲哚苷　主要来源及作用：来源于十字花科植物松蓝 *Isatis indigotica* Fort.、爵床科植物马蓝 *Baphicacanthus cusia*（*Nees*）Bremek、蓼科植物蓼蓝 *Polygonum tinctorium* Lour.、马鞭草科植物大青木 *Clerodendron cyrtophyllum* Turcz. 的干燥叶，具有抗病毒等作用。

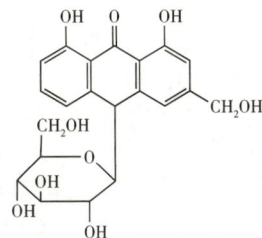

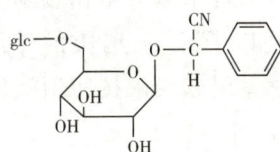

苦杏仁苷　　　　　　　　　　　　　　山慈菇苷

（二）硫苷（S－苷）

主要来源及作用：来源于十字花科黑芥子 *Brassia nigea*（L.）Koch 的干燥成熟种子，具有抗炎、止痛等作用。

（三）氮苷（N－苷）

主要来源及作用：来源于大戟科植物巴豆 *Croton tiglium* L. 的干燥成熟果实，具有抗菌等作用。

（四）碳苷（C－苷）

主要来源及作用：来源于百合科植物库拉索芦荟 *Aloe barbadensis* Miller、好望角芦荟 *Aloe ferox* Miller 或其他同属近缘植物叶的汁液浓缩干燥物，具有泻下等作用。

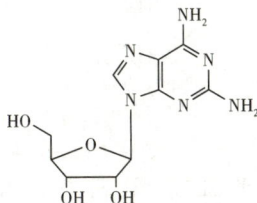

黑芥子苷　　　　　　　　　巴豆苷　　　　　　　　　芦荟苷

二、苷类化合物的理化性质

（一）性状

苷类化合物多数是固体，其中糖基少的苷可成结晶，糖基多的（如皂苷）多具有吸湿性，呈无定形粉末状。多数苷类化合物无色，有些如黄酮苷、蒽醌苷、花色苷等因苷元影响而呈现一定颜色。苷类一般无味，但也有苦味、甜味、辛辣味的，其味道既与苷元有关，也与糖有关。

（二）旋光性

苷类化合物都有旋光性，天然苷类多呈左旋，水解后生成的糖常呈右旋。因此，可以利用旋光性的变化来初步判断苷类成分的有无。

（三）溶解性

苷类分子中含有糖基，大多数具有一定的亲水性，而苷元一般呈亲脂性，可溶于三氯甲烷、乙醚、乙酸乙酯等有机溶剂中。苷类的溶解性与糖基数目、糖基性质、苷元结构关系密切，其中亲水性一般随糖基的增多而增大，苷结构中苷元上极性基团多、糖分子数目多则亲水性大。因此，当用不同极性的溶剂依次提取时，在每种提取液中都有可能发现苷。碳苷与氧苷不同，在水或其他溶剂中的溶解度都较小。

（四）苷键的裂解

苷键是苷类分子中特有的化学键，具有缩醛性质，在一定条件下易发生化学裂解和生物裂解生成糖和苷元。苷键裂解反应是研究多糖和苷类的重要反应。通过苷键的裂解可以了解组成苷类的苷元结构及所连接糖的种类和组成，确定苷元与糖的连接方式及糖与糖的连接方式。苷键裂解按所用催化剂不同分为酸催化水解、碱催化水解、酶催化水解、过碘酸裂解（氧化开裂）等。

1. 酸催化水解　苷键具有缩醛结构，易被稀酸催化水解。常用的酸有稀盐酸、稀硫酸、8%～10%甲酸、40%～50%醋酸等，酸催化水解反应一般在水或稀醇溶液中进行。其反应机制是：在酸性条件下，苷键原子首先质子化，然后苷键断裂生成苷元和糖的阳碳离子中间体，在水中阳碳离子经溶剂化，再失去质子而形成糖分子。如 O - 苷中葡萄糖苷的稀酸水解反应过程：

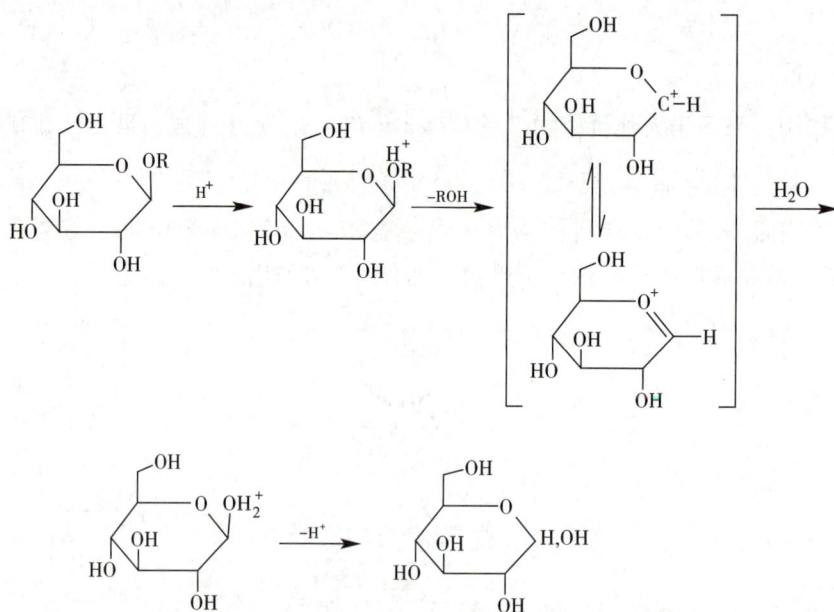

由此反应机制可见，苷类酸催化水解发生的难易与苷键原子的碱度，即苷键原子上的电子云密度及其空间环境有密切关系。有利于苷键原子质子化，就有利于水解。下面从苷键原子、糖、苷元三方面来讨论酸催化水解难易的规律。

（1）按苷键原子的不同　酸水解的易难顺序为：N - 苷 > O - 苷 > S - 苷 > C - 苷。N 原子碱度高，易接受质子，最易水解。而 C 原子上无共享电子对，不能质子化，很难水解。

（2）按糖的种类不同

1）呋喃糖苷较吡喃糖苷易水解，这是因为五元呋喃环的平面性使各取代基处于重叠位置，张力较大，形成水解中间体可使张力减少，有利于水解。在天然糖苷中，果糖和核糖为呋喃糖，葡萄糖、半乳糖、甘露糖一般为吡喃糖，阿拉伯糖二者都有。

2）酮糖较醛糖易水解，因为酮糖多为呋喃糖结构，醛糖多为吡喃糖结构，而且酮糖端基上连有一个大基团—CH_2OH，水解时形成的中间体可以减少分子中的立体障碍，使反应有利于水解。

3）吡喃糖苷中，吡喃环的 C_5 上取代基越大越难水解，因为苷键原子的空间位阻越大，越难水解，因此五碳糖最易水解。其水解速率顺序为：**五碳糖苷＞甲基五碳糖苷＞六碳糖苷＞七碳糖苷＞糖醛酸苷**。

4）氨基糖较羟基糖难水解，羟基糖又较去氧糖难水解。其水解的易难顺序为：2,6－去氧糖苷＞2－去氧糖苷＞6－去氧糖苷＞2－羟基糖苷＞2－氨基糖苷。

（3）按苷元不同 芳香族苷如酚苷，因苷元部分有供电子结构，水解比脂肪族苷如萜苷、甾苷容易得多。某些酚苷，如蒽醌苷、香豆素苷不用加酸，只需加热即可水解成苷元。对于难水解的苷类，需采用较为剧烈的水解条件，如增加酸的浓度或加热等，这时苷元常可发生脱水形成脱水苷元，不能得到真正的苷元。为了防止结构的变化，有时可采用两相水解反应，即在反应混合液中加入与水不相混溶的有机溶剂（如苯、三氯甲烷等），使水解后的苷元及时转溶于有机溶剂中，可避免苷元与酸长时间接触，从而得到真正的苷元。

课程互动

比较下列三个结构的酸水解难易顺序。

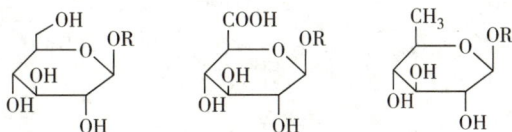

2. 碱催化水解 苷键具有缩醛结构，不易被碱催化水解，故苷类大多数采用稀酸水解。但当苷元为酸、酚、有羰基共轭的烯醇类、成苷羟基的 β 位有吸电子基取代的苷时，这些苷键因具有一定酯的性质，易被碱水解。如靛苷、4－羟基香豆素苷等都可被碱水解。

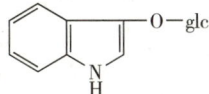

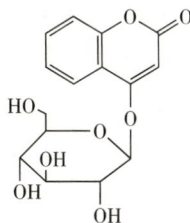

靛苷　　　　　　　　　　　　4-羟基香豆素苷

3. 酶催化水解 酸碱催化水解条件总的来说比较剧烈，糖和苷元部分都有可能继续发生反应，使产物复杂化，而且无法区别苷键的构型。酶是生物催化剂，酶催化水解条件温和，一般为 30～40℃，反应专属性强，即一种酶通常仅能水解一种特定构型的苷键。通过酶水解苷键可以获知苷键的构型，可以保持苷元结构不变，还可以保留部分苷键得到次级苷或低聚糖，以便获知苷元和糖、糖和糖之间的连接方式等信息。

常用的酶有：转化糖酶只能水解 β－果糖苷键；麦芽糖酶只能水解 α－D－葡萄糖苷键；苦杏仁苷酶只能水解 β－葡萄糖苷键；纤维素酶只水解 β－D－葡萄糖苷键。

苦杏仁苷的酶催化水解过程如下：

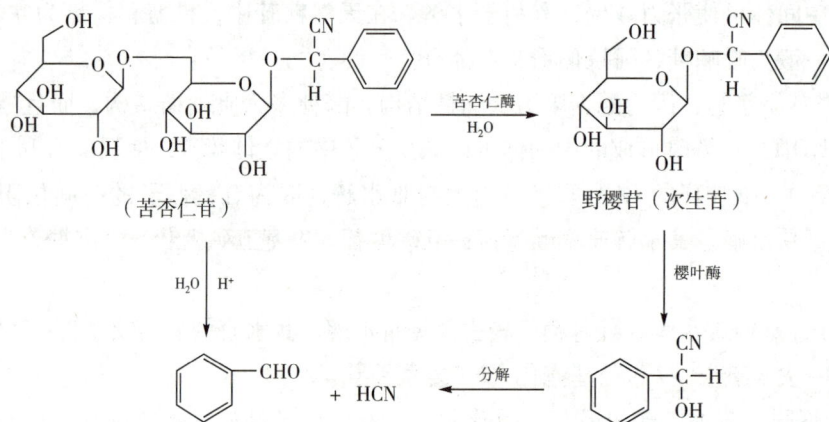

（苦杏仁苷）　　　　　　　　　　　　　　　野樱苷（次生苷）

4. 过碘酸裂解（氧化开裂）　　过碘酸裂解法又称 Smith 降解法。某些苷在进行酸水解时难以进行或苷元结构发生改变，应采用此法进行水解，可得到完整的苷元，这对苷元的结构研究具有重要意义。

Smith 降解法所用试剂是 $NaIO_4$ 和 $NaBH_4$，反应分为三步：①将样品溶于水或烯醇溶液中，加入 $NaIO_4$，在室温下将糖氧化开裂成二元醛；②用 $NaBH_4$ 将二元醛还原成二元醇，以防止醛和醇进一步缩合；③调节 pH 至 2 左右，室温放置，即可水解生成苷元、多元醇、羟基乙醛。其反应式如下：

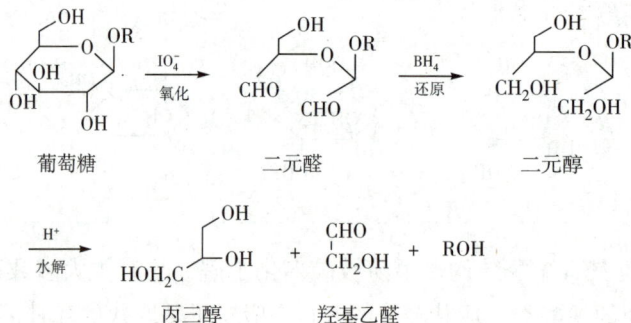

葡萄糖　　　　　　　　　二元醛　　　　　　　　二元醇

丙三醇　　　　　羟基乙醛

课程互动

A. 碱水解　　　　　B. 酸水解　　　　　C. 酶水解　　　　D. Smith 降解

1. C－苷水解最好选择（　　）

2. 欲得到次生苷最好选择（　　）

3. 酯苷水解常用（　　）

4. 欲得到苷元常用（　　）

三、苷类化合物的提取与分离

（一）苷的提取技术

苷类常与能水解苷的酶共存于植物体中，因此在提取苷类时，若欲提取原生苷，就必须抑制或破坏酶的活性。一般常用的方法是溶剂提取法，常用的溶剂有甲醇、60% 以上的乙醇、沸水等。提取次生苷或苷元时，则需利用酶的活性进行酶解，常用的方法是在原料粗粉中加入适量温水搅匀，于 35℃ 左右放置 24 小时，即可发生酶解，再用适当浓度乙醇或乙酸乙酯提取。一般在工业上采用发酵的方法达到酶解的目的。

苷类分子中含有糖基，大多具有一定的亲水性。但各种苷类分子中，因苷元的结构不同，所连接糖的种类和数目不一样，极性差异较大，很难有统一的提取方法。图 3-1 是系统提取苷类的常用方法流程图。

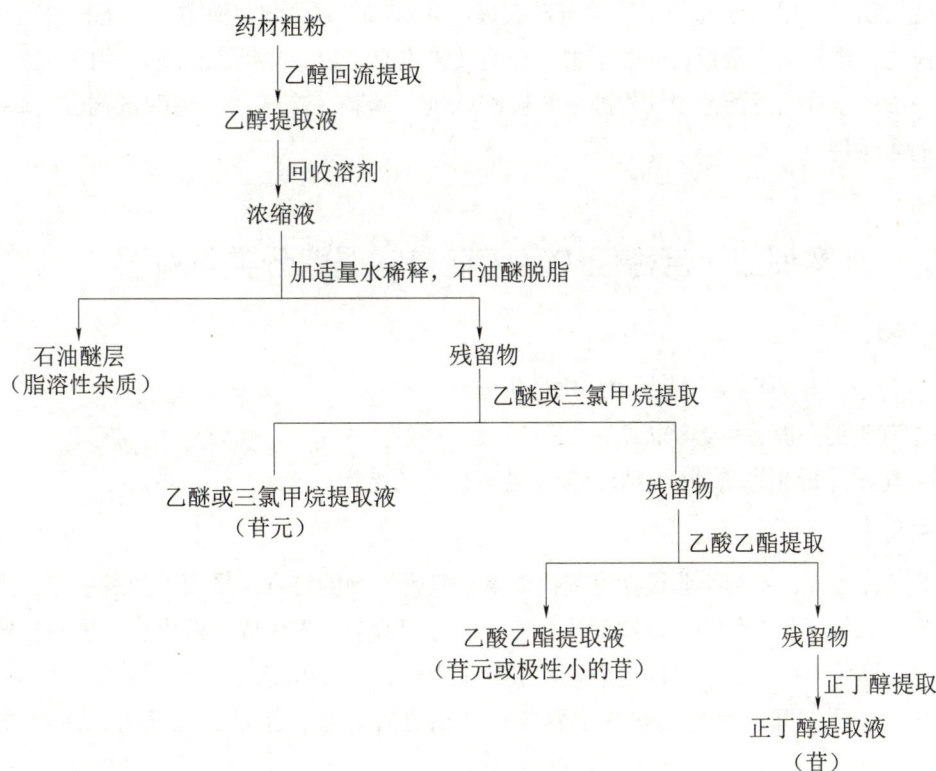

```
                        药材粗粉
                         │ 乙醇回流提取
                      乙醇提取液
                         │ 回收溶剂
                        浓缩液
                         │ 加适量水稀释，石油醚脱脂
        ┌────────────────┴────────────────┐
      石油醚层                          残留物
     （脂溶性杂质）                        │ 乙醚或三氯甲烷提取
                         ┌───────────────┴───────────┐
                 乙醚或三氯甲烷提取液                残留物
                     （苷元）                         │ 乙酸乙酯提取
                                       ┌─────────────┴──────────┐
                               乙酸乙酯提取液                  残留物
                             （苷元或极性小的苷）                  │ 正丁醇提取
                                                          正丁醇提取液
                                                             （苷）
```

图 3-1 系统提取苷类的常用方法流程图

（二）苷的分离技术

提取得到的苷往往混有其他杂质，需要进一步除去杂质，然后再进行苷混合物的分离。常用的分离纯化方法有溶剂法、铅盐法、凝胶过滤法、大孔树脂法、柱色谱法等。

四、苷类化合物的检识

（一）理化检识

1. α-萘酚-浓硫酸反应（Molisch 反应） 糖或苷都可以发生此反应。取供试品溶液，加入 3% α-萘酚乙醇溶液混合后，沿器壁滴加浓硫酸，使酸层集于下层。苷类、糖类在此条件下水解产生单糖，则于两液层交界处呈现紫色环。

2. 托伦反应（Tollen 反应） 又称银镜反应，还原糖能与硝酸银的氨溶液反应析出金属银，在试管壁上呈光亮银镜。

3. 斐林反应（Felıling 反应） 还原糖能使斐林试剂还原，产生砖红色氧化亚铜沉淀。

（二）色谱检识

1. 纸色谱法 常用水饱和的有机溶剂展开，其中以正丁醇-醋酸-水（4:1:5 上层，BAW）和水饱和的苯酚两种系统应用最为普遍。R_f 与糖中碳原子数、羟基数目等有关，单糖中碳原子少的糖 R_f 大，酮糖的 R_f 比醛糖大，去氧糖更大。糖类的水溶性强，其 R_f 值还与溶剂的含水量关系密切。常用的显色剂有：①硝酸银试剂，使还原糖显棕黑色；②苯胺-邻苯二甲酸盐试剂，使单糖中的五碳醛糖和六碳醛糖所呈颜色略有区别；③ 3,5 - 二羟基甲苯 - 盐酸试剂，使酮糖和含有酮糖的低聚糖呈红色等。

2. 薄层色谱法　糖的极性大，在硅胶薄层上进行色谱分离时，点样量不宜过多（一般少于 5g）。否则，斑点就会明显拖尾，使 R_f 值下降。若硅胶板用 0.03mol/L 硼酸溶液或一些无机盐的水溶液代替水调制涂铺薄层，则样品承载量可明显增加，分离效果也有改善。除纸色谱所采用的显色剂外，薄层色谱还常用硫酸的水或乙醇溶液、茴香醛 - 浓硫酸试剂、苯胺 - 二苯胺 - 磷酸试剂、1,3 - 二羟基萘酚 - 硫酸试剂等显色。

实训二　苦杏仁中苦杏仁苷的提取分类与检识

【实训目的】

1. 掌握　苦杏仁苷的提取、精制和结构分析方法。

2. 熟悉　苷类的一般分解方法。

3. 了解　化学分析和光谱分析相结合确定苦杏仁苷的结构。

【实训原理】

利用苷的极性较大，不溶于非极性溶剂而能溶于极性溶剂的特点，采用石油醚脱脂，用乙醇提取的方法提出苦杏仁苷。苦杏仁苷容易被其共存的苦杏仁酶水解，先生成野樱皮苷，进一步酶解成苦杏仁腈，苦杏仁腈性质不稳定，易分解生成氢氰酸和苯甲酸，来进行鉴定。

苦杏仁苷为固体，可以用熔点来初步鉴定；结构含有苯环、氰基、羟基可以用红外光谱进行鉴定。

【实训仪器与试药】

1. 仪器　索氏提取器、圆底烧瓶（500ml、100ml）、滤纸、电热套、布氏漏斗、锥形瓶（1000ml）、球形冷凝管、电子天平、托盘天平、点滴板、试管、pH 试纸、水浴锅、薄层板、研钵。

2. 试药　乙醚（或石油醚）、95% 乙醇、改良碘化铋钾、硫酸、苦味酸钠、氢氧化钠、苦杏仁酸、羧甲基纤维素钠、正丁醇、醋酸、邻苯二甲酸苯胺、高锰酸钾、氨水、碘蒸气、苦杏仁、葡萄糖（标准品）、龙胆二糖（标准品）、苯甲酸（标准品）。

【实训内容】

1. 苦杏仁苷的提取和精制

（1）脱脂　取苦杏仁 70g 捣碎后放脂肪提取器中，用乙醚（或石油醚）提取苦杏仁中的脂肪油约 60 分钟（直至醚溶液点于滤纸上，挥去醚后不留油迹）。

（2）提取　将脱脂后的苦杏仁碎米，挥去溶剂，必要时红外线烘干，放 500ml 圆底烧瓶中，加入约 250ml 95% 乙醇，回流提取 60 分钟，趁热于布氏漏斗中用三层滤纸抽滤。滤渣如上法再提取一次。合并乙醇提取液，置于 1000ml 锥形瓶中，加少量乙醚（微混）促使结晶，放置过夜，待结晶析出，过滤结晶，得苦杏仁苷粗品。

（3）精制　取苦杏仁苷粗品放入 100ml 烧瓶中，加 95% 的乙醇 35 ~ 40ml，水浴回流至完全溶解，抽滤，滤液放置待结晶析出。60℃ 干燥，称重，计算收率。

2. 苦杏仁苷的检识

（1）测熔点

（2）显色反应　①取苦杏仁苷少许，置点滴板上，滴加浓硫酸一滴，呈紫红色。②取苦杏仁苷少许，加水 1～2ml 时溶解，加改良碘化铋钾试剂 1～2ml，先呈棕红色，稍后变为棕色沉淀。

（3）水解反应　①酸水解：取苦杏仁苷约 0.1g 置于试管中，加 5% 硫酸 2ml 混匀，在试管上放一条浸过苦味酸钠的滤纸，用棉花塞住管口，于沸水浴中加热，则水解生成的 HCN 使纸条变为红色。②碱水解：取苦杏仁苷少许，置于试管中，加水润湿，加 5% NaOH 2ml，在试管上放一条 pH 试纸，用棉花塞住管口，于沸水浴中加热，纸条渐变为蓝色。

（4）糖的硅胶薄层检查

样品：苦杏仁酸，水解液

对照品：葡萄糖，龙胆二糖

展开剂：正丁醇 – 醋酸 – 水（4∶1∶1）

显色剂：邻苯二甲酸苯胺，喷洒后 105℃ 加热 10 分钟。

（5）苦杏仁苷氧化液薄层检查

样品：取少量的苦杏仁苷放试管中，加水 2～5ml，温热使溶，滴入一滴 1N NaOH 溶液，使呈碱性，然后滴几滴 0.5N $KMnO_4$ 溶液，观察颜色的变化，氧化液作为样品。

对照品：苯甲酸

展开剂：95% 乙醇∶水∶25% 氨水（8∶1∶1）

显色剂：碘蒸气

（6）苦杏仁苷红外检测　以组为单位做红外检测，主要解析氰基的特征（2200cm^{-1}）。

目标检测

答案解析

（一）最佳选择题

1. 属于氰苷的化合物是（　　）

　　A. 苦杏仁苷　　　　　　　B. 红景天苷　　　　　　　C. 巴豆苷

　　D. 天麻苷　　　　　　　　E. 芦荟苷

2. 最难被酸水解的是（　　）

　　A. 碳苷　　　　　　　　　B. 氮苷　　　　　　　　　C. 氧苷

　　D. 硫苷　　　　　　　　　E. 氰苷

3. 麦芽糖酶能水解（　　）

　　A. α – 果糖苷键　　　　B. α – 葡萄糖苷键　　　C. β – 果糖苷键

　　D. β – 葡萄糖苷键　　　E. α – 麦芽糖苷键

4. 若提取药材中的原生苷，除了采用沸水提取外，还可以选用（　　）

　　A. 热乙醇　　　　　　　　B. 三氯甲烷　　　　　　　C. 乙醚

　　D. 冷水　　　　　　　　　E. 酸水

5. 下列有关苷键酸水解的论述，错误的是（　　）

　　A. 呋喃糖苷比吡喃糖苷易水解

　　B. 醛糖苷比酮糖苷易水解

　　C. 去氧糖苷比羟基糖苷易水解

D. 氮苷比硫苷易水解

E. 酚苷比酯苷易水解

6. Molisch 反应的试剂组成是（ ）

A. 苯酚－硫酸   B. 酚－硫酸   C. 萘－硫酸

D. β－萘酚－硫酸   E. α－萘酚－浓硫酸

（二）配伍选择题

（第 7～11 题共用选项）

A. 芦荟苷   B. 山慈菇苷   C. 龙胆苦苷

D. 黑芥子苷   E. 天麻苷

7. 属于醇苷的化合物是（ ）

8. 属于碳苷的化合物是（ ）

9. 属于硫苷的化合物是（ ）

10. 属于酯苷的化合物是（ ）

11. 属于酚苷的化合物是（ ）

（三）多项选择题

12. 提取苷类成分可选用的溶剂有（ ）

A. 水   B. 乙醇   C. 乙酸乙酯

D. 乙醚   E. 石油醚

13. 下列有关苷键酸水解的论述，正确的是（ ）

A. 氮苷比氧苷易水解

B. 葡萄糖苷比葡萄糖醛酸苷易水解

C. 呋喃糖苷比吡喃糖苷易水解

D. 酮糖苷比醛糖苷易水解

E. 去氧糖苷比羟基糖苷易水解

书网融合……

重点小结   微课   习题

第四章　黄酮类化合物的提取分离技术

PPT

知识目标：通过本章的学习，应能掌握黄酮类化合物的结构类型、理化性质、提取分离、检识及应用；熟悉黄酮类的典型化合物；了解黄酮类化合物的生物活性及分布情况。

能力目标：具备黄酮类化合物的提取分离及检识能力，并能解决相应问题。

素质目标：通过本章的学习，培养刻苦勤奋、严谨求实的学习态度，结合含黄酮化合物的植物银杏历经上亿年岁月洗礼，代表坚韧沉着的生命力量。象征坚忍不拔的独立自强精神，培养继承中医药发展中医药的坚定理想信念。

情境导入

情境：素有"浆果之王"称号的蓝莓又名越橘，其果实色泽美丽、风味独特、营养丰富，深受消费者喜爱。其实，蓝莓之所以享有如此"好名声"，很大程度上要归功于其中的一种黄酮类化合物——花青素。花青素是一种水溶性植物色素，常见于深色蔬果和谷物中，如蓝莓、黑枸杞、紫甘蓝、桑葚、杨梅、紫薯和黑米等。科学研究已经表明，花青素具有强大的抗氧化性能，可以帮助人体清除氧化自由基，对抗衰老、预防癌症等多种慢性疾病。中国最早使用花青素的记载可追溯到明代时期，李时珍采药时发现了一种生长在常年冰冻层中的蓝色浆果，这种浆果对他的眼疾有奇效。他经常食用这种浆果，到晚年时仍然耳聪目明。

花青素在植物细胞液中随着不同的 pH 条件呈现出五彩缤纷的颜色。它的分子结构中含有高度分子共轭体系，易溶于水、甲醇、乙醇等极性溶剂中，颜色随 pH 变化而变化。

思考：1. 自然界的花青素为何会呈现五彩缤纷的颜色？

　　　　2. 查阅资料，举例说明花青素的作用及应用。

黄酮类（flavonoids）化合物广泛存在于自然界中，是一类重要的多酚类天然有机化合物，约有 1/4 的植物含有此类成分，其数量之多列天然酚类化合物之首，由于最早发现的黄酮类化合物都具有一个酮基，且大多数为黄色或浅黄色，故而称为黄酮。大多数黄酮类成分主要分布于被子植物，如芸香科、豆科、菊科、唇形科、伞形科等；其次为裸子植物，如银杏科等；而在菌类、藻类、地衣类等低等植物中则较少见。许多天然药物如黄芩、补骨脂、桑白皮、槐花、芫花、忍冬、红花、葛根等都含有黄酮类成分。黄酮类在植物体内主要以与糖结合成苷的形式存在，部分以游离形式存在。

黄酮类化合物具有多种生物活性。如芦丁、橙皮苷、香叶木苷具有维生素 P 样作用，能维持毛细血管的正常渗透性，降低血管脆性，用于防治高血压及动脉硬化的辅助治疗；葛根素具有扩张冠状动脉血管的作用；灯盏花素具有扩张冠状血管、疏通微循环、抗血栓形成、保护脑神经、减少脑组织缺血及再灌注损伤等功能；银杏素具有降低胆固醇的作用；儿茶素、水飞蓟素、异水飞蓟素具有保肝作用；杜鹃素具有止咳、平喘、祛痰作用；木犀草素、黄芩苷具有抗菌作用；槲皮素、山柰酚、桑色素具有抗病毒活性；牡荆素有抗癌作用；大豆素、染料木素具有雌激素样作用；甘草查耳酮 A 对艾滋病毒有一定的抑制作用等。

黄酮类化合物的生物合成途径

黄酮类化合物在植物体内的生物合成途径是复合型的，是由莽草酸途径和多酮化途径生物合成的产物，首先通过苯丙烷途径将苯丙氨酸转化为香豆酰辅酶 A（coumaroyl CoA），香豆酰辅酶 A 再进入黄酮合成途径与 3 分子丙二酰辅酶 A（malonyl CoA）结合生成查尔酮，然后经过分子内的环化反应生成二氢黄酮类化合物。二氢黄酮是其他黄酮化合物的主要前体物质，通过不同的分支合成途径，分别生成黄酮、黄酮醇、异黄酮、黄烷醇和花色素等。

第一节　黄酮类化合物的结构与分类

最早的黄酮类化合物是指基本母核为 2 - 苯基色原酮（2 - phenylchromone）的一系列化合物。现在黄酮类化合物是泛指两个苯环（A 与 B 环）通过三个碳原子相互联结而成的一系列化合物。其基本碳架为 $C_6 - C_3 - C_6$ 的一系列天然化合物（其中 C_6 表示苯环，C_3 表示连接两个苯环的中间三碳链）。

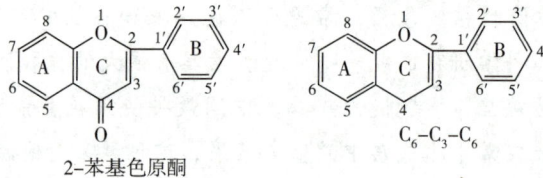

2-苯基色原酮　　　　　　$C_6 - C_3 - C_6$

根据两个苯环之间三碳链的氧化程度（2、3 位是否有双键）、C 环是否成环、B 环的连接位置（是在 2 位，还是 3 位）、3 位是否有羟基、4 位是否有羰基等特点，将黄酮类化合物分为以下几类

（一）黄酮类

黄酮类（flavones）是以 2 - 苯基色原酮为基本母核，3 位无含氧取代基的一类化合物，广泛分布于被子植物中，以芸香科、石楠科、唇形科、玄参科、爵床科、菊科等植物中存在较多。如存在于金银花、忍冬藤、菊花等中药中的木犀草素（luteolin），有抗菌、抗炎、解痉、降压等作用；存在于芫花中的芹菜素（apigenin），有止咳祛痰作用；存在于黄芩中的黄芩素（baicalein）和黄芩苷（baicalin），具有抗菌作用。

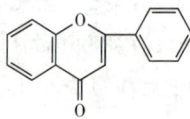
黄酮

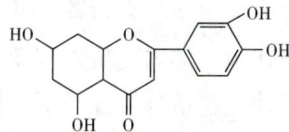
木犀草素

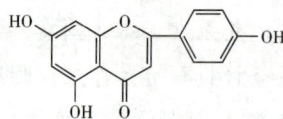
芹菜素

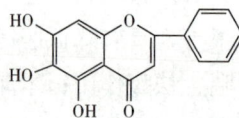
黄芩素

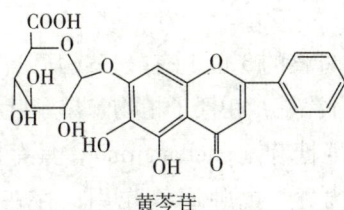

黄芩苷

（二）黄酮醇类

黄酮醇类（flavonols）是在黄酮基本母核的 3 位上有羟基或其他含氧基团的一类化合物，广泛分布于双子叶植物中，尤其在一些木本植物的花和叶中。如存在于山柰中的山柰酚（kaempferol），具有止咳、祛痰、抗癌等作用；存在于槐米、荞麦叶等植物中的芦丁（rutin），具有维生素 P 样作用，其苷元槲皮素（quercetin）是植物界分布最广的黄酮醇衍生物，具有祛痰、止咳、降压、增加冠脉流量的作用。

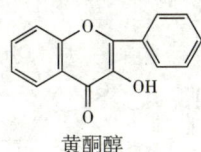

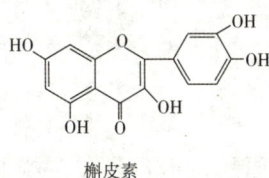

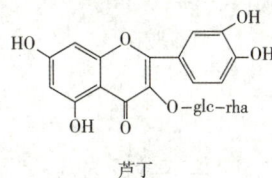

黄酮醇　　　　　　　　　　山柰酚

槲皮素　　　　　　　　　　芦丁

（三）二氢黄酮类

二氢黄酮类（flavanones）是黄酮基本母核 2,3 位间的双键被两个氢饱和的一类化合物。在蔷薇科、豆科、杜鹃花科、菊科、姜科中较为常见。如存在于甘草中的甘草素（liquiritigenir）和甘草苷（liquiritin），对消化性溃疡有抑制作用；陈皮、佛手、柠檬中的主要成分橙皮素（hesperetin）和橙皮苷（hespedin），具有降低毛细血管脆性，防止微血管破裂出血，兴奋心脏、抗炎、抗病毒等作用。

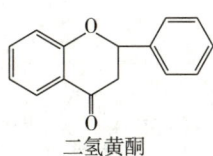

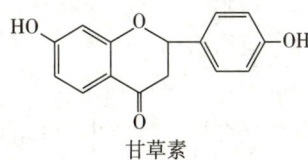

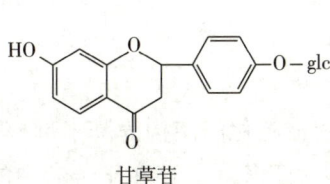

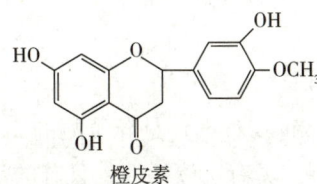

二氢黄酮　　　　　　　　　甘草素

甘草苷　　　　　　　　　　橙皮素

橙皮苷

（四）二氢黄酮醇类

二氢黄酮醇类（flavanonols）是二氢黄酮基本母核的 3 位上有羟基或其他含氧基团的一类化合物。在双子叶植物中较普遍存在，尤以豆科植物中较为常见，在裸子植物、单子叶植物姜科等少数植物中也有存在。存在于黄柏叶中的黄柏素－7－O－葡萄糖苷（phellamurin），具有抗癌活性；如存在于落叶松中的二氢槲皮素（dihydroquercetin），具有抗炎、抗肿瘤等作用；存在于桑枝中的二氢桑色素（dihydromorin）等，均属于二氢黄酮醇类化合物。

二氢黄酮醇 　　　　　　　　　黄柏素–7–O–葡萄糖苷

二氢槲皮素 　　　　　　　　　二氢桑色素

（五）异黄酮类

异黄酮类（isoflavones）的基本母核为 3 － 苯基色原酮，主要分布在被子植物中，如豆科蝶形花亚科和鸢尾料植物。如存在于大豆中的大豆素（daidzein），具有雌激素样作用；存在于葛根中的葛根素（puerarin），具有镇静、扩张血管、降低血压、增加冠脉流量、改善微循环等作用；存在于射干中的鸢尾苷（tectoridin），具有抗炎、抗氧化等作用。

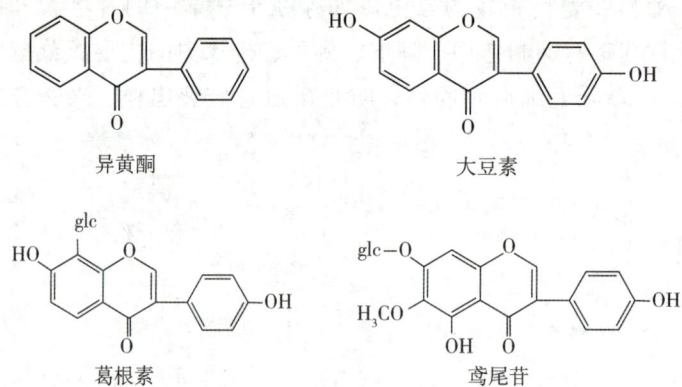

异黄酮 　　　　　　　　　　　大豆素

葛根素 　　　　　　　　　　　鸢尾苷

（六）二氢异黄酮类

二氢异黄酮类（isoflavanones）是异黄酮的 2,3 位被氢化的结构为基本母核。如存在于广豆根中的紫檀素（pterocarpin），具有抗癌活性，且苷的活性大于苷元；存在于苦参中的三叶豆紫檀苷（trifolirhizin），具有抗菌抗炎作用；存在于美丽崖豆藤、金雀根等中的高丽槐素（maackiain），具有抗菌、抗癌及抗寄生虫等作用。

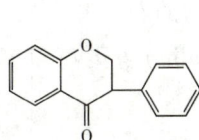

二氢异黄酮

R＝CH₃ 紫檀苷
R＝H　高丽槐素
R＝glc 三叶豆紫檀苷

（七）查耳酮类

查耳酮类（chalcones）是二氢黄酮 C 环的 1,2 位键断裂生成的开环衍生物，因三碳链没有成环，故母核碳原子的编号也与其他黄酮类化合物不同。查尔酮类化合物较多分布在菊科、豆科、苦苣苔科植物中。如存在于甘草中的异甘草素（isoliquiritin），具有抗溃疡、抗艾滋病毒等作用。邻羟基查耳酮（即 2′- 羟基查耳酮）是二氢黄酮的异构体，二者可相互转化，在酸性条件下转为无色的二氢黄酮，碱化后又转为深黄色的邻羟基查耳酮，在植物界二者往往共存。

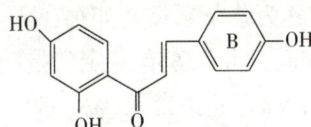

查尔酮　　　　　异甘草素

2′-羟基查尔酮　　　　　二氢黄酮

（八）二氢查耳酮类

二氢查耳酮类（dihydrochalcones）是查耳酮的 α,β 位双键氢化而成，在植物中较少存在，主要分布在菊科、蔷薇科、杜鹃花科、山矾科等植物中。如存在于苹果、梨等植物根皮中的根皮苷（phloridzin），具有降低血糖、改善记忆力、抗过敏、抗癌等生物活性，在食品、美容和保健品行业都有一定的利用价值；存在于苦参中的次苦参醇素（kuraridinol）等均属于二氢查耳酮类化合物。

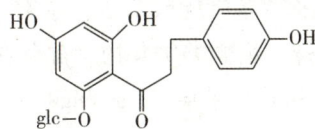

二氢查尔酮　　　　　根皮苷

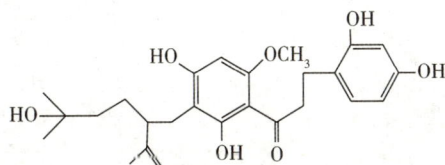

次苦参醇素

（九）花色素类

花色素（anthocyanidin）又称花青素，是一类以离子存在的色原烯衍生物，基本母核中 C 环无羰基，1 位氧原子以锌盐形式存在。在植物中花色素类多与糖结合形成花色苷类。花色素及其苷类由于其离子形式和高度共轭的母核结构而呈现鲜艳颜色，使植物的花、叶、果实等呈现红、紫、蓝等颜色。已知天然花青素有 21 种，常见的有矢车菊素（cyanidin）、飞燕草素（delphinidin）、天竺葵素（pelargonidin）、锦葵花素（malvidin）等。

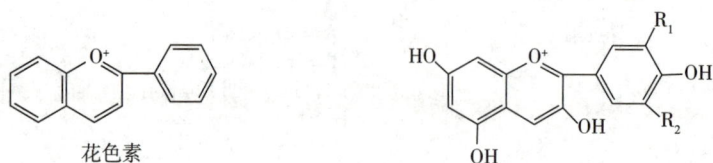

花色素

$R_1=OH$ $R_2=H$ 矢车菊素；$R_1=R_2=OH$ 飞燕草素
$R_1=R_2=H$ 天竺葵素；$R_1=R_2=OCH_3$ 锦葵花素

（十）黄烷醇类

黄烷醇类（flavanols）在植物体内可作为鞣质的前体，根据 C 环 3,4 位所连羟基的不同分为：黄烷－3－醇（flavan－3－ols）、黄烷－4－醇（flavan－4－ols）和黄烷－3,4－二醇（flavan－3,4－diols）。黄烷－3－醇衍生物称为儿茶素类，如存在于儿茶、罗布麻中的儿茶素［（＋）－catechin］和表儿茶素［（－）－epicatechin］，儿茶素有一定的抗癌活性。以黄烷醇单体聚合而成的低聚体称原花青素类（proanthocyanidins），如表儿茶素－（4β→8）－儿茶素。原花青素类以二、三聚体多见，此外还有四、五、六聚体。

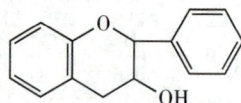

黄烷-3-醇

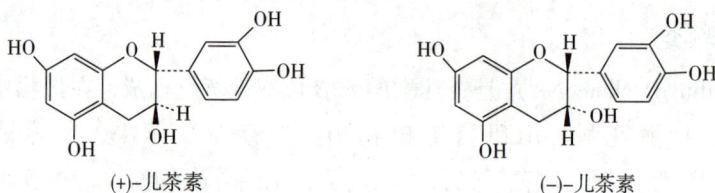

(+)-儿茶素

(-)-儿茶素

（十一）䐂酮类

䐂酮类（xanthones）又称双苯吡酮或苯骈色原酮，也称呫吨酮类，其基本母核由苯环与色原酮的 2,3 位骈合而成，是较为特殊的黄酮类化合物。常存在于龙胆科、藤黄科、百合科等植物中。如存在于芒果叶、石苇和知母叶中的异芒果苷（isomengiferin），有止咳祛痰作用。

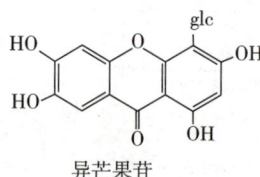

䐂酮

异芒果苷

（十二）橙酮类

橙酮（aurones）又称噢哢类，其结构特点是 C 环为含氧五元环，在玄参科、菊科、苦苣苔科及单子叶植物莎草科中有分布，但数量很少。如存在于观赏植物黄波斯菊中的硫磺菊素（sulphuretin），为细胞碘化甲腺氨酸脱碘酶抑制剂。

橙酮　　　　　　　　　硫磺菊素

（十三）双黄酮类

双黄酮类（biflavones）是由两分子黄酮衍生物以 C—C 或 C—O—C 键聚合而成的二聚物，主要存在于除松科以外的裸子植物中，以银杏纲最普遍。另外，在蕨类卷柏属植物中也有存在。如存在于银杏叶中的银杏素（ginkgetin）、异银杏素（isoginkgetin）和白果素（bilobetin），具有扩张血管，增加冠脉及脑血管流量，降低血黏度等功效；存在于侧柏叶中的扁柏黄酮（hinokiflavone），具有凉血、止血、止咳作用等。

$R_1=CH_3$ $R_2=H$ 银杏素
$R_1=H$ $R_2=CH_3$ 异银杏素
$R_1=H$ $R_2=H$ 白果素

扁柏黄酮

知识链接

红花在开花时期颜色变化的原因

中药红花在不同开花时期的颜色不同，主要原因是邻羟基查耳酮的红花苷与二氢黄酮的新红花苷相互转化。开花初期，因主要含有无色的二氢黄酮新红花苷及微量的红花苷，花冠呈淡黄色；开花中期，主要含红花苷（深黄色），花冠呈深黄色；开花后期或采收干燥过程中，因红花苷受植物体内酶的作用氧化为红色的醌式红花苷，花冠的颜色转为红色或深红色。

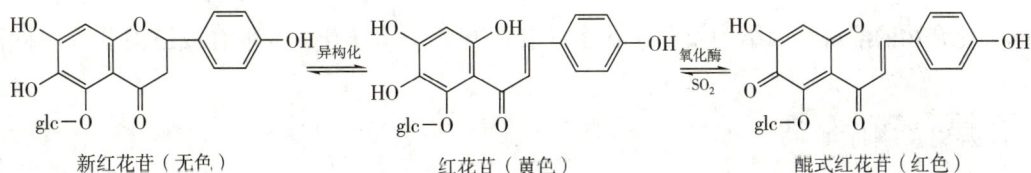

新红花苷（无色）　　　　　　红花苷（黄色）　　　　　　醌式红花苷（红色）

第二节　黄酮类化学成分的理化性质

一、性状

（一）形态

黄酮类化合物多为结晶性固体，少数为无定型粉末（如黄酮苷）。

（二）颜色

黄酮类化合物多为黄色，所呈颜色深浅与分子结构中是否存在共轭体系和助色基团（—OH，—OCH₃等）类型、数目及取代的位置有关。以黄酮为例，色原酮部分本身无色，在 2 位引入苯基后，形成交叉共轭体系，并通过电子转移和重排，形成新的共轭体系并使共轭体系延长，因而呈现出颜色。

在 7 位或 4′ 位引入助色基团后，形成 p–π 共轭体系，具有推电子作用，促进电子转移、重排，使化合物的颜色加深，其他位置引入助色基团则影响较小。

通常，在可见光下，黄酮、黄酮醇及苷类多显灰黄至黄色；查尔酮显黄至橙黄色；异黄酮因共轭体系链较短显微黄色；二氢黄酮、二氢黄酮醇因不具有交叉共轭体系而不显色，花色素及其苷类不仅有交叉共轭体系，而且还以离子的形式存在，故显鲜艳的颜色，其颜色随 pH 不同而变化，一般 pH < 7 时显红色，pH 为 8.5 时显紫色，pH > 8.5 时显蓝色。

（三）旋光性

二氢黄酮、二氢黄酮醇、二氢异黄酮及黄烷醇中因含有手性碳原子故均具有旋光性，其他黄酮类苷元因不含手性碳原子，不具有旋光性。黄酮苷类因糖基上具有手性碳原子，所以具有旋光性，且多为左旋光性。

二、溶解性

黄酮类化合物的溶解性因结构及存在状态（苷或苷元、单糖苷、双糖苷或三糖苷）不同而有很大差别。

（一）游离黄酮苷元

游离黄酮苷元难溶或不溶于水，易溶于甲醇、乙醇、乙酸乙酯、乙醚等有机溶剂及碱水、吡啶、二甲基甲酰胺等碱性溶剂。且黄酮苷元的溶解性因受其结构及结构中取代基的类型和数量的影响而有差异，其中黄酮、黄酮醇、查耳酮等分子中存在交叉共轭体系，具有平面性，因此分子与分子之间排列紧密，分子间引力较大，难溶于水；二氢黄酮、二氢黄酮醇由于吡喃环（C 环）双键被氢化，成为近似半椅式构象，破坏了分子的平面性，使分子排列不紧密，分子间引力降低，有利于水分子进入，故水中溶解度稍大；异黄酮类的 B 环受吡喃酮环立体结构的阻碍，分子的平面性降低，故亲水性也比平面分子大；花色素类虽为平面型结构，但因其以离子形式存在，具有盐的通性，亲水性较强，在水中的溶解度较大。

黄酮苷元的溶解性与取代基的种类、数目和位置有关。在黄酮苷元分子中引入羟基后，亲水性增强，亲脂性降低，而羟基甲基化后，则亲脂性增强，亲水性降低。如黄酮类一般为多羟基化合物，不溶于石油醚，故可与脂溶性杂质分开，但川陈皮素（5,6,7,8,3′,4′-六甲氧基黄酮）却可溶于石油醚。

（二）黄酮苷类

黄酮类化合物与糖结合成苷后，亲水性增强。一般易溶于热水、甲醇、乙醇等极性溶剂，难溶或不溶于乙醚、三氯甲烷、苯等有机溶剂。且结构中糖的数目和位置对其溶解性有影响，多糖苷的水溶性大于单糖苷，单糖苷的糖链越长，亲水性越强。另外，糖的结合位置不同，对苷的水溶性也有一定影响，以棉黄素（3,5,7,8,3′,4′-六羟基黄酮）为例，其 $3-O-$ 葡萄糖苷的水中溶解度大于 $7-O-$ 葡萄糖苷。由于黄酮苷和苷元的结构中含有酚羟基，故均可溶于碱性溶液。

三、酸碱性

（一）酸性

黄酮类化合物结构中多含酚羟基，故显酸性，可溶于碱性水溶液、吡啶、甲酰胺及二甲基甲酰胺中。由于酚羟基的数目及位置不同，其酸性强弱也不同，黄酮类化合物酚羟基酸性强弱顺序依次为：

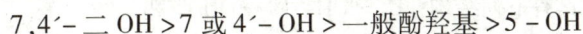

$$7,4′-二 OH > 7 或 4′-OH > 一般酚羟基 > 5-OH$$

由于 $7-OH$ 或 $4′-OH$ 位于 $4-$ 羰基的对位，在 $p-\pi$ 共轭效应的影响下，可使酸性增加，而 $5-OH$ 因处于 $4-$ 羰基的邻位，能与 $4-$ 羰基形成分子内氢键，故酸性较弱。一般酚羟基包括 $6-$、$8-$、$2′-$、$3′-$、$5′-$、$6′-$ 羟基。利用黄酮类化合物具有的酸性及其酸性强弱的不同，可进行黄酮类化合物的提取和不同酸性黄酮类化合物 pH 梯度萃取分离。

（二）弱碱性

黄酮类化合物分子中 $\gamma-$ 吡喃酮环上的 1 位氧原子因具有未共用电子对，故表现出微弱的碱性，可与强无机酸如浓硫酸、浓盐酸等生成锌盐，但锌盐极不稳定，遇水即分解。黄酮类化合物溶于浓硫酸中生成的锌盐，常常表现出特殊的颜色，如黄酮、黄酮醇显黄至橙色并有荧光，二氢黄酮显橙色（冷时）至紫红色等，可用于鉴别。

四、显色反应

黄酮类化合物的显色反应多与分子结构中存在的酚羟基和 $\gamma-$ 吡喃酮环有关（表 4-1）。

表 4-1　各类黄酮类化合物的显色反应

类别	黄酮	黄酮醇	二氢黄酮	查尔酮	异黄酮	橙酮
盐酸-镁粉	黄→红	红→紫红	红、蓝、紫	–	–	–
盐酸-锌粉	红	紫红	紫红			
四氢硼钠	–	–	蓝→紫红		–	
醋酸镁	黄*	黄*	*橙	黄*	黄*	–
三氯化铝	黄	黄绿	蓝绿	黄	黄	淡黄
氢氧化钠水溶液	黄	深黄	黄→橙（冷） 深红→紫（热）	橙红→红	黄	红→紫红
浓硫酸	黄→橙*	黄→橙*	橙→紫	橙、紫	黄	红、洋红

注：*表示有荧光。

（一）还原反应

1. 盐酸－镁粉（或锌粉）反应　此法为鉴定黄酮类化合物最常用的的显色反应。

方法：将试样溶于 1ml 甲醇或乙醇中，加入少许镁粉（或锌粉）振摇，再滴加几滴浓盐酸，1～2 分钟内（必要时微热）即可显色。多数黄酮、黄酮醇、二氢黄酮及二氢黄酮醇类化合物显橙红至紫红色，少数显紫至蓝色。当分子中 B 环上有—OH 或—OCH$_3$ 取代时，呈现的颜色亦即随之加深。但查耳酮、橙酮、儿茶素类则无该显色反应。异黄酮类除少数例外，也不显色。

利用此反应鉴别黄酮类化合物时，需注意花色素类及部分橙酮、查耳酮等在浓盐酸下形成锌盐也会显红色，出现假阳性，故必要时应做对照试验，即在试样溶液中只加浓盐酸，不加镁粉，若产生红色则表明试样溶液中含有花色素、某些查耳酮或橙酮化合物。

2. 四氢硼钠（钾）反应　四氢硼钠（NaBH$_4$）是对二氢黄酮类化合物专属性较高的一种还原剂。

方法：在试样中加等量的 2% NaBH$_4$ 甲醇溶液，1 分钟后再加浓盐酸或浓硫酸数滴即可；也可在滤纸上进行，先在滤纸上喷 2% NaBH$_4$ 甲醇溶液，1 分钟后再加浓盐酸，观察现象。二氢黄酮类或二氢黄酮醇类产生紫至紫红色，其他黄酮类化合物均不显色。若 A 环与 B 环有一个以上—OH 或—OCH$_3$ 取代则颜色加深。其他黄酮类化合物均不显色，借此区别。

另外，二氢黄酮可与磷钼酸试剂反应呈棕褐色，也可作为二氢黄酮类化合物的特征性鉴别反应。

（二）与金属盐类试剂的络合反应

黄酮类化合物分子中常具有下列结构：C$_3$—OH、C$_5$—OH 或邻二酚羟基，可与许多金属盐类试剂如铝盐、锆盐、镁盐、锶盐、铁盐等发生反应，生成有色的络合物或有色沉淀，有的还有荧光，可用于检识。

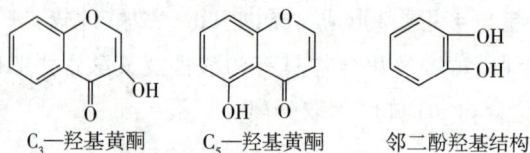

C$_3$—羟基黄酮　　　C$_5$—羟基黄酮　　　邻二酚羟基结构

1. 铝盐反应　常用试剂为 1% 三氯化铝乙醇溶液。

方法：取具备上述结构的黄酮类成分供试品乙醇溶液加入 1% AlCl$_3$ 乙醇溶液，生成的络合物多呈黄色（λ_{max} =415nm），置紫外灯下显鲜黄色荧光，可用于定性及定量分析。

2. 铅盐反应　常用 1% 醋酸铅及碱式醋酸铅水溶液，可生成黄至红色沉淀。黄酮类化合物与铅盐生成沉淀的色泽，因羟基的数目及位置不同而异。其中醋酸铅只能与分子中具有邻二酚羟基或兼有 C$_3$—OH 或 C$_5$—OH 结构的黄酮类化合物反应生成沉淀。而碱式醋酸铅的沉淀范围更广，与一般酚羟基类化合物均可生成沉淀，可用于提取及分离。

3. 锆－枸橼酸反应　常用试剂为 2% 二氯化氧锆（ZrOCl$_2$）甲醇溶液。此反应可用于鉴别 C$_3$—OH 或 C$_5$—OH 的黄酮存在。

方法：取少量试样甲醇液，加 2% ZrOCl$_2$ 甲醇溶液显黄色后，再加入 2% 枸橼酸甲醇溶液，观察颜色变化。黄酮类化合结构中若有游离 C$_3$—OH 或 C$_5$—OH 时，均可与 ZrOCl$_2$ 试剂生成黄色的锆络合物。因两种锆络合物对酸的稳定性不同，C$_3$—OH 黄酮生成的锆络合物比 C$_5$—OH 黄酮的锆络合物更加稳定（但二氢黄酮醇除外），当在反应液中加入枸橼酸后，溶液黄色明显褪去的是 C$_5$—羟基黄酮，而溶液仍然呈鲜黄色的是 C$_3$—羟基黄酮。此反应也可在滤纸上进行，得到的锆盐络合物斑点多呈黄绿色并有荧光。

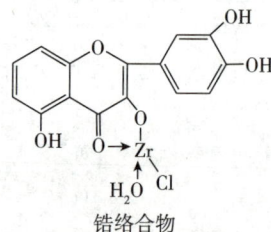

锆络合物

4. 醋酸镁反应 此反应可在滤纸上进行，常用试剂为醋酸镁甲醇溶液。

方法：将供试液滴于滤纸上，喷醋酸镁甲醇溶液，加热干燥，于紫外灯下观察。二氢黄酮、二氢黄酮醇类呈天蓝色荧光，若有 C_5—OH 时色泽更为明显。而黄酮、黄酮醇及异黄酮类等化合物则显黄至橙黄、黄至褐色。

5. 氨性氯化锶反应 黄酮类化合物的分子中如果有邻二酚羟基，则可与氨性氯化锶甲醇溶液反应生成绿至棕色乃至黑色沉淀。

方法：取供试品甲醇溶液 1ml 左右置于小试管中，加入 3 滴 0.01mol/L 的氯化锶甲醇溶液和 3 滴被氨气饱和的甲醇溶液，如产生绿色至棕色乃至黑色沉淀，则表示有邻二酚羟基结构的成分存在。

（三）硼酸显色反应

当黄酮类化合物分子中有 （5－羟基黄酮、6′－羟基查耳酮类化合物符合此结构）时，在无机酸或有机酸存在条件下，可与硼酸反应，生成亮黄色。如在草酸条件下显黄色并具有绿色荧光，在枸橼酸丙酮条件下，则只显黄色而无荧光。5－羟基黄酮及 6′－羟基查耳酮类的结构符合上述要求，因此呈现阳性反应。而有同样羟基结构的二氢黄酮、异黄酮、橙酮等则多为阴性反应。借此反应可将 5－羟基黄酮、6′－羟基查耳酮类化合物与其他类型的黄酮类化合物区分开。

（四）碱性试剂显色反应

在可见光或紫外光下，通过在滤纸上的反应，观察与碱性试剂反应后的颜色变化，对于鉴别黄酮类化合物的类型有一定意义。其中，用氨蒸气处理后呈现的颜色变化置空气中随即褪去，但经碳酸钠水溶液处理而呈现的颜色置空气中却不褪色。

此外，利用碱性试剂的反应还可帮助鉴别分子中的某些结构特征。

1. 二氢黄酮类 易在碱液中开环，转变成相应的异构体——查耳酮类化合物，在冷碱中呈黄至橙色，放置一段时间或加热则呈深红至紫红色。

2. 黄酮醇类 在碱液中先呈黄色，当溶液中通入空气后，因 3－羟基易被氧化，溶液即转变为棕色，据此可与其他黄酮类区别。

3. 黄酮类 分子结构中含有邻二酚羟基或 3,4′－二羟基取代时，在碱液中不稳定，易被氧化，生成黄色至深红色至绿棕色沉淀。

第三节 黄酮类化合物的提取分离技术

一、提取

黄酮类化合物在植物的不同部位常以不同的形式存在，在花、叶、果实等组织中常以苷的形式存在，而在木质部等坚硬组织中常以苷元的形式存在。由于苷和苷元的极性差别较大，在溶剂中的溶解度不同，故提取时应根据黄酮类化合物存在部位及其溶解性选用合适的提取溶剂及方法。

黄酮类化合物的提取常采用溶剂提取法。大多数黄酮苷元宜用极性较小的溶剂，如三氯甲烷、乙醚、乙酸乙酯等进行提取，而对多甲氧基的黄酮苷元还可用苯进行提取。黄酮苷类和极性大的苷元（如羟基黄酮、双黄酮、橙酮、查耳酮等），一般可用乙酸乙酯、丙酮、乙醇、甲醇、水或某些极性较大的混合溶剂如乙醇（甲醇）－水（1∶1）进行提取。一些多糖苷类则可用沸水进行提取。在提取花色苷类时可加少量0.1%盐酸。但提取一般黄酮苷类则应慎重，否则有可能发生水解反应。为了避免在提取过程中黄酮苷类的酶水解，可按一般提取苷的方法预先破坏酶的活性。

由于黄酮类化合物在植物体内存在的部位不同，所含杂质亦不一样，对提取得到的粗提物可用溶剂萃取法进行精制处理。如植物叶子或种子的醇提取液，可用石油醚处理除去叶绿素等脂溶性色素及油脂等。而某些提取物的水溶液经浓缩后可加入多倍量的浓乙醇，沉淀除去蛋白质、多糖等水溶性杂质。有时也可用逆流分配法，如用水－乙酸乙酯、正丁醇－石油醚等溶剂系统进行连续萃取。

（一）醇类溶剂提取法

乙醇和甲醇是提取黄酮类化合物最常用的溶剂，高浓度醇（如90%~95%）适用于提取黄酮苷元，60%左右浓度的醇适用于提取黄酮苷类。提取方法包括冷浸法、渗漉法和回流提取法等。例如橙皮苷的提取可采用50%或60%的乙醇进行渗漉提取；银杏叶总黄酮采用70%乙醇回流提取，收率高于水煎煮法；葛根总黄酮可用95%的乙醇或甲醇进行冷浸法提取等。

（二）碱溶酸沉法

根据黄酮类化合物多在结构中具有酚羟基，与碱能够生成盐而水溶性增大，可用碱水或碱性乙醇溶液进行提取，提取液加酸酸化后，黄酮类化合物即游离，可经沉淀析出或用有机溶剂萃取。该法因具有经济、安全、使用方便等优点而被广泛应用。常用的碱水有饱和石灰水溶液、5%碳酸钠水溶液或稀氢氧化钠溶液等。若药材为花类和果实类时，宜用石灰水提取，可使药材中的酸性多糖如果胶、黏液质等水溶性杂质生成钙盐而沉淀，因此石灰水还可以起到除杂的作用，有利于黄酮类化合物的纯化。

用碱溶酸沉法提取黄酮类成分时，应注意所用碱液的浓度不宜过高，以免在强碱性条件下，尤其加热时破坏黄酮母核。加酸酸化时，酸性也不宜过强，否则生成锌盐又重新溶解，使收得率降低。

（三）热水提取法

由于黄酮苷类化合物易溶于水，故对含黄酮苷类较高的原料可以采用热水提取法。提取时常将原料投入沸水中以破坏酶的活性，如从黄芩中提取黄芩苷。此方法成本低、安全、设备简单，适合于工业化生产。但糖类、蛋白质等水溶性杂质也容易同时被提取出来，后续分离变得困难。如淫羊藿所含黄酮类成分主要以淫羊苷及淫羊次苷等黄酮苷为主，因此可以用水煎煮提取。

二、分离

黄酮类化合物的分离包括黄酮类与非黄酮类的分离，以及黄酮类化合物中各种单体化合物的分离。在分离时主要根据极性差异、酸性强弱、分子量大小和有无特殊结构等，采用不同的分离方法，主要以色谱法分离为主。

（一）溶剂萃取法

溶剂萃取法分离即先用石油醚或正己烷脱脂，再用三氯甲烷、乙醚等得到极性小的黄酮苷元，然后再用乙酸乙酯或正丁醇萃取得到极性较大的黄酮苷元和黄酮苷等。

用水或不同浓度的醇提取得到的提取物成分复杂，往往不能析出黄酮类化合物，需经过处理后，用不同极性的溶剂进行萃取，可使极性大小不同的黄酮类成分进行初步分离。如：黄酮苷元与黄酮苷分离或使极性较小与极性较大的黄酮苷元进行分离。例如先用乙醚从水溶液萃取游离黄酮再用乙酸乙酯或正丁醇反复萃取得到黄酮苷。萃取得到的组分，可进一步采用不同方法纯化分离。

（二）pH 梯度萃取法 📱微课

pH 梯度萃取法适用于酸性强弱不同的黄酮苷元的分离。根据黄酮类化合物酚羟基数目及位置不同，其酸性强弱也不同的性质，将混合物溶于有机溶剂（如乙醚、苯等）中，依次用 5% $NaHCO_3$ 萃取出 7,4′-二羟基黄酮，用 5% Na_2CO_3 萃取出 7- 或 4′-羟基黄酮，用 0.2% NaOH 萃取出一般酚羟基的黄酮，用 4% NaOH 萃取出 5-羟基黄酮，从而达到分离的目的（图 4-1）。

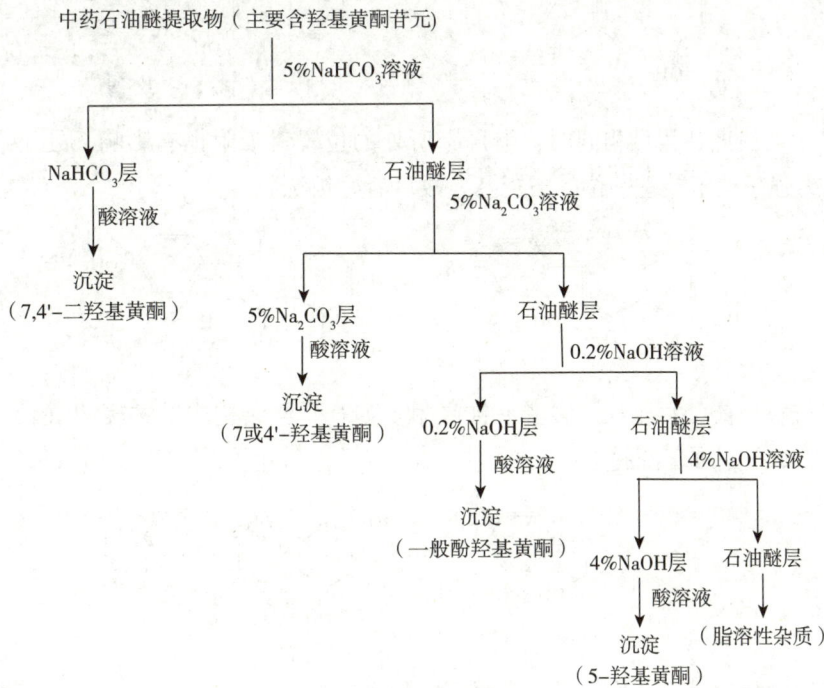

中药石油醚提取物（主要含羟基黄酮苷元)
5%$NaHCO_3$溶液
NaHCO₃层 → 酸溶液 → 沉淀（7,4'-二羟基黄酮）
石油醚层 → 5%Na_2CO_3溶液
5%Na_2CO_3层 → 酸溶液 → 沉淀（7或4'-羟基黄酮）
石油醚层 → 0.2%NaOH溶液
0.2%NaOH层 → 酸溶液 → 沉淀（一般酚羟基黄酮）
石油醚层 → 4%NaOH溶液
4%NaOH层 → 酸溶液 → 沉淀（5-羟基黄酮）
石油醚层 → （脂溶性杂质）

图 4-1　pH 梯度萃取法

（三）柱色谱法

分离黄酮类化合物常用的吸附剂或载体有硅胶、氧化铝、聚酰胺、葡聚糖凝胶、纤维素粉和微晶纤维素等，其中以硅胶和聚酰胺最常用。

1. 硅胶柱色谱　此法应用广泛，主要适用于分离二氢黄酮、二氢黄酮醇、异黄酮和高度甲基化（或乙酰化）的黄酮及黄酮醇类。少数情况下，硅胶在加水减活化后也可用于分离极性较大的化合物，如多羟基黄酮醇及黄酮苷类等。分离黄酮苷元常用三氯甲烷-甲醇混合溶剂作洗脱剂，分离黄酮苷类时常用含水溶剂系统进行洗脱，如三氯甲烷-甲醇-水或乙酸乙酯-丙酮-水等。

2. 聚酰胺色谱　聚酰胺对各种黄酮类化合物（包括苷和苷元）有较好的分离效果，且因其容量比较大，适用于制备性分离。一般认为聚酰胺的吸附作用主要是通过其酰胺基与黄酮类化合物分子中的酚羟基形成氢键缔合而产生的。黄酮类化合物在聚酰胺柱上洗脱的顺序取决于分子中酚羟基的数目与位置，同时也受洗脱剂的种类与极性影响。黄酮类化合物在聚酰胺柱上洗脱时，大致有如下规律。

（1）苷元相同，连接糖基越多，吸附越弱，故洗脱的先后顺序是：三糖苷 ＞ 双糖苷 ＞ 单糖苷 ＞ 苷元。

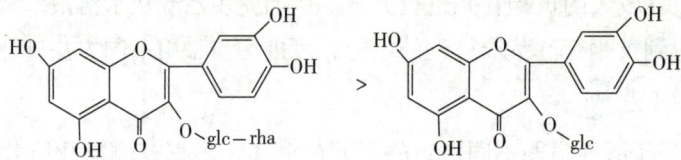

（2）形成氢键的基团数目越多，则吸附能力越强，洗脱速度相应减慢。

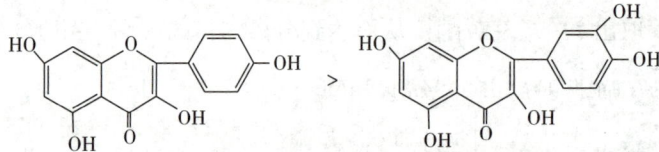

（3）当分子中的酚羟基数目相同时，酚羟基所处的位置对吸附也有影响。处于羰基间位或对位的酚羟基，吸附力强于处于羰基邻位的酚羟基，故后者先被洗脱。

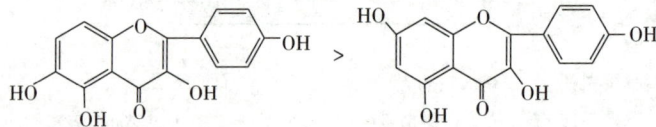

（4）结构中芳香母核、共轭双键多者易被吸附。如查耳酮结构中的共轭双键较二氢黄酮多，故查耳酮比相应的二氢黄酮难于洗脱。

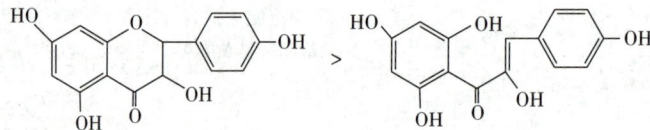

（5）不同类型的黄酮类化合物，吸附由强到弱的顺序为：黄酮醇＞黄酮＞二氢黄酮＞异黄酮。

由于聚酰胺的吸附是在溶液中进行的，故洗脱剂也参与吸附剂表面的争夺，或通过改变聚酰胺对溶质的氢键结合能力而影响吸附过程。聚酰胺柱色谱分离苷元时，可用三氯甲烷－甲醇－丁酮－丙酮（40∶20∶5∶1）或苯－石油醚－丁酮－甲醇（60∶26∶3.5∶3.5）等作洗脱剂；分离黄酮苷时，可用不同浓度甲醇或乙醇的水溶液进行梯度洗脱。

3. 葡聚糖凝胶柱色谱　常用于分离黄酮类化合物的凝胶有 Sephadex G 型 Sephadex LH－20 型。其分离原理是分离黄酮苷类时，分子筛作用起主导作用，黄酮苷类按分子量由大到小顺序依次被洗脱。分离黄酮苷元时，主要以吸附作用分离，吸附程度取决于游离黄酮类化合物的酚羟基数目，酚羟基数目越多，与凝胶吸附力越强，越难洗脱。

葡聚糖凝胶柱色谱中常用的洗脱剂有：①碱性水溶液（如 0.1mol/L NH_4OH）、含盐水溶液（0.5mol/L NaCl 等）；②醇及含水醇，如甲醇、甲醇－水（不同比例）、t－丁醇－甲醇（3∶1），乙醇等；③其他溶剂，如甲醇－三氯甲烷、含水丙酮等。

在实际工作中常将上述色谱法与各种经典分离方法配合应用，以达到较为满意的分离效果。

第四节　黄酮类化合物的检识

从天然药物中提取分离的黄酮类单体化合物，需要经过物理检识、化学检识和色谱检识等。

一、理化检识

物理检识方法主要依据化合物的形态、颜色、熔点、比旋度等物理性质进行检识。化学方法检识可通过显色反应，用于检识黄酮母核和取代基团，如盐酸－镁粉反应可用于黄酮、黄酮醇、二氢黄酮和二氢黄酮醇类化合物的鉴别；锆盐－枸橼酸反应可用于 3－羟基黄酮与 5－羟基黄酮的鉴别；氨性氯化锶反应可用于含邻二酚羟基黄酮的鉴别。

二、色谱检识

黄酮类化合物的色谱检识可采用硅胶薄层色谱法、聚酰胺薄层色谱法和纸色谱法。

（一）薄层色谱

薄层色谱是目前鉴定黄酮类化合物最常用的方法之一，多采用吸附薄层，常用吸附剂有硅胶和聚酰胺，也可用纤维素薄层色谱。

1. 硅胶薄层色谱　常用于分离和鉴定弱极性黄酮类化合物，特别是极性较弱的苷元，如大多数黄酮苷元，也可用于黄酮苷的分离与检识。分离检识黄酮苷元时常用混合溶剂作为展开剂，如三氯甲烷－甲醇（95∶5）、甲苯－甲酸（5∶5）等展开系统，实际工作中常根据待检识成分极性大小适当调整溶剂种类及比例。检识黄酮苷则采用极性较大的溶剂系统乙酸乙酯－甲酸－水（8∶1∶1）、正丁醇－醋酸－水（3∶1∶1）、三氯甲烷－甲醇－水（65∶45∶12）等溶剂系统作为展开剂系统。

2. 聚酰胺薄层色谱　此法适用范围较广，特别适合于分离和鉴定含有游离酚羟基的黄酮及其苷类化合物。因聚酰胺对黄酮类化合物吸附能力较强，故展开剂需要有较强极性的溶剂，故在大多数展开剂中含有醇、酸或水。对于黄酮苷元，常用的展开剂有三氯甲烷－甲醇（94∶6）、三氯甲烷－甲醇－丁酮（12∶2∶1）、苯－甲醇－丁酮（60∶20∶20）等。黄酮苷类常用的展开剂有甲醇－水（1∶1）、丙酮－95%乙醇－水（2∶1∶2）、水饱和的正丁醇－醋酸（100∶1）等。

（二）纸色谱

纸色谱适用于各种天然黄酮类化合物及其苷类混合物的分离和鉴定，可采用单向或双向色谱进行展开。苷元一般常用极性相对较小的"醇性"展开剂展开，如正丁醇－醋酸－水（4∶1∶5 上层，BAW 系统）或叔丁醇－醋酸－水（3∶1∶1，TBA 系统），检识黄酮苷类宜采用极性相对较大的"水性"展开剂，如含盐酸或醋酸的水溶液等。鉴定苷元混合物时，常采用双向纸色谱展开，第一向通常用"醇性"展开剂展开，第二向用"水性"展开剂展开能将大多数黄酮及其苷类较好分离。

在双向纸色谱中，不同类型的黄酮类化合物在展开时会出现在特定区域，据此推断其结构类型。

当用醇性展开剂时，通常苷元 > 单糖苷 > 双糖苷；在用水性展开剂时，黄酮等平面性分子几乎不动，而二氢黄酮等非平面分子 R_f 值较大。

黄酮类化合物大多具有颜色，并在紫外光下出现不同荧光或有色斑点，氨蒸气处理后常产生明显的颜色变化，可用于斑点位置的确定。此外也可用2%三氯化铝甲醇溶液、10%碳酸钠水溶液等显色剂。此法同样也适用于黄酮类化合物的薄层色谱显色。

第五节　应用实例

实例一　黄芩中黄酮类化学成分的提取分离技术

黄芩为唇形科植物，黄芩（*Scuellaria baicalensis* Georgi）的干燥根为常用的清热解毒药，具有清热燥湿、泻火解毒、止血、安胎的功能。是许多中成药或中药方剂中的组分，黄芩苷是中成药"注射用双黄连冻干粉"及"银黄片"的主要成分。临床上用于治疗上呼吸道感染、急性扁桃体炎、急性支气管炎、肺炎、湿热黄疸、痢疾、咯血、目赤、胎动不安、高血压、痈肿疔疮等疾病。此外，黄芩苷还有利尿、利胆及抗病毒等作用。黄芩素的磷酸酯钠盐可用于治疗过敏、喘息等疾病。

（一）黄芩苷和黄芩素的结构类型

从黄芩中分离出来的黄酮类化合物有黄芩苷、黄芩素、汉黄芩苷、汉黄芩素等 20 种成分。其中含有的黄芩苷对革兰阳性和阴性细菌有抑制作用，是中药黄芩中抗炎的主要活性成分。《中国药典》以黄芩苷为指标成分进行定性鉴定和含量测定，药材测定黄芩苷不得少于 9.0%，饮片测定黄芩苷不得少于 8.0%。

黄芩苷为淡黄色针状结晶，分子式为 $C_{21}H_{18}O_{11}$，分子量为 446.35，熔点 222 ~ 223℃。几乎不溶于水，难溶于甲醇、乙醇、丙酮等大多数有机溶剂，易溶于 N, N – 二甲基甲酰胺、吡啶等碱性溶剂中。

黄芩素为黄色针状结晶，分子式为 $C_{15}H_{10}O_5$，分子量为 270.23，熔点 268 ~ 272℃。微溶于三氯甲烷、乙醚，易溶于甲醇、乙醇、丙酮、乙酸乙酯。遇三氯化铁显绿色，遇乙酸铅生成橙红色沉淀。溶于碱及氨水中初显黄色，不久则变为黑棕色。经水解后生成的黄芩素分子中具有邻三酚羟基，易被氧化转为醌类衍生物而显绿色，这是保存或炮制不当的黄芩能够变绿色的原因。黄芩变绿后，有效成分遭到破坏，质量随之降低。所以在贮藏、加工炮制及提取过程中应注意防止黄芩苷的酶解、氧化变质。

黄芩苷和黄芩素结构如下：

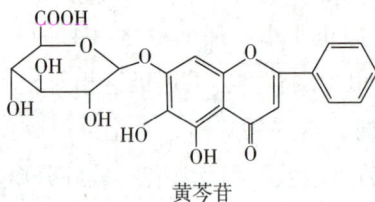

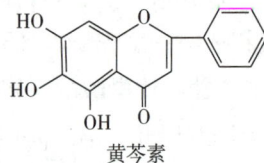

黄芩苷　　　　　　　　　　　　　黄芩素

（二）黄芩苷的提取分离

黄芩苷为黄芩素结构中的 C_7 位羟基与葡萄糖醛酸结合成的苷，分子中同时有酚羟基和羧基，具有很强酸性，在植物体内往往以镁盐形式存在，水溶性较大，故用水煎煮提取，可以提出。再将提取液酸化使黄芩苷盐变成有游离羧基的黄芩苷类沉淀析出，经进一步碱溶酸沉，可除去杂质得到黄芩苷粗制品。

1. 黄芩苷的提取分离流程（图 4 – 2）

黄芩粗粉

加10倍量沸水，煎煮2次，每次
一小时，过滤，合并滤液

药渣   滤液

加HCl调pH 1~2，80℃，保温30分钟
静置，离心沉淀

沉淀   上清液（水溶性杂质）

加适量水搅匀，加40%NaOH，调至pH 7，
加等量95%乙醇，静置，抽滤

沉淀   滤液

加HCl调pH 1~2，充分搅拌，加热至
80℃保温30分钟，静置过夜，过滤

沉淀（粗品）   滤液（回收乙醇）

水洗，50%乙醇洗涤，再用
95%乙醇洗涤或重结晶

黄芩苷

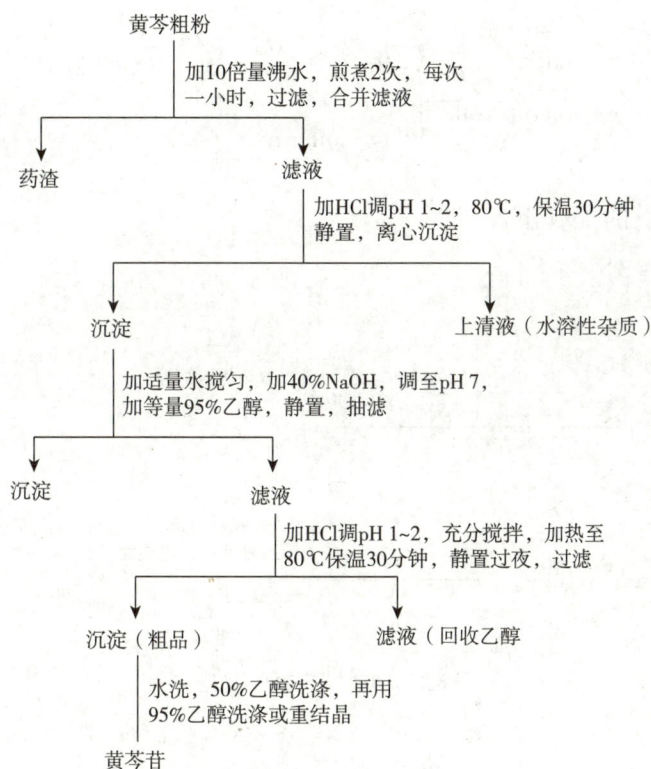

图4-2 黄芩苷的提取分离流程

2. 流程说明

（1）黄芩粗粉用适量的水煎煮两次，所得提取液加盐酸酸化，静置离心得到沉淀，沉淀物经过碱溶酸沉处理，除去杂质得到黄芩苷粗品，将黄芩苷粗品用乙醇重结晶进一步精制。

（2）在提取过程中加盐酸调pH 1~2，是为了使黄芩苷的镁盐在酸性条件下转化成游离羧基的黄芩苷，而游离羧基的黄芩苷难溶于水，故以沉淀的形式析出，便于与其他杂质分离。

（3）加40% NaOH碱化时要严格控制溶液pH＜7，否则黄芩苷钠盐在50%左右浓度的乙醇中溶解度减小，以胶冻状物析出，会降低黄芩苷的收得率。在碱液中加95%乙醇，使溶液含醇量控制在50%左右，可降低杂质的溶解度，使杂质与黄芩苷钠盐分离。

实例二 陈皮中黄酮类化合物的提取分离技术

陈皮为芸香科植物橘（*Citrus reticulata* Blanco）及其栽培变种的干燥果皮，药材分为"陈皮"和"广陈皮"。性温，味辛而苦，有理气健脾、燥湿化痰之功效，可用于胸脘胀满、食少吐泻、咳嗽痰多等症。陈皮的主要有效成分橙皮苷，具有维生素P样作用，多制成甲基橙皮苷供药用，是治疗冠心病药物"脉通"的重要原料之一。

（一）陈皮中主要有效成分的结构、理化性质

陈皮中的化学成分主要有橙皮苷、新橙皮苷、川陈皮素、柑橘素、二氢川陈皮素、5-去甲二氢川陈皮素等黄酮类化合物，以及D-柠檬烯、β-月桂烯、α-蒎烯、β-蒎烯等挥发油成分。此外，还含有柠檬苦素类、生物碱类、β-谷甾醇等成分。《中国药典》采用高效液相色谱法以陈皮中橙皮苷为指标成分进行鉴别和含量测定，要求橙皮苷含量不得少于3.5%。

橙皮苷又名陈皮苷，为无色细树状针形结晶（pH 6~7沉淀所得）。分子式$C_{28}H_{34}O_{15}$，分子量610.55。在冷水中溶解度小，易溶于稀氢氧化钠水溶液及吡啶，可溶于70℃以上热水、60℃二甲基甲酰胺及甲酰胺，微溶于甲醇及热冰醋酸，几乎不溶于丙酮、苯及三氯甲烷。陈皮苷结构如下：

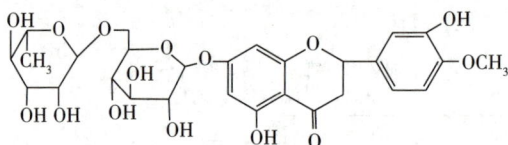

（二）陈皮中橙皮苷的提取分离

1. 工艺流程（图4-3）

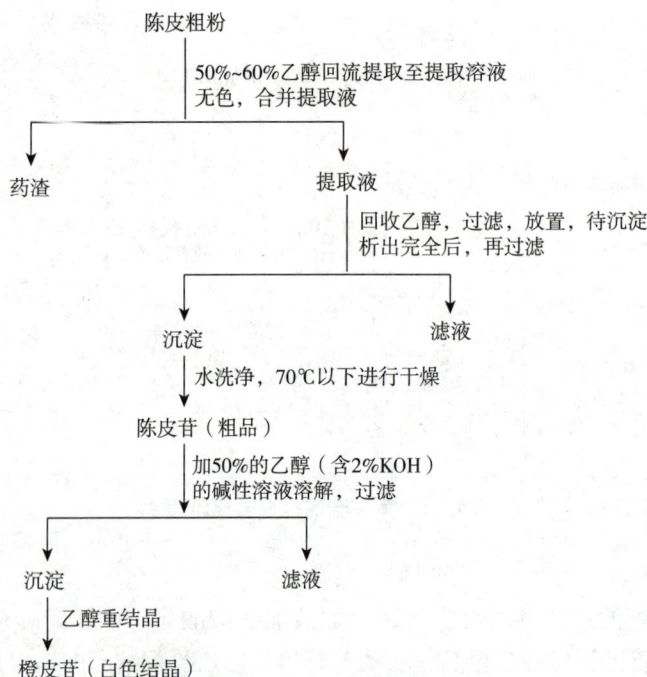

陈皮粗粉
┃ 50%~60%乙醇回流提取至提取溶液
┃ 无色，合并提取液
├────────────────────┐
药渣　　　　　　　　　提取液
　　　　　　　　　　　┃ 回收乙醇，过滤，放置，待沉淀
　　　　　　　　　　　┃ 析出完全后，再过滤
　　　　　　　　├────────────┐
　　　　　　　沉淀　　　　　　滤液
　　　　　　　┃ 水洗净，70℃以下进行干燥
　　　　　陈皮苷（粗品）
　　　　　　　┃ 加50%的乙醇（含2%KOH）
　　　　　　　┃ 的碱性溶液溶解，过滤
　　　　├────────────┐
　　　沉淀　　　　　　滤液
　　　┃ 乙醇重结晶
　橙皮苷（白色结晶）

图4-3　橙皮苷提取分离流程图

2. 流程说明　橙皮苷在冷水和甲醇中溶解度小，可溶于热醇，故橙皮苷可用热乙醇作溶剂进行提取。为使橙皮苷与共存杂质分离，可用碱溶酸沉法以碱性乙醇为溶剂溶解，放置待沉淀完全后滤过，去除杂质，滤液酸化后，橙皮苷即沉淀析出而与杂质分离。此外，可利用橙皮苷易溶于稀碱水的性质，进行碱溶酸沉法提取，用乙醇重结晶得陈皮苷。

实例三　葛根中黄酮类化合物的提取分离技术

葛根为豆科植物野葛的 [*Pueraria lobata*（Willd.）Ohwi] 干燥根，具有生津止渴、解肌退热、升阳止泻、通经活络、透疹、解酒毒等作用，用于外感发热头痛、高血压、颈项强痛、冠心病、心绞痛、眩晕头痛、中风偏瘫、胸痹心痛、早期突发性耳聋、强直性脊柱炎、口渴、消渴、麻疹不透、热痢、泄泻、酒毒伤中等病疹。

葛根的药用价值极高，素有"亚洲人参"之美誉，葛根粉称为"长寿粉"，在日本被誉为"皇室特供食品"。常食葛根粉能调节人体功能，增强体质，提高机体抗病能力，抗衰延年。

（一）葛根中主要有效成分的结构、理化性质

葛根中主要含异黄酮类化合物，如葛根素（C-苷）、大豆素、大豆苷等。《中国药典》以葛根素为指标成分进行定性鉴定和含量测定。葛根素不得少于2.4%。

葛根中异黄酮苷元为亲脂性成分，难溶于水，易溶于苯、乙醚、三氯甲烷等亲脂性有机溶剂，易

溶于甲醇、乙醇；异黄酮苷具有亲水性，可溶于水，易溶于甲醇、乙醇。

葛根素为白色针状结晶，分子式为 $C_{21}H_{20}O_9$，分子量为 416.37，熔点 188.5℃（分解），易溶于乙醇。大豆苷为无色针晶，熔点 239～240℃，易溶于乙醇、热水。大豆素为无色针晶，265℃升华，320℃分解，易溶于乙醇。

R₁=H，R₂=H，R₃=H 大豆素
R₁=H，R₂=glc，R₃=H 大豆苷
R₁=glc，R₂=H，R₃=H 葛根素

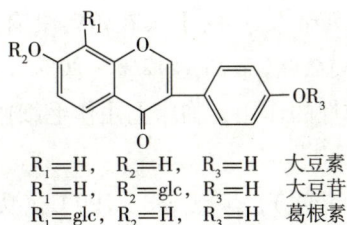

（二）葛根中异黄酮类化合物的提取分离

1. 工艺流程（图 4 -4）

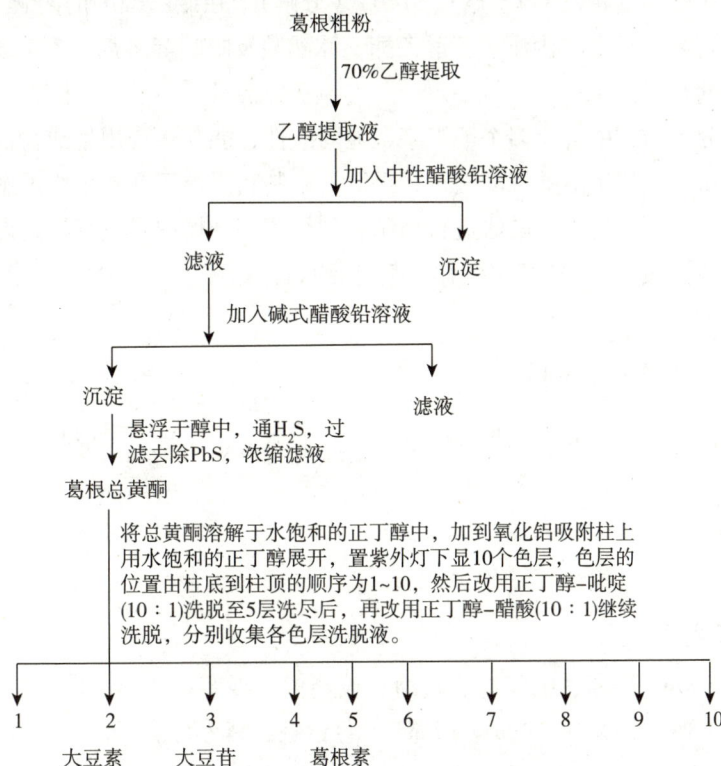

葛根粗粉
↓ 70%乙醇提取
乙醇提取液
↓ 加入中性醋酸铅溶液

滤液 ── 沉淀
↓ 加入碱式醋酸铅溶液

沉淀 ── 滤液
↓ 悬浮于醇中，通 H_2S，过滤去除 PbS，浓缩滤液
葛根总黄酮

将总黄酮溶解于水饱和的正丁醇中，加到氧化铝吸附柱上用水饱和的正丁醇展开，置紫外灯下显10个色层，色层的位置由柱底到柱顶的顺序为1~10，然后改用正丁醇-吡啶(10：1)洗脱至5层洗尽后，再改用正丁醇-醋酸(10：1)继续洗脱，分别收集各色层洗脱液。

1　2　3　4　5　7　8　9　10
大豆素　大豆苷　葛根素

图 4 - 4　异黄酮类化合物提取分离流程

2. 流程说明　从葛根中提取分离异黄酮类化合物是根据葛根中的异黄酮类化合物溶于乙醇，通过醇提将总黄酮提取出来。而葛根总黄酮类化合物结构中没有邻二酚羟基、C_3 - 羟基或羧基，只能与碱式醋酸铅产生铅盐沉淀，而部分杂质可能被中性醋酸铅沉淀，故与杂质分离。再利用各异黄酮类化合物极性不同，采用氧化铝色谱法分离而得各异黄酮单体化合物。其中 2 为大豆素，3 为大豆苷，5 为葛根素。

实训三　槐米中芸香苷（芦丁）的提取分离和鉴定

【实训目的】

1. 能够运用碱溶酸沉法或热水提取法对槐米中的芸香苷（芦丁）进行提取。

2. 能够运用重结晶法精制芸香苷。

3. 学会酸水解法制备槲皮素的操作技术。

4. 能够熟练操作黄酮类化合物的化学鉴别和色谱鉴别。

【实训原理】

槐米为豆科植物槐（*Sophora joponica* L. ）的干燥花蕾，具有凉血止血、清肝泻火的作用。槐米中的主要有效成分为芦丁，又称芸香苷，含量高达 12% ~ 20%，药理实验证明芦丁有调节毛细血管渗透性，保持和恢复毛细血管正常弹性的作用，临床上用作毛细血管性止血药，并用于高血压的辅助治疗。以芦丁为原料可制备槲皮素。

芦丁为浅黄色粉末或细针状结晶（水），熔点 188 ~ 190℃（无水），熔点 176 ~ 178℃（含 3 分子结晶水）。在各种溶剂中的溶解度为：冷水（1:1000）、沸水（1:200），冷甲醇（1:100）、热甲醇（1:7），冷醇（1:650），热乙醇（1:60），可溶于丙酮、乙酸乙酯、吡啶及碱性溶剂中，几乎不溶于苯、乙醚、三氯甲烷及石油醚等溶剂。

槲皮素为黄色针状结晶（稀乙醇），熔点 314℃（分解）。在冷乙醇中的溶解度为（1:290）、热乙醇中为（1:23），可溶于甲醇、丙酮、乙酸乙酯、冰醋酸及吡啶等溶剂，不溶于水、苯、乙醚、三氯甲烷及石油醚等溶剂。

提取是利用芦丁分子结构中含有多个酚羟基，显弱酸性，能与碱作用生成盐而溶于水，加酸酸化后又能沉淀析出的性质，采用碱溶酸沉淀法进行提取；精制利用芦丁在热水中溶解度大，在冷水中溶解度小的性质，用水作溶剂采用重结晶法进行精制；利用芦丁结构中具有苷键，能被酸水解生成槲皮素、葡萄糖和鼠李糖的性质，用 2% 稀硫酸作溶剂进行水解。

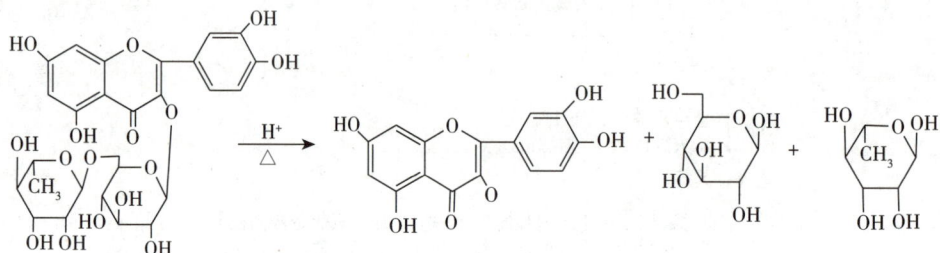

【实训仪器与试药】

1. 仪器及材料 100ml 烧杯、电陶炉、量筒、玻璃棒、纱布、研钵、减压抽滤装置、试管、pH 试纸、聚酰胺薄膜、中速层析滤纸（4cm×15cm）、色谱缸、紫外灯。

2. 试药 槐米、石灰乳、0.4% 硼砂水溶液、浓盐酸、正丁醇、醋酸、氨水、乙醇、活性炭、70% 乙醇、1% 氢氧化钠溶液、1% 三氯化铝乙醇溶液、2% 三氯化铁溶液、10% α – 萘酚乙醇溶液、浓硫酸、2% 硫酸溶液、葡萄糖标准品、鼠李糖标准品、芦丁标准品、槲皮素标准品、氢氧化钡、硝酸银。

【实训内容】

1. 芦丁的提取 称取槐米 50g（压碎），加 0.4% 硼砂水溶液 500ml，在搅拌下加石灰乳调节 pH 8 ~ 9、加热煮沸 30 分钟，随时补充失去的水分和保持 pH 8 ~ 9，倾出上清液，用四层纱布趁热滤过，滤渣同法再操作再提取一次，滤过，合并两次滤液，放冷，用盐酸调节 pH 3 ~ 4，放置析晶，待全部结晶析出后，减压抽滤，用蒸馏水洗涤结晶两次，抽干，室温干燥，得芦丁粗品，称重，计算收率。

2. 芦丁的精制 称取芦丁粗品 3g，充分研细后置于烧杯加蒸馏水 600ml，煮沸至芦丁全部溶解，趁热抽滤，滤液放冷析晶，减压抽滤，得芦丁精品，用少量蒸馏水洗涤沉淀 2 ~ 3 次。置空气中自然晾干或于 70 ~ 80℃下干燥 1 小时，称重，计算收率。

碱溶酸沉法提取芦丁和重结晶法精制芦丁的流程见图 4 - 5。

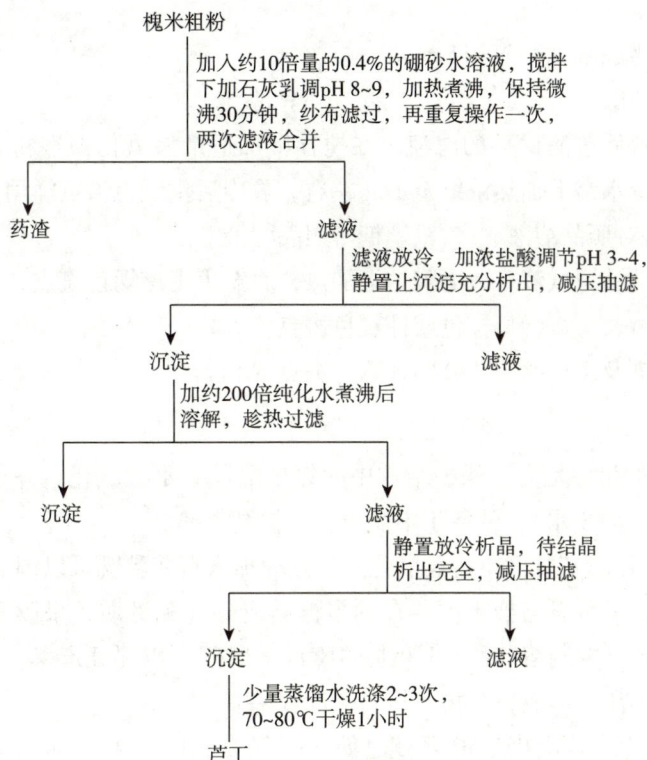

```
                            槐米粗粉
                              │
        ┌─────────────────────┴─────────────────────┐
        │  加入约10倍量的0.4%的硼砂水溶液，搅拌        │
        │  下加石灰乳调pH 8~9，加热煮沸，保持微        │
        │  沸30分钟，纱布滤过，再重复操作一次，        │
        │  两次滤液合并                               │
        └─────────────────────┬─────────────────────┘
              ┌───────────────┴───────────────┐
            药渣                            滤液
                                             │
                            ┌────────────────┴────────────────┐
                            │  滤液放冷，加浓盐酸调节pH 3~4，  │
                            │  静置让沉淀充分析出，减压抽滤    │
                            └────────────────┬────────────────┘
                            ┌────────────────┴────────────────┐
                          沉淀                             滤液
                            │
               ┌────────────┴────────────┐
               │  加约200倍纯化水煮沸后   │
               │  溶解，趁热过滤          │
               └────────────┬────────────┘
               ┌────────────┴────────────┐
             沉淀                      滤液
                                        │
                        ┌───────────────┴───────────────┐
                        │  静置放冷析晶，待结晶          │
                        │  析出完全，减压抽滤            │
                        └───────────────┬───────────────┘
                        ┌───────────────┴───────────────┐
                      沉淀                            滤液
                        │
           ┌────────────┴────────────┐
           │  少量蒸馏水洗涤2~3次，   │
           │  70~80℃干燥1小时         │
           └────────────┬────────────┘
                       芦丁
```

图 4 - 5 芦丁的提取和精制

3. 芦丁水解生成苷元槲皮素和单糖 准确称取精制芦丁 1g，尽量研细，置于 250ml 圆底烧瓶中，加 2% 硫酸 80ml，接上冷凝管，直火回流加热微沸半小时进行水解，待出现鲜黄色沉淀不再变化为止。减压过滤，沉淀水洗，抽干，所得沉淀即为槲皮素（槲皮素可以用甲醇重结晶，即得精制槲皮素，为黄色小针状结晶）。滤液先收集在一干净的容器内，保留作糖部分的鉴定供试品溶液。

4. 芦丁及槲皮素的检识

（1）化学检识 ①盐酸 - 镁粉反应：分别取芦丁和槲皮素少许，分别用 1 ~ 2ml 乙醇水浴上微热溶解，加入镁粉适量，浓盐酸数滴，观察并记录实验现象。②三氯化铝反应：将芦丁和槲皮素的乙醇溶液分别点在滤纸片上，滴加 1% 三氯化铝乙醇溶液滴，于紫外灯下观察荧光，并记录实验现象。③三氯化铁反应：将样品溶液 1ml，加入 1 ~ 2 滴 2% 三氯化铁溶液，观察并记录实验现象。④Molisch 反应（α - 萘酚→浓硫酸试验）：取芦丁和槲皮素少许，分别用 1 ~ 2ml 乙醇溶液，加 10% α - 萘酚乙醇溶液 1ml，振摇后倾斜试管，沿试管壁缓缓加入约 1ml 浓硫酸，静置，观察颜色变化、并记录实验现象。

（2）色谱检识

1）芦丁和槲皮素的聚酰胺色谱

色谱材料：聚酰胺胺薄膜

展开剂：乙醇 - 水（7∶3）

供试品：自制芦丁乙醇溶液、自制槲皮素乙醇溶液

对照品：1% 芦丁对照品乙醇溶液、1% 槲皮素对照品乙醇溶液

显色剂：在喷雾三氯化铝乙醇溶液试剂显色之前，先置日光及紫外光（365nm）下观察色斑的

变化。

观察记录：记录图谱及斑点颜色，分别计算各斑点的 R_f 值。

2）糖的纸色谱检识

色谱材料：中速色谱滤纸（4cm×15cm）

展开剂：正丁醇－醋酸－水（4∶1∶5上层，BAW 系统）

供试品：取芦丁水解后过滤保存的滤液，在搅拌下加适量氢氧化钡细粉中和至中性（pH＝7），过滤，滤液放蒸发皿中置水浴上加热浓缩至1ml 左右，放冷后供纸色谱点样用。

对照品：1% 葡萄糖对照品溶液、1% 鼠李糖对照品溶液

显色剂：①喷氨制硝酸银试液后，电陶炉上加热，直至出现棕褐色斑点；②喷苯胺－邻苯二甲酸试剂，电吹风吹至出现色斑为止，显棕色或棕红色斑点。

观察记录：记录图谱及斑点颜色，分别计算各斑点 R_f 值。

【实训注意事项】

（1）提取加入硼砂的目的是为了保护结构中的邻二酚羟基不被氧化，并使邻二酚羟基不与钙离子络合（因钙盐络合物不溶于水），使芦丁不受损失，提高产率。

（2）用碱调节 pH，用石灰乳而不用氢氧化钠，因为加入石灰乳既可以调节提取液的 pH，使提取过程在碱性条件下进行，又可以与槐米中共存的多糖类成分（黏液质、果胶等）生成钙盐沉淀而使之除去。实验过程中应严格控制溶液的 pH 和加热煮沸的时间，以保证产率，如 pH 过高不但会破坏母核结构，芦丁还会与钙离子形成螯合物而析出降低收率。

（3）用浓盐酸酸化时，调节溶液 pH 不能过低（一般为 pH 3～4），否则会使析出的芦丁沉淀与浓盐酸生成锌盐而重新溶解，使收得率降低。

【实训思考】

1. 芦丁提取除了碱溶酸沉法，还可以用什么方法进行提取？
2. 芦丁提取时加入硼砂的目的是什么？
3. 写出碱溶酸沉法提取芦丁和重结晶法精制芦丁的流程。
4. 简述芦丁水解过程中溶液由浑浊变澄清又变浑浊的原因。

•••• 目标检测

答案解析

最佳选择题

1. 黄酮类化合物的基本骨架是（　　）

    A. 6C－6C－6C　　　　　　B. 3C－6C－3C　　　　　　C. 6C－3C－6C

    D. 6C－3C－3C　　　　　　E. 3C－3C－3C

2. 黄酮类化合物呈色的最主要原因是（　　）

    A. 具有酚羟基　　　　　　B. 具有交叉共轭体系　　　　　　C. 具有苯环

    D. 具有羰基　　　　　　E. 结构中具有弱碱性的氧原子

3. 下列颜色随 pH 不同而改变，一般显红色（pH＜7）、紫色（pH＝8.5）、蓝色（pH＞8.5）等的是（　　）

    A. 黄酮　　　　　　B. 黄酮醇　　　　　　C. 二氢黄酮

    D. 查耳酮　　　　　　E. 花色素

4. 下列可用作毛细血管性止血药及高血压辅助药的黄酮是（　　）

　　A. 芸香苷　　　　　　　　　B. 银杏素　　　　　　　　　C. 葛根素

　　D. 水飞蓟素　　　　　　　　E. 大豆素

5. 引入哪类基团可使黄酮类化合物脂溶性增加（　　）

　　A. —CHO　　　　　　　　　B. —OH　　　　　　　　　　C. —COOH

　　D. —OCH$_3$　　　　　　　　E. 邻二酚羟基

6. 下列具有平面型分子结构的是（　　）

　　A. 二氢异黄酮　　　　　　　B. 异黄酮　　　　　　　　　C. 查耳酮

　　D. 二氢黄酮醇　　　　　　　E. 二氢黄酮

7. 2′-羟基查耳酮与下列哪个化合物互为异构体（　　）

　　A. 黄酮　　　　　　　　　　B. 黄酮醇　　　　　　　　　C. 二氢黄酮

　　D. 异黄酮　　　　　　　　　E. 花色素

8. 下列黄酮中酸性最强的是（　　）

　　A. 3 - OH 黄酮　　　　　　　B. 3′,4′- 二 OH 黄酮　　　　C. 5,7 - 二 OH 黄酮

　　D. 7,4′- 二 OH 黄酮　　　　　E. 5 - OH 黄酮

9. 下列黄酮中酸性最弱的是（　　）

　　A. 4 - OH 黄酮　　　　　　　B. 3′,4′- 二 OH 黄酮　　　　C. 5,7 - 二 OH 黄酮

　　D. 7,4′- 二 OH 黄酮　　　　　E. 5 - OH 黄酮

10. 黄酮类化合物可与强无机酸生成𨦯盐是因为其结构中具有（　　）

　　A. 羟基　　　　　　　　　　B. 羰基　　　　　　　　　　C. 双键

　　D. 氧原子　　　　　　　　　E. 内酯环

11. 鉴别黄酮类化合物最常用的显色反应是（　　）

　　A. 醋酸镁反应　　　　　　　B. 盐酸 - 镁粉反应　　　　　C. 三氯化铁反应

　　D. 碱液反应　　　　　　　　E. 异羟肟酸铁试剂

12. 四氢硼钠反应可用于鉴别（　　）

　　A. 黄酮醇类　　　　　　　　B. 二氢黄酮类　　　　　　　C. 异黄酮类

　　D. 查耳酮类　　　　　　　　E. 黄烷醇类

13. 可用于区别 3 - OH 黄酮和 5 - OH 黄酮的反应试剂是（　　）

　　A. 盐酸 - 镁粉试剂　　　　　B. 三氯化铝试剂　　　　　　C. α - 萘酚 - 浓硫酸试剂

　　D. 锆 - 枸橼酸试剂　　　　　E. 四氢硼钠试剂

14. 当药材中含有较多黏液质、果胶时，如用碱液提取黄酮类化合物时宜选用（　　）

　　A. 5% NaHCO$_3$　　　　　　B. 1% NaOH　　　　　　　　C. 5% Na$_2$CO$_3$

　　D. 饱和石灰水　　　　　　　E. 氨水

15. 碱溶酸沉法提取黄酮类化合物的原理是利用其结构中具有（　　）的性质

　　A. 内酯结构　　　　　　　　B. 酚羟基　　　　　　　　　C. 羰基

　　D. 羧基　　　　　　　　　　E. 不饱和双键

16. 采用碱溶解酸沉淀法提取芦丁，用石灰乳调 pH 时，应调至（　　）

　　A. pH 6 ~ 7　　　　　　　　B. pH 7 ~ 8　　　　　　　　C. pH 8 ~ 9

　　D. pH 9 ~ 10　　　　　　　　E. pH 10 ~ 12

17. 碱溶酸沉法提取芸香苷时，加酸过多沉淀又重新溶解的原因是（　　）

    A. 母核破坏　　　　　　　B. 内酯开环　　　　　　　C. 水解

    D. 游离　　　　　　　　　E. 生成𬨎盐

18. 分离黄酮类化合物最常用的方法是（　　）

    A. 氧化铝柱色谱　　　　　B. 气相色谱　　　　　　　C. 聚酰胺柱色谱

    D. 纤维素柱色谱　　　　　E. 活性炭柱色谱

19. 下列聚酰胺色谱分离黄酮类化合物时洗脱能力最弱的溶剂是（　　）

    A. 水　　　　　　　　　　B. 15% 乙醇　　　　　　　C. 95% 乙醇

    D. 甲酰胺　　　　　　　　E. 脲素

20. 为保护黄酮母核中的邻二酚羟基，碱溶解酸沉淀法提取时可加入（　　）

    A. 石灰乳　　　　　　　　B. 硼砂　　　　　　　　　C. NaOH

    D. 氨水　　　　　　　　　E. 盐酸

书网融合……

重点小结　　　　　　微课　　　　　　习题

第五章 醌类化合物的提取分离技术

PPT

学习目标

知识目标：通过本章的学习，应能掌握醌类的结构分类、理化性质、提取分离及检识；熟悉常用醌类中药的质量控制成分；了解醌类化合物的生物活性及分布。

能力目标：具备醌类化合物的提取分离及检识的能力。

素质目标：通过本章的学习，树立药品质量安全意识及开拓创新的精神；培养科学严谨的作风和独立思考的能力。

情境导入

情境：大黄，别名将军，为蓼科植物掌叶大黄、唐古特大黄或药用大黄的干燥根及根茎。味苦性寒，归脾、胃、大肠、肝、心包经。有泻下攻积，清热泻火，凉血解毒，逐瘀通经的功效，长于治疗实热便秘。《本草纲目》记载"下痢赤白，里急腹痛，小便淋沥，实热燥结。潮热谵语，黄疸，诸火疮。"现代研究证明，大黄中的化学成分多样，主要为蒽醌类化合物。

思考：1. 大黄中致泻的成分是什么？

2. 除大黄之外，常用的有泻下功效的药物还有哪些？在化学成分上，有哪些共同特点？

醌类化合物是指分子中具有不饱和环己二酮（醌式结构）或容易转变成此类结构的一系列化合物。根据结构不同分为苯醌、萘醌、菲醌和蒽醌四种类型。

醌类化合物在植物中分布非常广泛。如蓼科的大黄、何首乌、虎杖，茜草科的茜草，豆科的决明子、番泻叶，唇形科的丹参，百合科的芦荟等，均含有醌类化合物。醌类在一些低等植物，如地衣类和菌类的代谢产物中也有存在。

醌类化合物具有多方面的生物活性，如大黄中的大黄素、大黄酸等具有抗菌作用；大黄和番泻叶中的番泻苷类具有比较强的致泻作用；丹参中的丹参醌类具有扩张冠状动脉的作用，可用于治疗冠心病、心肌梗死等；茜草中的茜草素类成分具有止血作用，还有一些醌类化合物具有抗病毒、抗氧化、驱绦虫、解痉、利尿、利胆、镇咳、平喘等作用。

第一节　醌类化合物的结构与分类

一、苯醌类

苯醌类（benzoquinones）化合物结构简单，分为邻苯醌和对苯醌两大类。邻苯醌类结构不稳定，故天然存在的苯醌化合物多为对苯醌的衍生物。

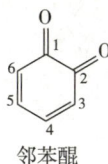

对苯醌　　　　邻苯醌

苯醌类化合物多为黄色或橙色的结晶，如中药凤眼草果实中的 2,6 – 二甲氧基对苯醌、白花酸藤果 *Embelia ribes* Burm. f. 果实中的信筒子醌。辅酶 Q 类具有苯醌类的结构，能参与细胞的基本生化反应，是生物氧化反应中一类辅酶，其中辅酶 Q_{10}（$n = 10$）已作为治疗心脏病、高血压和癌症的辅助用药。

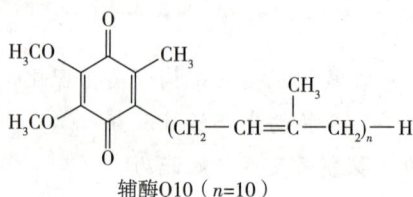

辅酶Q10（$n=10$）

二、萘醌类

萘醌类（naphthoquinones）化合物根据结构的不同分为 1,4 – 萘醌（α – 萘醌）、1,2 – 萘醌（β – 萘醌）、2,6 – 萘醌（*amphi* – 萘醌）三种类型。天然存在的大多数为 α – 萘醌类衍生物，多为橙色或橙红色结晶，少数为紫色。

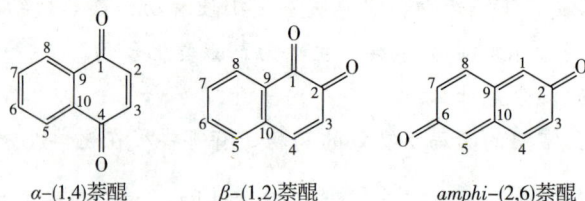

α–(1,4)萘醌　　　　β–(1,2)萘醌　　　　*amphi*–(2,6)萘醌

萘醌类化合物通常具有显著的生物活性，如中药紫草中的紫草素及异紫草素衍生物具有止血、抗炎、抗菌、抗病毒及抗癌作用；胡桃叶及未成熟果实中的胡桃醌具有抗菌、抗癌及中枢神经镇静作用。

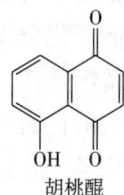

胡桃醌

三、菲醌类

天然菲醌类（phenanthraquinones）化合物有邻菲醌和对菲醌两种类型。

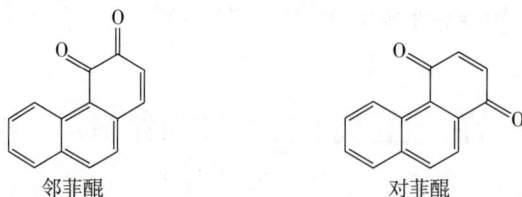

邻菲醌　　　　　　　　　对菲醌

从中药丹参根中得到的数十种菲醌衍生物，均属于邻菲醌和对菲醌类化合物。丹参醌类具有扩张冠状动脉的作用。

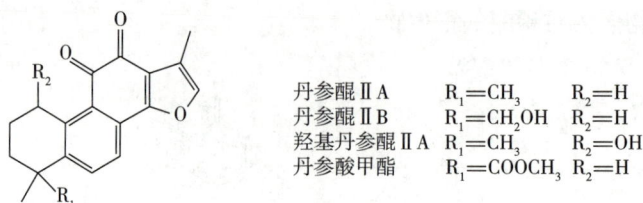

丹参醌ⅡA	$R_1 = CH_3$	$R_2 = H$
丹参醌ⅡB	$R_1 = CH_2OH$	$R_2 = H$
羟基丹参醌ⅡA	$R_1 = CH_3$	$R_2 = OH$
丹参酸甲酯	$R_1 = COOCH_3$	$R_2 = H$

四、蒽醌类 [e] 微课1

蒽醌类（anthraquinones）化合物包括蒽醌衍生物及其不同程度的还原产物，包括蒽酚、蒽酮、氧化蒽酚及蒽酮二聚体等，是醌类中数量最多的一类化合物。天然蒽醌类化合物以9,10-蒽醌最为常见。

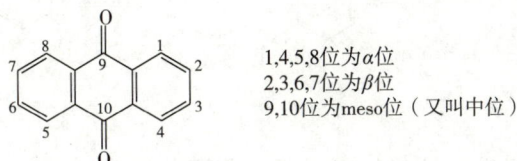

1,4,5,8位为α位
2,3,6,7位为β位
9,10位为meso位（又叫中位）

蒽醌类化合物在植物界分布广泛，主要存在于高等植物中，如蓼科、鼠李科、豆科等，在真菌、地衣和动物中也有发现。蒽醌类化合物是一类重要的活性成分，具有泻下、抑菌、利尿、止血、抗癌等作用。

（一）蒽醌衍生物

天然蒽醌类化合物主要以游离形式及与糖结合成苷的形式存在于植物体内，在蒽醌母核上常被羟基、羟甲基、甲基、甲氧基和羧基取代，其中以羟基蒽醌类化合物为主。

根据羟基在蒽醌母核上的分布情况，可将羟基蒽醌衍生物分为两种类型。

1. 大黄素型　该类化合物的结构特点是羟基分布在两侧的苯环上，多数化合物呈黄色。中药大黄、决明子、虎杖、何首乌等的活性成分多属于此类型，具有清热泻下、活血化瘀等作用。

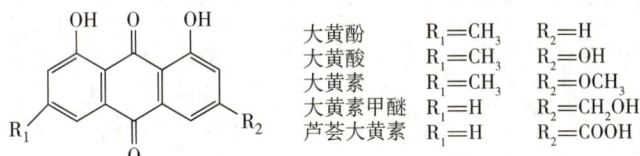

	R_1	R_2
大黄酚	$R_1=CH_3$	$R_2=H$
大黄酸	$R_1=CH_3$	$R_2=OH$
大黄素	$R_1=CH_3$	$R_2=OCH_3$
大黄素甲醚	$R_1=H$	$R_2=CH_2OH$
芦荟大黄素	$R_1=H$	$R_2=COOH$

大黄中的蒽醌衍生物多与葡萄糖、鼠李糖结合成苷类，且多为单糖苷和双糖苷。

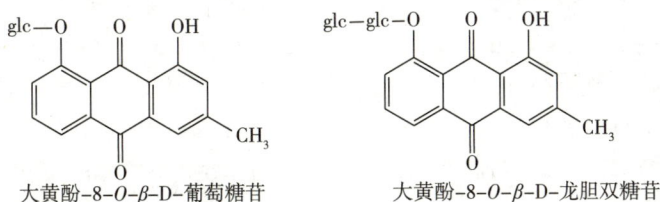

大黄酚-8-O-β-D-葡萄糖苷　　　　大黄酚-8-O-β-D-龙胆双糖苷

2. 茜草素型　该类化合物的结构特点是羟基分布在一侧的苯环上，多为橙黄色至橙红色。中药茜草中的茜草素等化合物多属此类型，具有抗菌、抗炎作用。

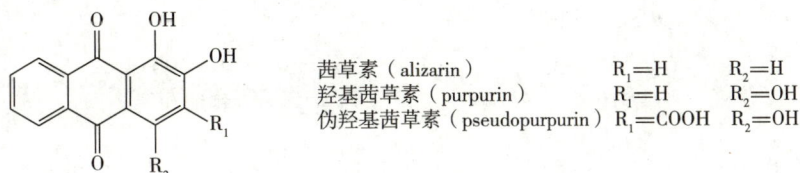

	R_1	R_2
茜草素（alizarin）	$R_1=H$	$R_2=H$
羟基茜草素（purpurin）	$R_1=H$	$R_2=OH$
伪羟基茜草素（pseudopurpurin）	$R_1=COOH$	$R_2=OH$

（二）蒽酚（或蒽酮）衍生物

蒽醌类化合物在酸性环境中被还原，生成蒽酚及其互变异构体蒽酮，蒽酚或蒽酮又可氧化成蒽醌类化合物。

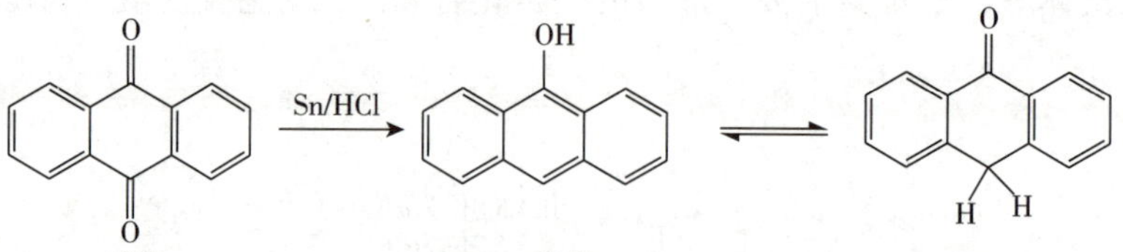

蒽醌　　　　　　　　蒽酚　　　　　　　　蒽酮

蒽酚（或蒽酮）的羟基衍生物常与相应的羟基蒽醌共存于同一植物中。蒽酚（或蒽酮）衍生物一般存在于新鲜植物中，慢慢被氧化成蒽醌类化合物。例如在新鲜的大黄、虎杖中同时含有羟基蒽醌类衍生物和蒽酚、蒽酮的羟基衍生物，但贮存 2 年以上基本检识不到蒽酚、蒽酮类化合物。如果蒽酚衍生物的中位羟基与糖缩合成苷，则性质比较稳定，只有经过水解除去糖才能被氧化转变成蒽醌衍生物。

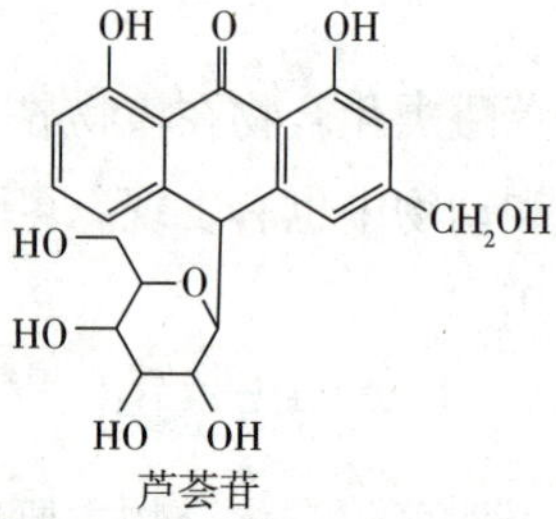

芦荟苷

蒽醌苷类衍生物在植物体内除了以氧苷形式存在外，还有以碳苷形式存在的，如芦荟中致泻的有效成分芦荟苷。

（三）二蒽醌（酮）类衍生物

二蒽酮类成分可以看成是两分子的蒽酮通过 C—C 键连接而成的化合物，多为 C_{10}—C_{10} 结合，也有其他位置连结。如大黄及番泻叶中的主要有效成分番泻苷 A、B、C、D 等皆为二蒽酮类衍生物。

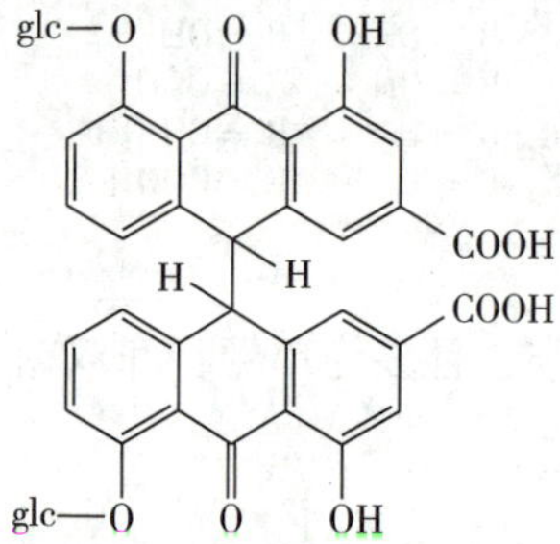

番泻苷A 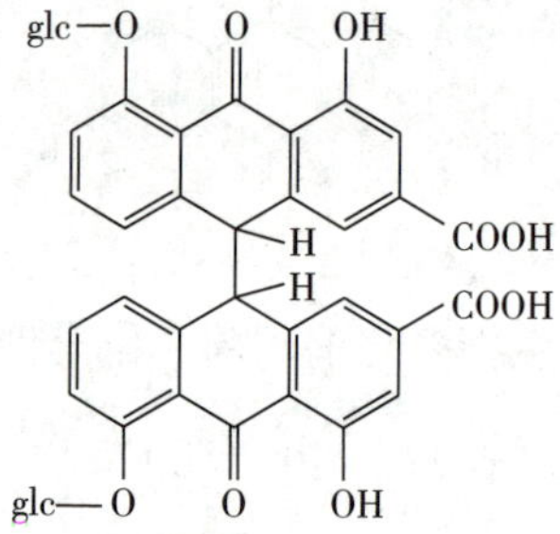　　　　　　　　　　番泻苷B

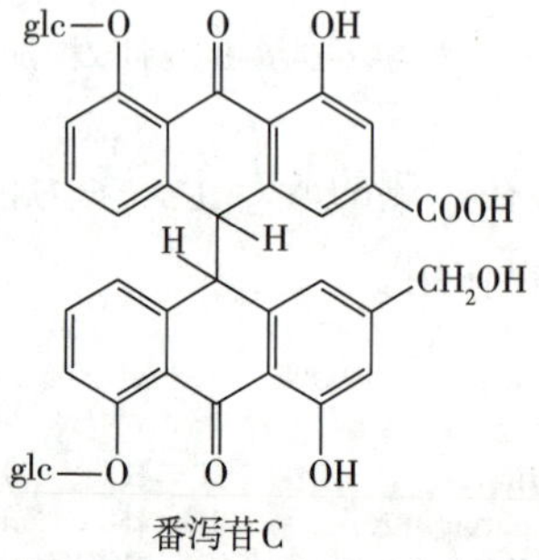

番泻苷C 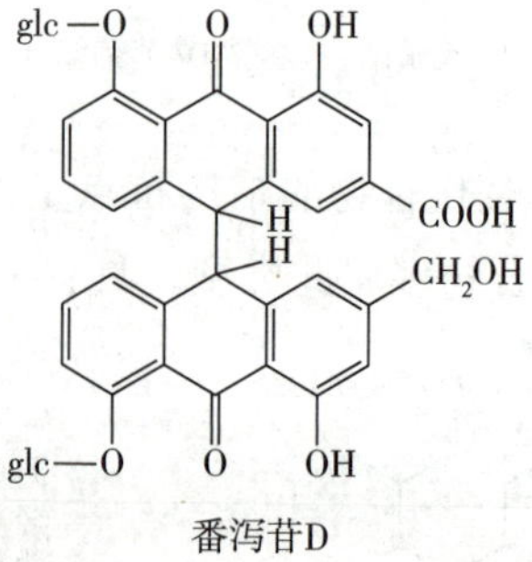　　　　　　　　　　番泻苷D

二蒽酮类化合物的 C_{10}—C_{10} 键与通常的 C—C 键不同，易于断裂生成相应的蒽酮类化合物。如大黄和番泻叶中番泻苷 A 的致泻作用是因其在肠内转变成大黄酸蒽酮所致。

番泻苷A　　　　　　　　　　　　　　　　　大黄酸蒽酮

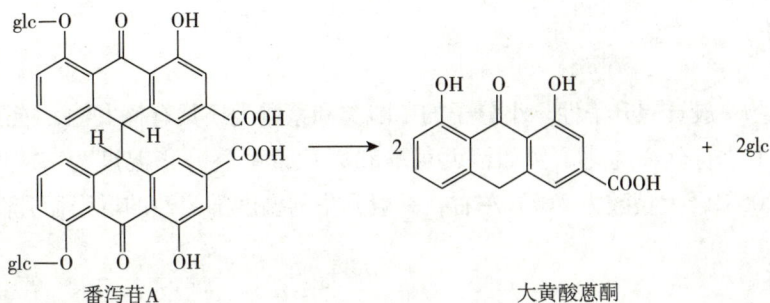

蒽醌类脱氢缩合或二蒽酮类氧化均可形成二蒽醌类。脱氢的位置和数目不同产生出不同形式的二聚合体产物，以单键相连的形式为多。如豆科决明属植物种子、叶中的山扁豆双醌；在变质大米中存在的黄米霉素，微量可引起肝硬化。

山扁豆双醌　　　　　　　　　　　　　　黄米霉素

（四）去氢二蒽酮类与日照蒽酮类

中位二蒽酮再脱去 1 分子氢，两环之间以双键相连，称为去氢二蒽酮。此类化合物颜色多呈现暗紫红色。去氢二蒽酮进一步氧化 α 与 α' 位相连组成一个新的六元环。

去氢二蒽酮　　　　　　　　日照蒽酮

第二节　醌类化合物的理化性质

一、性状

天然醌类化合物往往呈现一定颜色，其母核本身不具有颜色，当母核上引入酚羟基等助色团时呈现一定的颜色。取代基的助色团越多，颜色也随之加深，呈现黄、橙、棕红色乃至紫红色等。游离醌类化合物一般为结晶型固体，与糖结合成苷之后较难得到结晶。苯醌和萘醌多以游离形式存在，蒽醌一般以苷的形式存在。蒽醌类化合物一般都具有荧光，并随 pH 变化而显示不同颜色。

二、升华性

游离醌类化合物一般具有升华性。小分子的苯醌类和萘醌类还具有挥发性，能随水蒸气蒸馏，利用这些性质可以对其进行分离纯化。例如，大黄酚和大黄素甲醚升华温度为124℃，芦荟大黄素为185℃，大黄素为206℃，大黄酸为210℃左右，一般升华的温度随酸性的增强而升高。

三、溶解性

游离醌类化合物极性较小，易溶于甲醇、乙醇、乙醚、苯、三氯甲烷等有机溶剂，难溶于水。与糖结合成苷后极性增大，易溶于甲醇、乙醇，在热水中也可溶解，但在冷水中溶解度较小，不溶或难溶于乙醚、三氯甲烷、苯等亲脂性有机溶剂。蒽醌的碳苷在水及常见的有机溶剂中溶解度都很小，易溶于吡啶。

有些醌类成分不稳定，应注意避光处理或保存。

四、酸碱性 　微课2

（一）酸性

醌类化合物结构中多具有酚羟基，少数含有羧基，故具有一定的酸性，可在碱性水溶液中成盐溶解，加酸酸化后又游离析出。

醌类化合物酸性强弱与分子中羧基的有无及酚羟基的数目和位置有关，其酸性强弱规律如下。

（1）含有羧基的醌类化合物酸性强于不含羧基的醌类化合物，含有羧基的醌类化合物可溶于$NaHCO_3$水溶液中。

（2）β-羟基醌类化合物的酸性强于α-羟基醌类化合物。这是由于α-羟基上的氢与相邻的羰基容易形成分子内氢键，降低了质子的解离度，故酸性较弱。而β-羟基受羰基吸电子作用影响，使羟基上氧原子的电子云密度降低，对质子的吸引力降低，质子的解离度增大，因此酸性较强。含β-羟基的蒽醌可溶于碳酸钠溶液中，而含α-羟基的蒽醌只能溶于氢氧化钠溶液中。

（3）酚羟基数目增多则酸性增强，但与位置有关。无论α位还是β位，随着羟基数目的增加，酸性都有一定程度的增强。但酚羟基若形成分子内氢键，则酸性下降。如1,4或1,5-二羟基蒽醌上的酚羟基各自均能与不同羰基氧形成分子内氢键，而1,8-二羟基蒽醌上的两个酚羟基只能与同一个羰基形成分子内氢键，因此1,4或1,5-二羟基蒽醌的酸性要小于1,8-二羟基蒽醌；1,2-二羟基蒽醌由于在分子内形成连续氢键，尽管羟基数目多于β-羟基蒽醌，但酸性要小于β-羟基蒽醌。

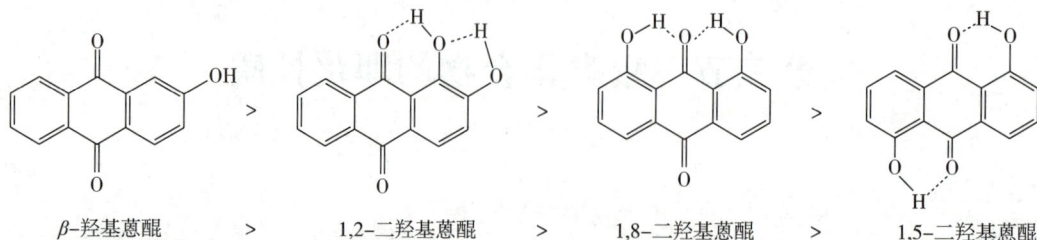

| β-羟基蒽醌 | > | 1,2-二羟基蒽醌 | > | 1,8-二羟基蒽醌 | > | 1,5-二羟基蒽醌 |

根据醌类酸性强弱的差别，可用pH梯度萃取法进行分离。以游离蒽醌为例，具有—COOH的蒽醌可溶于5%碳酸氢钠水溶液中，含2个以上β—OH的蒽醌可溶于热的碳酸氢钠水溶液中，含一个β—OH的蒽醌可溶于5%碳酸钠水溶液中，含α—OH的蒽醌只能溶于氢氧化钠水溶液中，规律如下：

酸性顺序：—COOH > 2 以上 β—OH > 一个 β—OH > 多个 α—OH > 一个 α—OH

依次溶于 5% $NaHCO_3$ 水溶液、5% Na_2CO_3 水溶液、1% NaOH 水溶液、5% NaOH 水溶液。

（二）碱性

蒽醌类结构中羰基上的氧原子有未共用电子对，具有微弱的碱性，可与浓硫酸反应生成锌盐，再转成阳碳离子，同时伴有颜色的显著加深，羟基蒽醌在浓硫酸中一般呈红色至红紫色。如大黄酚为暗红色，溶于浓硫酸中变为红色，大黄素由橙红色变为红色，生成的锌盐不稳定，加水稀释即分解（颜色褪去）。

五、显色反应

醌类化合物的颜色反应主要基于其氧化还原性质以及分子中酚羟基的性质。

（一）Feigl 反应

醌类衍生物在碱性条件下经加热能迅速与醛类及邻二硝基苯反应，生成紫色化合物。反应机制如下：

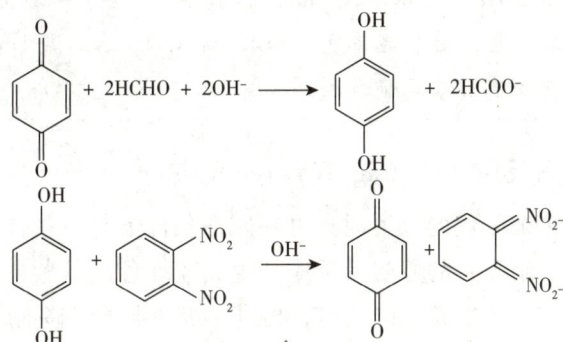

醌类化合物在反应前后无变化，仅起到传递电子的媒介作用。醌类成分的含量越高，反应速度也就越快。试验时可取醌类化合物的水或苯溶液 1 滴，加入 25% Na_2CO_3 水溶液、4% 甲醛水溶液及 5% 邻二硝基苯溶液各 1 滴，混合后水浴加热，在 1~4 分钟内产生紫色。

（二）无色亚甲蓝显色反应

无色亚甲蓝显色反应为苯醌类和萘醌类的专属鉴别反应。可在纸色谱或薄层色谱上进行，供试品在白色背景上与无色亚甲蓝乙醇溶液（1mg/ml）反应显蓝色斑点，可借此与蒽醌类化合物相区别。

（三）碱液呈色反应

羟基醌类在碱性溶液中颜色改变并加深，多呈橙色、红色、紫红及蓝色。例如羟基蒽醌类化合物遇碱显红至紫红色的反应，称为 Bornträger 反应，是常用的检识羟基蒽醌成分的方法。反应机制如下：

α-羟基蒽醌　　　　　　红色

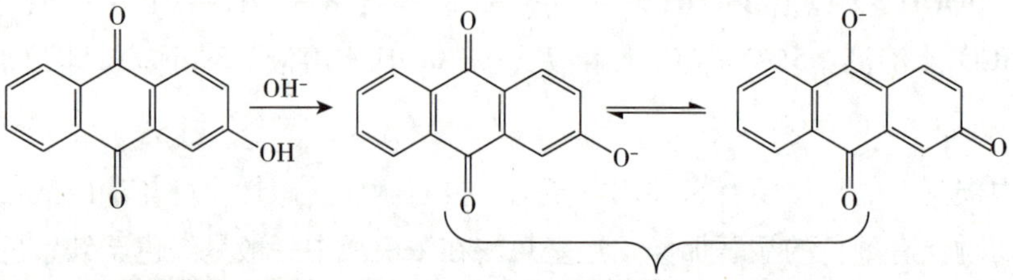

β-羟基蒽醌　　　　　　红色

该显色反应与形成共轭体系的酚羟基与羰基有关，在碱性溶液中酚羟基中氧原子上的电子受羰基氧的吸电子影响，通过共轭效应，转移至羰基氧原子上，形成新的共轭体系，发生颜色变化。因此，羟基蒽醌以及具有游离酚羟基的蒽醌苷均可显色，而羟基蒽酚、蒽酮、二蒽酮类化合物遇碱只能呈黄色，且往往带有绿色荧光，只有将他们氧化成蒽醌后才能显示红色。

▪ 知识链接

中药中羟基蒽醌类成分的检查

取供试品粉末约 0.1g，加 10% 硫酸水溶液 5ml，置水浴上加热 2~10 分钟趁热滤过，滤液冷却后加乙醚 2ml 振摇，静置后分取醚层，醚层显黄色，加入 5% NaOH 水溶液 1ml，振摇，若醚层由黄色褪为无色，而水层显红色，提示含有羟基蒽醌类成分。

（四）与活性亚甲基试剂反应（Kesting – Craven 反应）

苯醌或萘醌的醌环上有未被取代的位置时，可在碱性条件下与一些含有活性亚甲基试剂（如乙酰乙酸乙酯、丙二酸酯、丙二腈等）的醇溶液反应，生成蓝绿色或蓝紫色。以苯醌与丙二酸酯的反应为例，反应时丙二酸酯先与醌核生成产物（1），再进一步经电子转移生成产物（2）而显色。

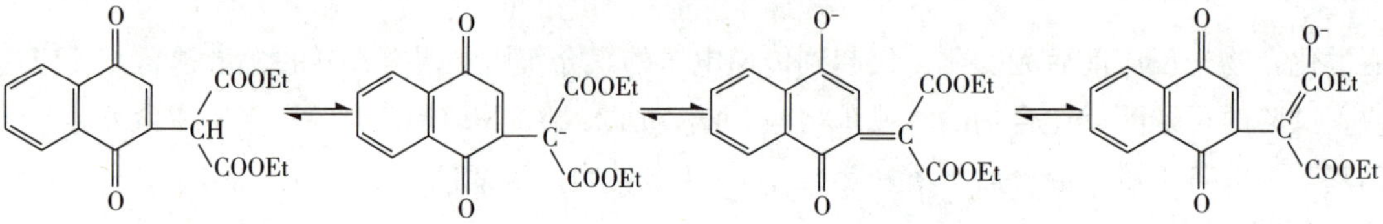

（1）　　　　　　　　　　　　　　　　（2）

（五）与金属离子的反应

蒽醌类化合物结构中，如果有 α – 酚羟基或邻二酚羟基时，则可与 Pb^{2+}、Mg^{2+} 等金属离子形成络合物。以醋酸镁为例，生成物可能具有下列结构。

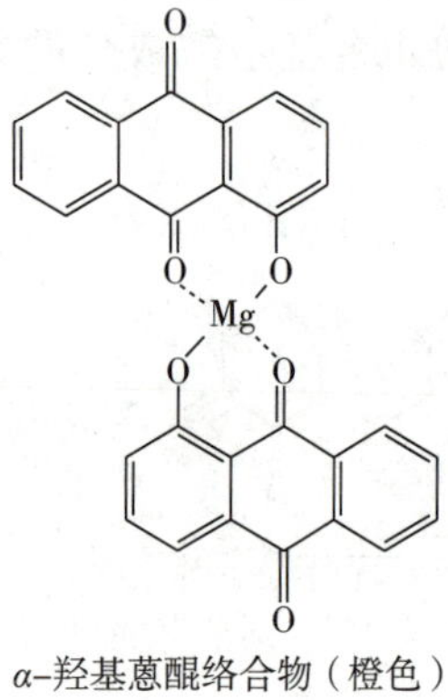

α-羟基蒽醌络合物（橙色） 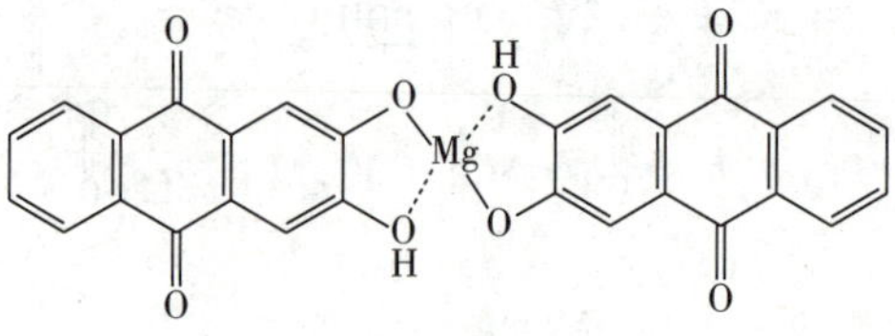　　　　　　邻二酚羟基蒽醌络合物（蓝色）

当蒽醌化合物具有不同结构时，与醋酸镁形成的络合物也具有不同的颜色，如橙黄、橙红、紫红、紫、蓝色等。

（六）对亚硝基－二甲苯胺反应

蒽酮类化合物尤其是1,8－二羟基蒽酮衍生物，其羰基对位亚甲基上的氢很活泼，可与对亚硝基－二甲苯胺吡啶溶液反应缩合而成共轭体系较长的化合物，随结构的不同而呈现不同颜色，如紫色、绿色、蓝色及灰色等，其中1,8－二羟基蒽酮均为绿色。此反应可用于蒽酮化合物的定性鉴别，且不受蒽醌类、黄酮类、香豆素类、糖类及酚类化合物的干扰。

第三节　醌类化合物的提取与分离

一、提取

（一）有机溶剂提取法

游离醌类化合物的极性较小，可用极性较小的有机溶剂提取，如三氯甲烷、乙醚等。苷类极性比苷元大，可以用甲醇、乙醇和水提取。实际工作中，一般常用甲醇、乙醇作为提取溶剂，可以提取药材中不同类型、性质不同的醌类成分，总提取物再进行下一步纯化与分离，得到不同类型的醌类化合物。

含脂质较多的药材应先脱脂再提取，含糖量较高的药材应避免升温过高。对于苷类的提取要注意酸、碱和酶的影响，防止苷被水解。

（二）酸碱提取法

天然醌类化合物常含有酚羟基或羧基，具有一定的酸性，可与碱成盐而溶于溶液中，可直接用碱水溶液提取，再加酸酸化使其游离而沉淀析出，即碱溶酸沉法。也可先用酸性溶液处理，使醌类成分充分游离后再用有机溶剂提取，要注意 pH 的范围，避免某些醌类化合物结构改变。

（三）水蒸气蒸馏法

适用于分子量小的具有挥发性的苯醌及萘醌类化合物。

（四）其他方法

近年来超临界流体萃取法、超声波提取法及微波辅助提取法等在醌类成分提取中也有应用，既提高了提出率，又避免醌类成分的分解，具有操作简便、时间短、提取效率高、环保等优点。

二、分离

（一）蒽醌苷类和游离蒽醌衍生物的分离

将含有游离蒽醌与蒽醌苷的乙醇提取液浓缩，用水分散，加与水不相混溶的有机溶剂如三氯甲烷、苯、乙醚等反复萃取，游离蒽醌因极性小则转溶于有机溶剂中，蒽醌苷仍留于水溶液中而分离。若再以正丁醇萃取，苷类可转移至正丁醇中而与水溶性杂质得以分离。也可将乙醇浓缩液减压蒸干，置回流提取器中，用三氯甲烷、乙醚等有机溶剂提取游离蒽醌衍生物，蒽醌苷则留在残渣中。

（二）游离蒽醌衍生物的分离

1. pH 梯度萃取法 游离蒽醌类成分结构中因含有酸性基团的种类、数量和位置不同，酸性强弱有明显差异，可溶于不同浓度的碱溶液中通过萃取而分离。一般将游离蒽醌类衍生物溶于三氯甲烷、乙醚、苯等有机溶剂中，用不同浓度的碳酸氢钠、碳酸钠、氢氧化钠按 pH 由低到高的碱水依次萃取，再将碱水萃取液酸化，即可得到酸性强弱不同的游离羟基蒽醌类化合物。

2. 色谱法 对蒽醌类成分的分离效果较好，一般先用 pH 梯度萃取法对蒽醌类成分进行初步分离，再结合柱色谱或制备性薄层做进一步分离。游离蒽醌衍生物多采用吸附柱色谱，常用的吸附剂为硅胶、聚酰胺，一般不用氧化铝，尤其不用碱性氧化铝，以避免与酸性的蒽醌类成分发生不可逆的吸附而难以洗脱。

（三）蒽醌苷类的分离

蒽醌苷类因分子中含有糖，极性较大，水溶性较强，分离和纯化都比较困难，主要应用色谱方法。在进行色谱分离之前，往往预先采用经典方法分离粗提物，除去大部分杂质，如用正丁醇、乙酸乙酯等极性较大的有机溶剂将蒽醌苷类从水溶液中萃取出来。蒽醌苷的粗品再用硅胶柱色谱、反相硅胶柱色谱或葡聚糖凝胶柱色谱进一步分离纯化。

第四节　醌类化合物的检识

一、理化检识

醌类化合物的理化检识，一般利用 Feigl 反应、无色亚甲蓝显色反应和 Kesting – Craven 反应来鉴定苯醌、萘醌。利用 Bornträger 反应初步确定羟基蒽醌化合物；利用对亚硝基 – 二甲苯胺反应鉴定蒽酮类化合物。检识反应可在试管中进行，也可在纸色谱或薄层色谱上进行。

二、色谱检识

（一）薄层色谱

吸附剂常用硅胶、聚酰胺，一般不用氧化铝。展开剂多采用混合溶剂系统，对于游离蒽醌可选用亲脂性溶剂系统展开，如苯 – 乙酸乙酯（75:25）、石油醚 – 甲酸乙酯 – 甲酸（15:5:1，上层）、石油醚 – 乙酸乙酯（8:2）等。蒽醌苷类可采用极性较大的溶剂系统，如三氯甲烷 – 甲醇（3:1）、丁醇 – 丙酮 – 水（10:2:1）等。对于性质不同的蒽醌类，展开剂中各溶剂的比例可适当调整，以获得较好的分离效果。

蒽醌及其苷类在可见光下多显黄色。在紫外光下则显黄棕、红、橙色等荧光。若用氨熏或喷 10% KOH 甲醇溶液、3% NaOH 或者 Na_2CO_3 溶液，颜色加深或变红。也可用 0.5% 醋酸镁甲醇溶液，喷后 90℃加热 5 分钟再观察颜色。

（二）纸色谱

游离蒽醌的纸色谱一般在中性溶剂系统中进行，可用水、乙醇、丙酮等与石油醚、苯混合使其饱和，分层后取极性小的有机溶剂层进行展开，常用展开剂如石油醚以甲醇饱和、正丁醇以浓氨水饱和等。蒽醌苷类极性较强，需要选用极性较大的溶剂系统，如正丁醇 – 乙酸乙酯 – 水（4:3:3，上层）、三氯甲烷 – 甲醇 – 水（2∶1∶1，下层）。

显色剂一般用 0.5% 醋酸镁甲醇液，根据羟基的不同位置可显不同颜色的斑点，也可用 1% ~ 2% 氢氧化钠或氢氧化钾溶液喷雾，显红色斑点。

第五节　醌类化合物的应用实例

实例　大黄中蒽醌类化学成分的提取分离技术

大黄为蓼科植物掌叶大黄（*Rheum palmatum* L.）、药用大黄（*Rheum officinale* Baill.）及唐古特大黄（*Rheum tanguticum* Maxim. ex Balf.）的干燥根及根茎，味苦、性寒，具有化积、致泻、泻火凉血、活血化瘀、利胆退黄等功效。现代药理学研究证明，大黄具有泻下作用，产生泻下作用的有效成分为番泻苷类，游离蒽醌类的泻下作用较弱；具有抗菌作用，其中以芦荟大黄素、大黄酸及大黄素作用较强，对多数革兰阳性细菌均有抑制作用。此外，大黄还具有抗肿瘤、利胆保肝、利尿、止血等作用，临床可用于便秘、高热神昏、热毒疮痈、肠痈腹痛、湿热黄疸、血热引起的上部出血症及下焦瘀血等。

（一）大黄中主要有效成分的结构

大黄中化学成分复杂，以蒽醌衍生物为主，主要为大黄酚、大黄素、大黄酸、大黄素甲醚和芦荟大黄素等。大黄中大多数蒽醌是以苷的形式存在，如大黄酚葡萄糖苷、大黄素葡萄糖苷、大黄酸葡萄糖苷等。除了上述成分外，还含有蒽酮类、二苯乙烯类、鞣质、脂肪酸及少量的土大黄苷和土大黄苷元。一般认为在大黄中土大黄苷的含量越高其质量越差，许多国家的药典中规定大黄中不得检出这一成分。

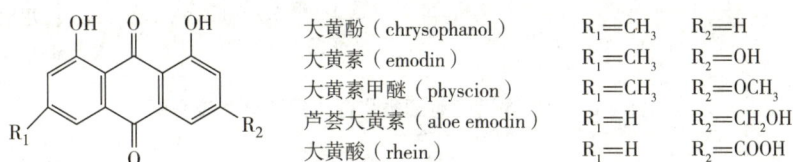

大黄酚（chrysophanol）	R_1＝CH_3	R_2＝H
大黄素（emodin）	R_1＝CH_3	R_2＝OH
大黄素甲醚（physcion）	R_1＝CH_3	R_2＝OCH_3
芦荟大黄素（aloe emodin）	R_1＝H	R_2＝CH_2OH
大黄酸（rhein）	R_1＝H	R_2＝COOH

游离羟基蒽醌为亲脂性成分，难溶于水，易溶于苯、乙醚、三氯甲烷等亲脂性有机溶剂，有升华性，有蒽醌的显色反应。

醌苷类的糖基大部分结合在 8 位羟基上。除单糖苷外，也有双糖苷，如大黄素甲醚 – 8 – O – β – D – 龙胆双糖苷。苷类不具升华性，且水溶性增大，与游离蒽醌有相同的显色反应。大黄中的二蒽酮苷主要是番泻苷 A、B、C、D，其中番泻苷 A 含量最高。

（二）大黄中蒽醌类化合物的提取分离

1. 工艺流程（图 5 – 1）

2. 流程说明　利用溶剂提取法从大黄中提取羟基蒽醌类成分，其中的游离蒽醌可溶于乙醚而被提出。再利用各羟基蒽醌类化合物酸性不同，采用 pH 梯度萃取法分离得到各蒽醌苷元。

```
                        大黄粗粉
                          │ 乙醇提取
                       乙醇提取液
                          │ 回收乙醇
                         浸膏
                          │ 乙醚
          ┌───────────────┴───────────────┐
        残渣                            乙醚液
       （苷类）                           │ 5%NaHCO₃溶液萃取
                        ┌────────────────┴────────────────┐
                     NaHCO₃层                           乙醚液
                        │ 酸化                            │ 5%NaHCO₃溶液萃取
                     黄色沉淀            ┌─────────────────┴────────────────┐
                        │ 重结晶       Na₂CO₃层                          乙醚液
                    黄色针状结晶          │ 酸化                           │ 5%NaOH溶液萃取
                     （大黄酸）         沉淀           ┌──────────────────┴─────────────┐
                                        │ 重结晶     NaOH层                        乙醚液
                                   橙色大针状结晶        │ 酸化                        │ 回收乙醚
                                    （大黄素）         沉淀                         残留物
                                                      │ 重结晶              （大黄酚及大黄素甲醚）
                                                 橙色长针状结晶                      │ 硅胶柱层析
                                                  （芦荟大黄素）                     │ 石油醚-乙酸乙酯洗脱
                                                            ┌──────────────────────┴───────────────┐
                                                      下层黄色带洗脱液                      上层黄色带洗脱液
                                                            │ 减压回收石油醚                    │ 减压回收石油醚
                                                            │ 甲醇重结晶                        │ 甲醇重结晶
                                                         大黄酚                          大黄素-6-甲醚
```

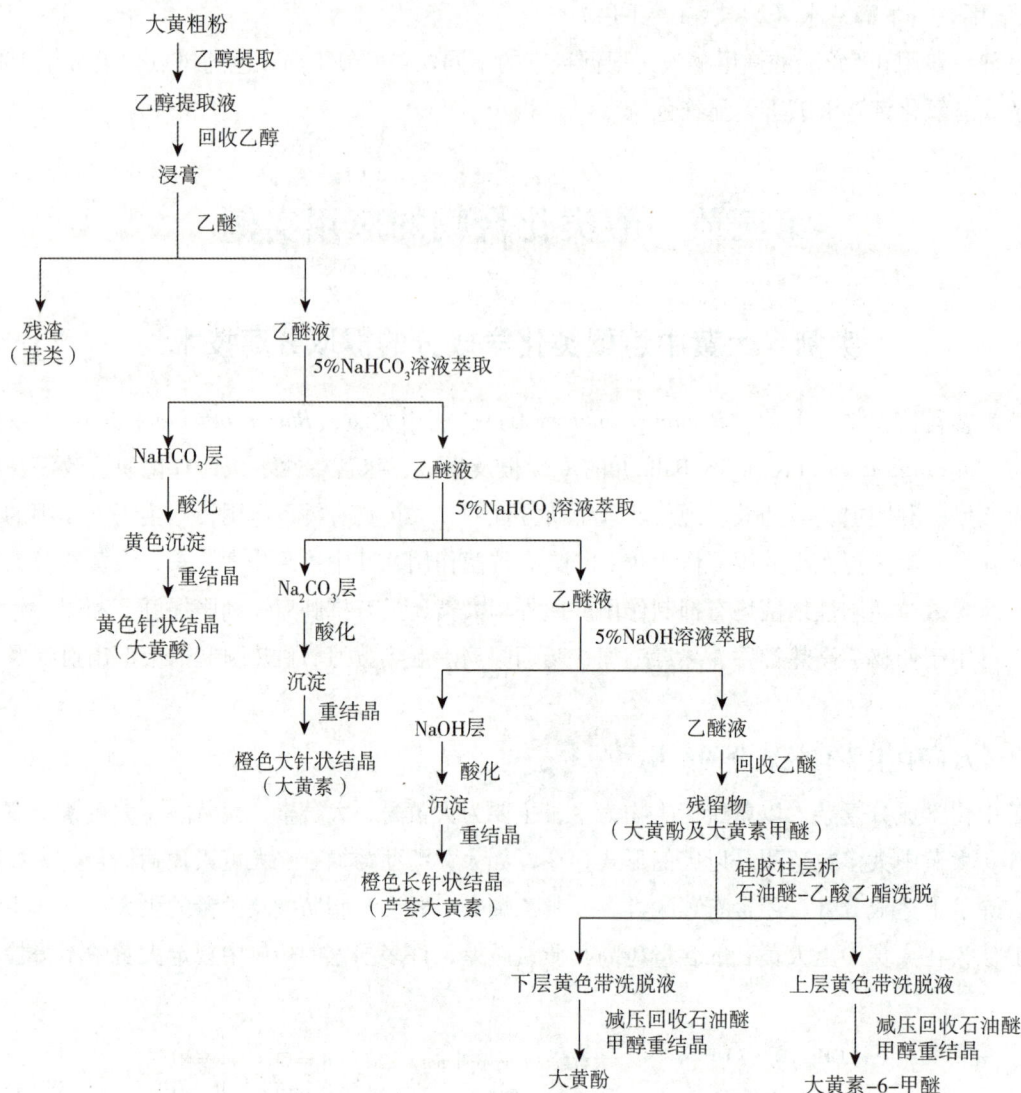

图 5 – 1　大黄中游离蒽醌类化合物提取分离流程图

实训四　大黄中蒽醌类化合物的提取分离与检识

【实训目的】

1. 掌握　蒽醌苷元的提取方法；pH 梯度萃取法的原理及操作技术。

2. 熟悉　蒽醌类化合物的性质及检识方法。

【实训原理】

　　大黄中羟基蒽醌类化合物多数以苷的形式存在，故先用稀硫酸溶液把蒽醌苷水解成苷元，利用游离蒽醌可溶于热三氯甲烷的性质，用三氯甲烷将它们提取出来。由于各羟基蒽醌结构上的不同所表现的酸性不同，用 pH 梯度萃取法进行分离；大黄酚和大黄素甲醚酸性相近，利用其极性的差别，用离心薄层色谱进行分离。

【实训仪器与试药】

1. 仪器　500ml 圆底烧瓶、冷凝管、研钵、分液漏斗、烧杯、离心薄层色谱、红外灯。

2. 试药　大黄粗粉、20%硫酸、三氯甲烷、20%盐酸、5% NaHCO₃、冰醋酸、丙酮、0.5%氢氧化钠、乙酸乙酯、0.5%醋酸镁乙醇溶液、硅胶 G、石油醚、大黄酸对照品、大黄素对照品、芦荟大黄素对照品、大黄酚对照品、大黄素甲醚对照品、甲酸。

【实训内容】

1. 总蒽醌苷元的提取 大黄粗粉 100g，加 20%硫酸溶液 200ml 润湿，再加三氯甲烷 500ml，回流提取 3 小时，稍冷后过滤，残渣弃去，三氯甲烷提取液于分液漏斗中，分出酸水层，得三氯甲烷提取液。

2. 蒽醌苷元的分离和精制

（1）大黄酸的分离和精制 将含有总蒽醌苷元的三氯甲烷液 450ml 置于 1000ml 分液漏斗中，加 5% NaHCO₃ 溶液 150ml 充分振摇，静置至彻底分层，分出碱水层置 250ml 烧杯中，边搅拌边滴加 20%盐酸至 pH 为 3，待沉淀析出完全后，过滤，沉淀干燥后，加冰醋酸 10ml 加热溶解，趁热过滤，滤液放置析晶，过滤，用少量冰醋酸淋洗结晶，得黄色针晶为大黄酸。

（2）大黄素的分离和精制 5% NaHCO₃ 溶液萃取过的三氯甲烷层，再加 5% Na₂CO₃ 溶液 300ml 振摇萃取，静置至彻底分层后，分出碱水层，在搅拌下用 20%盐酸酸化至 pH 为 3，析出棕黄色沉淀，抽滤，水洗沉淀物至洗出液呈中性，沉淀经干燥后，用 15ml 丙酮热溶，趁热过滤，滤液静置，析出橙色针晶，过滤后，用少量丙酮淋洗结晶，得大黄素。

（3）芦荟大黄素的分离与精制 5% Na₂CO₃ 溶液萃取过的三氯甲烷层再加 0.5% NaOH 碱水液 540ml 萃取，碱水层加盐酸酸化，析出的沉淀水洗，干燥，用 10ml 乙酸乙酯精制，得黄色针晶芦荟大黄素。

（4）大黄酚和大黄素甲醚的分离 萃取除去芦荟大黄素后余下的三氯甲烷层，再用 3% NaOH 溶液 500ml 分二次萃取，至碱水层无色为止，合并碱水层，加盐酸酸化至 pH 为 3，析出黄色沉淀，过滤，水洗至中性，干燥，为大黄酚和大黄素甲醚混合物，留作离心薄层色谱分离的样品。余下三氯甲烷液水洗至中性，蒸馏回收三氯甲烷。

（5）离心薄层色谱法分离大黄酚、大黄素－6－甲醚

1）按常规方法于转子上涂以 1mm 厚的硅胶 G－CMC－Na（25～30g 硅胶 G 加 80～100ml 0.4% CMC－Na 水溶液，调成浆糊状），阴干，然后用 1mm 的刮板器修整转子，于 70～90℃的烘箱中活化 2 小时，贮于干燥器中备用。

2）将制备好的转子装于离心薄层色谱仪上，上样前，先用洗脱剂预先使薄层转子吸附达饱和并除去硅胶中的杂质。

3）取大黄酚、大黄素甲醚混合物 15mg 溶于 1ml 三氯甲烷中，用 2ml 的进样器吸取 0.5ml 直接进样（先启动转子），使样品在转子内缘形成窄带。

4）用石油醚（30～60℃）（或环己烷）－乙酸乙酯（25∶1）洗脱，以 1.5ml/min 的流速送入，每收集 2～4ml 为一流份，以硅胶薄层色谱法检查每一流份，相同的合并，回收溶剂，用甲醇重结晶，得大黄酚和大黄素甲醚精制品，检查纯度。

5）薄层色谱检查条件，硅胶 G－CMC－Na 薄层板，用石油醚（30～60℃）－乙酸乙酯（9∶1）展开，可见光下显黄色斑点，紫外光下显亮黄色斑点，氨气熏，显红色斑点。

3. 检识

（1）碱液试验 分别取各蒽醌化合物结晶少许，置于试管中，加 1ml 乙醇溶解，加数滴 5%氢氧化钾试剂振摇，观察颜色变化。

（2）醋酸镁试验 分别取各蒽醌化合物结晶少许，置于试管中，加 1ml 乙醇溶解，加数滴 0.5%醋酸镁乙醇溶液，观察颜色变化。

（3）薄层检识

薄层板：硅胶 G – CMC – Na 板。

点样：提取的大黄酸、大黄素、芦荟大黄素、大黄酚、大黄素甲醚的三氯甲烷溶液及各对照品三氯甲烷溶液。

展开剂：石油醚（30～60℃）– 乙酸乙酯 – 甲酸（15：5：1）上层溶液。

展开方式：上行展开。

显色：在可见光下观察，记录黄色斑点出现的位置，然后用浓氨水熏或喷5%醋酸镁甲醇溶液，斑点显红色。

观察记录：记录图谱并计算 R_f 值。

【实训注意事项】

（1）分液漏斗使用时应注意防止乳化。

（2）游离蒽醌提取时应注意提取温度，回流不宜太过剧烈。

（3）pH 梯度萃取分离时，为保证提取充分，可以使用薄层色谱做监测。

（4）注意碱液浓度对实验的影响。

（5）注意萃取时静置时间对实验结果的影响。

【实训思考】

1. 如何检识中药中是否存在蒽醌类成分？

2. pH 梯度萃取法的原理是什么？

3. 在实训过程中采用 pH 梯度萃取法分离游离蒽醌，萃取过程若出现乳化现象，应如何处理？

4. 大黄中5种羟基蒽醌化合物的酸性和极性大小应如何排列？为什么？

目标检测

答案解析

（一）最佳选择题

1. 中药丹参中治疗冠心病的醌类成分属于（　　）

　　A. 苯醌类　　　　　　　　B. 萘醌类　　　　　　　　C. 菲醌类

　　D. 蒽醌类　　　　　　　　E. 蒽酮类

2. 蒽酮衍生物一般仅存在于新鲜药材中，而不存在于久贮后的药材，其原因是（　　）

　　A. 自然挥发散去　　　　　B. 被氧化成蒽醌　　　　　C. 结合成苷

　　D. 聚合成二蒽酮　　　　　E. 水解成游离蒽醌

3. 专用于鉴别羟基蒽醌类化合物的反应是（　　）

　　A. Feigl 反应　　　　　　B. 无色亚甲蓝反应　　　　C. Bornträger 反应

　　D. 醋酸镁反应　　　　　　E. 盐酸镁粉反应

（二）配伍选择题

（第4～6题共用选项）

　　A. 苯醌　　　　　　　　　B. 萘醌　　　　　　　　　C. 菲醌

　　D. 羟基蒽醌　　　　　　　E. 蒽酮

4. 大黄中的主要成分属于（　　）

5. 丹参中的主要成分属于（　　）

6. 紫草中的主要成分属于（　　）

（三）多项选择题

7. 含有醌类化合物的中药是（　　）

A. 紫草　　　　　　　B. 虎杖　　　　　　　C. 槐米

D. 番泻叶　　　　　　E. 丹参

8. 下列化合物遇碱显黄色，需经氧化后才显红色的是（　　）

A. 羟基蒽醌类　　　　B. 蒽酚　　　　　　　C. 蒽酮

D. 二蒽酮类　　　　　E. 羟基蒽醌苷

书网融合……

重点小结　　　　　微课1　　　　　微课2　　　　　习题

第六章 苯丙素类化合物的提取分离技术

PPT

学习目标

知识目标：通过本章的学习，应能掌握香豆素的结构分类、理化性质、提取分离及检识；熟悉常用香豆素类中药的质量控制成分，木脂素化合物的结构与分类、理化性质；了解香豆素、木脂素类化合物的应用及分布。

能力目标：具备香豆素类化合物的提取分离及检识的能力。

素质目标：通过本章的学习，树立药品质量安全意识及开拓创新的精神；培养科学严谨的作风和独立思考的能力。

情境导入

情境：20世纪20年代初，加拿大和美国北部的农场主们发现了一种奇怪而又相似的现象，春、夏季牛羊群吃了新鲜的三叶草（也称苜蓿草）都相安无事，羊肥牛壮；而秋末若食用放置后腐败的三叶草后，一点点小外伤或手术都会致牛羊出血不止而死。为查明真相，加拿大兽医弗兰克斯科菲尔德到处奔波，最后他认为腐烂变质的三叶草是罪魁祸首，1924年他就此发表论文并称之为"三叶草病"。

1940年，美国一位教授林克终于从这些发霉的牧草中分离出了具有抗凝血作用的物质，确定了它的结构，命名为"双香豆素"。1945年，林克教授萌生了做老鼠药的想法。经过3年的改进，终于在1948年合成了符合要求的新型老鼠药——华法林。

在1950年，一名美国大兵一口气吃下6包老鼠药华法林，企图自杀，虽然出血但并没有立即死去，被送去医院注射维生素K抢救后，完全康复了。这个意外，证明了华法林对人的毒性小，同时也提示人们华法林可用于人体抗凝血。

1954年，美国FDA批准华法林作为抗凝药应用。1955年，时任总统的艾森豪威尔心脏病发作，服用华法林抗凝治疗，效果极佳，使得华法林名声大震，口服抗凝药的历史也就从此进入了华法林时代。

思考：1. 抗凝血药华法林的研发给你什么样的启示？

2. 林克从发霉的牧草中分离的具有抗凝血作用的物质主要成分是什么类型？如何进行鉴定？

苯丙素类（phenylpropanoids）是天然存在的一类含有一个或几个 $C_6 - C_3$ 单元的化合物，大多数在苯环上有酚羟基或烷氧基取代。此类成分广泛存在于植物界中，具有多种生物活性。广义而言，苯丙素类化合物包括简单苯丙素类（如苯丙烯、苯丙醇、苯丙酸等）、香豆素类、木脂素类、木质素类、黄酮类，涵盖了多数天然芳香化合物。狭义而言，苯丙素类化合物是指简单苯丙素类、香豆素类和木脂素类。本章主要对香豆素类和木脂素类化合物进行介绍。

知识链接

苯丙素类化合物的生物合成途径

从生物合成途径来看，苯丙素类均是由桂皮酸途径合成而来。具体而言，碳水化合物经莽草酸途径合成苯丙氨酸，然后在苯丙氨酸脱氨酶的作用下，脱去氨基生成桂皮酸衍生物，从而形成 $C_6 - C_3$

基本单元。桂皮酸衍生物再经羟化、氧化、还原、醚化等反应，分别生成苯丙烯、苯丙醇、苯丙醛、苯丙酸等简单苯丙素类化合物。在此基础上，再经异构、环合反应生成香豆素类化合物，经缩合反应生成香豆素类、木脂素类等化合物。

第一节　香豆素类化合物的提取分离技术

香豆素（coumarin）又称香豆精，因最早从豆科植物香豆中提取而来并有香味而得名。现已发现的香豆素类化合物约 2000 种，是一类重要的天然药物化学成分。香豆素类成分广泛分布于植物界，少数来自动物和微生物，尤其在伞形科、豆科、芸香科、茄科、菊科、木犀科、瑞香科等植物中分布更为广泛。在植物体内，香豆素类一般以游离状态或与糖成苷的形式存在于叶、花、茎、果实中，通常以幼嫩的叶芽中含量较高。

香豆素类成分具有多方面的生物活性。如秦皮中的七叶内酯和七叶苷具有抗菌作用；茵陈中的滨蒿内酯具有解痉、利胆作用；蛇床子中的蛇床子素具有杀虫止痒作用；补骨脂中的补骨脂素具有光敏作用，可用于治疗白斑病；此外，还有粮食霉变后产生具有致癌性的黄曲霉素 B_1 等成分。

知识链接

黄曲霉素 B_1 的危害

黄曲霉素 B_1 是含有一个双呋喃环和一个氧杂萘邻酮的香豆素类化合物，是已知的化学物质中致癌性最强的一种，国家质量监督检验检疫总局规定黄曲霉素 B_1 是大部分食品的必检项目之一。

黄曲霉素在自然界中分布广泛，黄曲霉毒素主要污染粮油及其制品，如花生、花生油、玉米、大米及棉籽等，干鲜果品、调味品、烟草、乳及乳制品、肉类、鱼虾类和动物饲料中均能检出黄曲霉素。

一、香豆素类化合物的结构与分类 🄔 微课1

香豆素类成分是一类具有苯骈 α - 吡喃酮母核的天然产物的总称。在结构上可以看成是顺式邻羟基桂皮酸脱水形成的内酯类化合物，具有 $C_6 - C_3$ 的基本骨架。

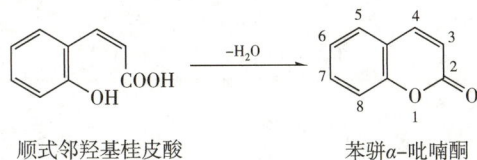

顺式邻羟基桂皮酸　　　　　　　　苯骈α–吡喃酮

（一）简单香豆素类

简单香豆素类是指仅在苯环一侧有取代的香豆素，常见的取代基有羟基、甲氧基、亚甲二氧基、异戊烯基等。大多数天然香豆素类成分在 7 位连有含氧基团，所以 7 - 羟基香豆素即伞形花内酯，常被视为香豆素类成分的母体。

常见的简单香豆素有如秦皮中具有抗菌、消炎、止咳、平喘作用的七叶内酯（秦皮乙素，esculetin）和七叶苷（秦皮甲素，esculin）；茵陈中具有解痉、利胆作用的的滨蒿内酯（scoparone）；另外，蛇床子中的蛇床子素、独活中的当归内酯等均属于简单香豆素。

伞形花内酯

七叶内酯　R＝H
七叶苷　　R＝glc

滨蒿内酯

蛇床子素

当归内酯

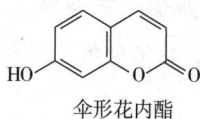

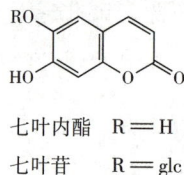

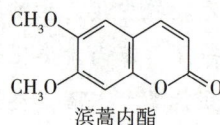

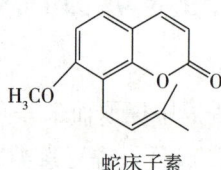

（二）呋喃香豆素类

呋喃香豆素是指香豆素母核苯环上 7 位羟基与 6（或 8）位取代异戊烯基缩合形成呋喃环，成环后常因降解而失去 3 个碳原子。根据稠合位置可分为线型与角型两种。

1. 6,7 - 呋喃香豆素（线型）　香豆素母核 6 位异戊烯基与 7 位羟基缩合形成呋喃环，则呋喃环与苯环、α - 吡喃酮环处在一条直线上，称为线型呋喃香豆素，此型香豆素以补骨脂素（psoralen）为代表，又称作补骨脂内酯型。如中药补骨脂中具有光敏作用的补骨脂素，《中国药典》采用高效液相色谱法测定补骨脂药材中补骨脂素和异补骨脂素含量，两者总含量不得少于 0.7%；另外，还有花椒毒内酯、紫花前胡内酯等。

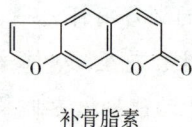

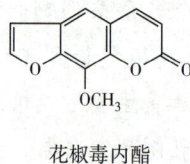

补骨脂素

花椒毒内酯

紫花前胡内酯

2. 7,8 - 呋喃香豆素（角型）　香豆素母核 8 位异戊烯基与 7 位羟基缩合形成呋喃环，则呋喃环与苯环、α - 吡喃酮环处在一条折线上，称为角型呋喃香豆素，此型以异补骨脂内酯为代表，又称作异补骨脂内酯型。如补骨脂中具有中枢抑制、解痉作用的异补骨脂内酯（isopsoralen），紫花前胡中的茴芹内酯，佛手中的异佛手内酯等。

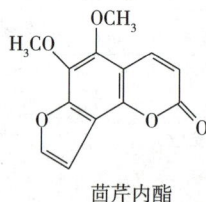

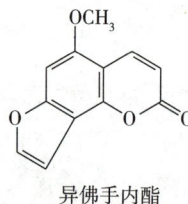

异补骨脂内酯

茴芹内酯

异佛手内酯

（三）吡喃香豆素类

吡喃香豆素是指香豆素母核苯环上 7 位羟基与 6（或 8）位取代异戊烯基缩合形成吡喃环。根据稠合位置亦可分为线型与角型两种。

1. 6,7 - 吡喃香豆素（线型）　香豆素母核 6 位异戊烯基与 7 位羟基缩合形成吡喃环，称为线型吡喃香豆素。如美洲花椒中的花椒内酯（xanthyletin）及美花椒内酯（xanthoxyletin），具有抗菌、解痉、抑制癌细胞的作用。

花椒内酯

美花椒内酯

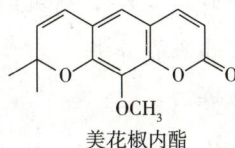

2. 7,8 - 吡喃香豆素（角型）　香豆素母核 8 位异戊烯基与 7 位羟基缩合形成吡喃环，称为角型吡喃香豆素。如印度邪蒿果实中具有抗真菌作用的邪蒿内酯（seselin），中药白花前胡中抗心律不齐的白花前胡甲素（praeruptorin A）和白花钱胡乙素（praeruptorin B）。《中国药典》采用高效液相色谱法测定药材中白花前胡甲素和白花前胡乙素含量，其中白花前胡甲素含量不少于 0.90%，白花前胡乙素不少于 0.24%。另外还有黄曲霉素 B_1 等。

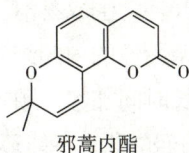

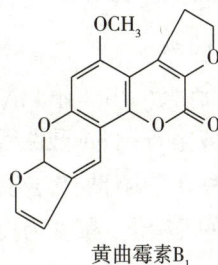

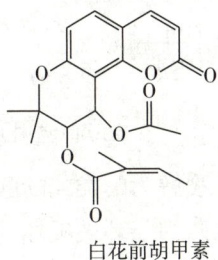

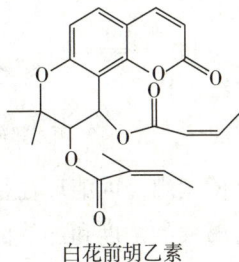

邪蒿内酯

黄曲霉素B_1

白花前胡甲素

白花前胡乙素

（四）其他香豆素类

凡不具有以上 3 类结构特点的香豆素衍生物均归属于此类化合物。其中包括在 α - 吡喃酮环上有取代的香豆素类，如从胡桐中得到的（ + ）胡桐素 A［（ + ）calanolide A］在 4 位是烷基取代，具有显著的抗 HIV - 1 逆转录酶作用；某些香豆素成分还可通过碳碳键或醚键相连生成双香豆素类，如具有抗凝血作用的紫苜蓿酚（dicoumarol）；以及异香豆素类，如茵陈中具有清利湿热、利胆退黄作用的茵陈炔内酯（capillarin）。

紫苜蓿酚

(+)胡桐素A

茵陈炔内酯

二、香豆素类化合物的理化性质

（一）性状

游离香豆素类成分大多为无色至淡黄色结晶状的固体，有比较敏锐的熔点。分子量小的游离香豆素多具有芳香气味与挥发性，能随水蒸气蒸馏，并能升华。香豆素苷类一般呈粉末或晶体状，多数无香味和挥发性，也不能升华。

（二）溶解性

游离香豆素类可溶于三氯甲烷、乙醚、乙酸乙酯、丙酮、乙醇、甲醇等有机溶剂，也能溶于沸水，但不溶于冷水。香豆素苷类易溶于甲醇、乙醇，可溶于水，难溶于乙醚、三氯甲烷、乙酸乙酯等有机溶剂。

（三）荧光性

香豆素母核本身无荧光，但羟基香豆素类化合物在紫外光下大多显蓝色或蓝绿色荧光，在碱液中更加显著。尤其是 7 - 羟基香豆素，甚至在日光下也可辨认。6,7 - 二羟基香豆素荧光则较弱；7,8 - 二羟基香豆素荧光极弱或不显荧光。若羟基被甲基化，则荧光减弱，色调变紫。荧光和结构之间的关系目前尚不完全清楚，但香豆素的荧光性质可用于香豆素成分的检识鉴别。

（四）内酯性质

香豆素类化合物分子中具有内酯结构，在稀碱性条件下加热可水解开环，生成易溶于水的顺式邻羟基桂皮酸盐。加酸酸化至中性或酸性后顺式邻羟基桂皮酸盐又闭环恢复为亲脂性的内酯结构而沉淀析出。这一性质常用于香豆素等内酯类化合物的提取分离和鉴别。但如果与碱液长时间加热，顺式邻羟基桂皮酸盐则发生双键构型的异构化，转变为稳定的反式邻羟基桂皮酸盐，此时，再经酸化也不能环合为内酯。

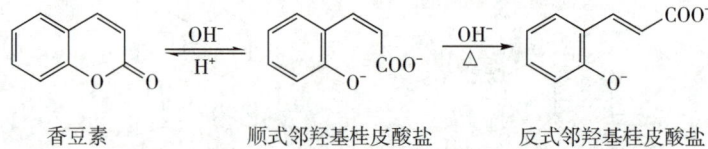

香豆素　　　　　　　　顺式邻羟基桂皮酸盐　　　　反式邻羟基桂皮酸盐

香豆素类成分与浓碱共同煮沸，内酯环往往被破坏，裂解为酚类或酚酸类。因此，在用碱液提取香豆素类成分时，必须注意碱液的浓度和加热的时间，以防内酯环被破坏。

（五）显色反应

1. 异羟肟酸铁反应　香豆素类成分具有内酯结构，在碱性条件下内酯开环，与盐酸羟胺缩合成异羟肟酸，在酸性条件下再与 Fe^{3+} 络合生成异羟肟酸铁而显红色。

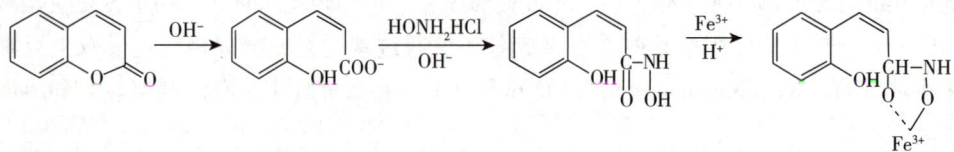

2. 三氯化铁反应　含有酚羟基的香豆素在酸性条件下可与三氯化铁试剂产生绿色至墨绿色，酚羟基数目越多，颜色越深。

3. Gibb's 反应　香豆素类成分在碱性条件（pH 9 ~ 10）下内酯环水解生成酚羟基，如果其对位（6 位）无取代，与 2,6 - 二氯苯醌氯亚胺（Gibb's 试剂）反应显蓝色。

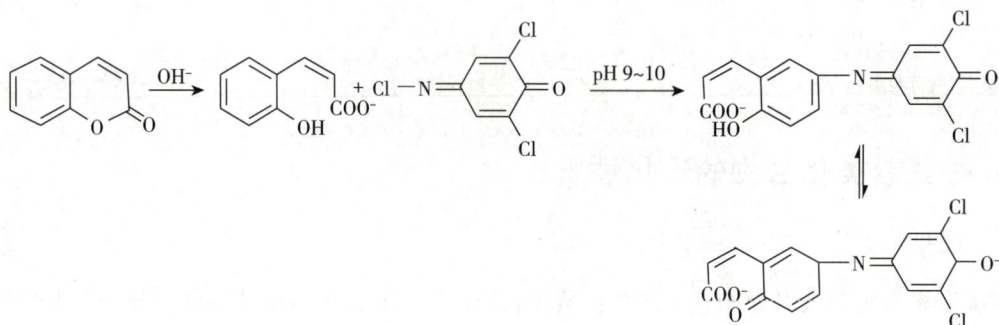

4. Emerson 反应　与 Gibb's 反应类似，香豆素类成分如在 6 位无取代，内酯环在碱性条件下开环后与 Emerson 试剂（4 - 氨基安替比林和铁氰化钾）反应成红色。

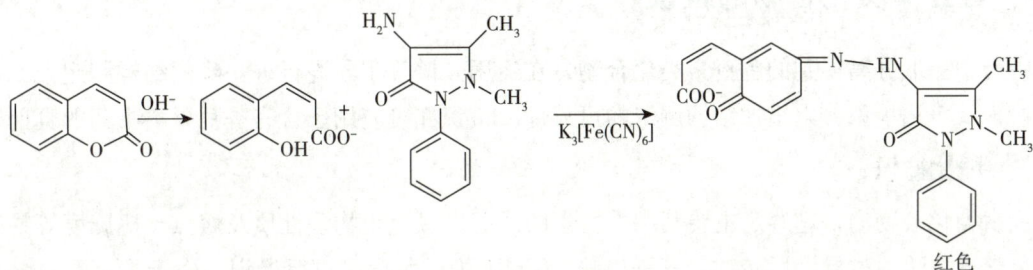

利用 Gibb's 反应或 Emerson 反应可判断香豆素分子中 C_6 位是否有取代基存在。

5. 重氮化试剂反应　香豆素结构中酚羟基邻位或对位无取代时，可与重氮化试剂反应，显红色至紫红色。

三、香豆素类化合物的提取与分离 　微课 2

（一）提取

中药中的香豆素类化合物以苷元和苷的形式存在，香豆素的内酯环可在碱性条件下开环，因此提取香豆素类成分时，既要考虑苷元与苷的极性差异，同时也要考虑香豆素内酯结构的化学性质，从而选择合适的提取方法和溶剂。具有挥发性的香豆素类亦可用水蒸气蒸馏法提取。

1. 溶剂提取法　游离香豆素大多极性较小或亲脂性较强，可以用低极性的有机溶剂如乙醚、乙酸乙酯等提取，香豆素苷极性较大，可以用甲醇、乙醇、水等溶剂加热提取。一般药材中往往存在几种香豆素，提取时可采用系统溶剂法，依次用石油醚、苯、乙醚、乙酸乙酯、丙酮和甲醇提取。也可先用甲醇（乙醇）或水提取，再用溶剂或大孔吸附树脂法划分为脂溶性部分和水溶性部分。

2. 碱溶酸沉法　香豆素类具有内酯结构，能溶于稀碱液开环成盐，酸化后内酯环合，香豆素类成分即可游离析出。可以利用此性质进行香豆素的提取分离和纯化。常用 0.5% 的氢氧化钠水溶液加热提取，提取液冷却后用乙醚萃取去除杂质，然后加酸调 pH 至中性，适当浓缩，再酸化，则香豆素及其苷即可析出。但必须注意碱液的浓度、加热时间及温度，防止内酯环被破坏。

3. 水蒸气蒸馏法　小分子的香豆素类成分因具有挥发性，可采用水蒸气蒸馏法提取。

4. 超临界流体提取法　超临界流体提取新技术已被广泛应用于香豆素类成分的提取中。极性小的游离香豆素可直接提取，而苷类可通过加入乙醇等极性溶剂作夹带剂来提取。

（二）分离

根据香豆素类化合物极性强弱不同的特性，先将提取物用水溶解，以乙醚或三氯甲烷、乙酸乙酯萃取，可得到香豆素苷元；也可用极性强弱不同的溶剂顺次萃取，得到不同的极性部位。同一中药中往往含有结构类似、极性相近的一种或几种类型的香豆素类化合物，用常规的溶剂法、结晶法难以分离。通常采用色谱法进行分离纯化，常用的色谱分离方法有柱色谱、制备薄层色谱和高效液相色谱。

柱色谱分离一般采用硅胶为吸附剂，洗脱剂可先用薄层色谱试验筛选，常用的洗脱系统有环己烷 - 乙酸乙酯、石油醚 - 乙酸乙酯、三氯甲烷 - 丙酮等。氧化铝一般不用于香豆素类成分的分离。香豆素苷类的分离可用反相硅胶柱色谱。大孔吸附树脂、葡聚糖凝胶柱色谱等也可用于香豆素类成分的分离。

制备薄层色谱是分离纯化香豆素类化合物的方法之一，香豆素类成分在薄层板上很容易以荧光斑点确定。利用高效液相色谱法分离香豆素类化合物也较为普遍，如果分离极性很小的香豆素类，一般用正相高效液相色谱；而对于极性较强的香豆素苷类分离，则用反相高效液相色谱。

四、香豆素类化合物的检识

从中药中提取分离得到的香豆素类化合物，在运用光谱等手段进行进一步的结构测定前，需要进行理化检识及色谱检识，以增加结构测定的可靠性。检识亦可应用于含有香豆素类中药的真伪鉴别。

（一）理化检识

香豆素类化合物的物理鉴定主要利用香豆素的形态、颜色等物理性质及熔点、比旋度等物理常数进行。化学方法可通过异羟肟酸铁、三氯化铁、Gibb's 等显色反应进行检识。由于香豆素对各种显色试剂灵敏度不同，所以通常需采用三种以上显色试剂进行检识。

（二）色谱检识

1. 薄层色谱法　香豆素薄层色谱常用的吸附剂是硅胶，其次是纤维素和氧化铝。香豆素及其苷多呈弱酸性或中性，展开剂可采用中等极性的混合溶剂或偏酸性的混合溶剂。此外，展开剂的极性还应与香豆素成分的极性相适应。如简单香豆素可用甲苯－甲酸乙酯－甲酸（5∶4∶1）、苯－丙酮（9∶1）展开；呋喃香豆素类可用正己烷－乙酸乙酯（7∶3）、乙醚－苯（1∶1）展开；香豆素苷可用极性较大的展开剂，如正丁醇－醋酸－水（4∶1∶5 上层）。R_f 值与母核上羟基数目有关，羟基数目越多，极性越大，R_f 值越小；羟基若被甲基化，极性减小，则 R_f 值增大；苷比相应的苷元 R_f 值小。

显色方法：首选观察荧光，或用氨熏、喷 10% 氢氧化钠后再观察。其次可选三氯化铁、异羟肟酸铁试剂、重氮化试剂、Gibb's 试剂或 Emerson 试剂等化学显色剂显色。

2. 纸色谱法　简单香豆素类常用水饱和的正丁醇、异戊醇、三氯甲烷为展开剂；具有邻二酚羟基或 1,2 － 二元醇结构的香豆素，滤纸先用 0.5% 硼砂溶液预处理，使其络合成硼酸酯，再以水饱和的正丁醇或乙酸乙酯展开；对亲脂性较强的呋喃香豆素类可用二甲基甲酰胺为固定相，己烷－苯（8∶2）为移动相展开。

展开剂的 pH 可影响酸性香豆素的 R_f 值：在碱性展开剂中，香豆素以离子形式展开，其极性增大，R_f 值减小；在中性展开剂中，弱酸性香豆素可产生电离，易造成拖尾现象；在酸性展开剂中，如正丁醇－醋酸－水（4∶1∶5 上层，BAW），香豆素以分子形式展开，R_f 值增大，展开效果较好。

纸色谱的显色方法同薄层色谱。

第二节　木脂素类化合物的提取分离技术

木脂素（lignans）是一类由苯丙素衍生物氧化聚合而成的天然化合物，通常所指是其二聚物，少数是三聚物和四聚物。在植物界分布较广，主要存在于被子植物和裸子植物中，在植物木质部和树脂中存在较多，多数以游离状态存在，少数与糖结合成苷。

一、木脂素类化合物的结构与分类

木脂素结构比较复杂，一般分为简单木脂素类、环木脂素、联苯环辛烯型木脂素、聚木脂素等类型。如中药牛蒡中牛蒡子苷（arctin）属于简单木脂素，具有扩张血管、降低血压作用；桃儿七中鬼臼毒素（padophyllotoxin）属于环木脂素，具有抗小细胞肺癌、淋巴癌、白血病、睾丸肿瘤等作用；五味子中五味子酯甲（schisanthcrin）等属于联苯环辛烯型木脂素，具有抗肝炎活性；丹参中的丹酚酸 B（salvianolic acid B）属于聚木脂素，具有清除自由基、溶解纤维蛋白、增加冠脉血流量等作用。

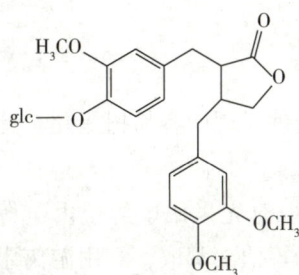
牛蒡子苷

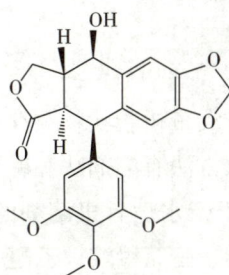
鬼臼毒素

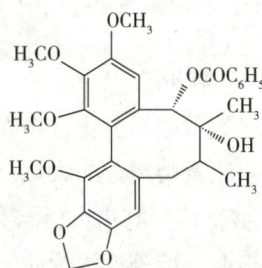
五味子酯甲

知识链接

五味子的药理作用及有效成分

　　葛洪在《抱朴子》中记载"五味者五行之精，其子有五味。移门子服之十六年，面色如玉女，入水不沾，入火不灼也。"《神农本草经》将五味子列入"上品""主益气，咳逆上气，劳伤羸瘦，补不足，强阴，益男子精。"五味子"五味具备，五脏皆治"，与之相关的主要药理作用体现在：保肝、改善学习记忆、抗心肌缺血、增强免疫、抗衰老等。研究发现木脂素是五味子的主要活性成分，主要为联苯环辛烯型木脂素，包括五味子醇甲、五味子醇乙、五味子酯甲和五味子甲素等，具有明显的抗氧化作用。

二、木脂素类化合物的理化性质

（一）性状及溶解性

　　木脂素类化合物一般为无色或白色结晶，无挥发性，少数可升华。游离木脂素多具亲脂性，易溶于乙醚、苯、三氯甲烷、乙酸乙酯、乙醇等溶剂，难溶于水。木脂素苷水溶性较大。具有酚羟基的木脂素类化合物可溶于碱水。

（二）光学活性与异构化作用

　　木脂素分子中常有多个手性碳原子，具有光学活性，遇酸或碱易发生异构化，从而改变其光学活性和生物活性。如左旋鬼臼毒素在碱性溶液中内酯环构型发生异构化，转变为右旋的苦鬼臼毒素，失去抗癌活性。

　　由于木脂素的生物活性与手性碳原子的构型有关，因此在提取分离过程中应注意操作条件，尽量避免与酸、碱接触，防止构型改变所导致的活性变化。

（三）显色反应

木脂素分子结构中含有酚羟基、亚甲二氧基和内酯环等，可发生一系列的颜色反应。

1. 酚羟基的反应　　含有酚羟基的木脂素类化合物可与三氯化铁、重氮化试剂反应。

2. 亚甲二氧基的反应　　含有亚甲二氧基的木脂素类化合物可与 Labat 试剂、Ecgrine 试剂反应。

（1）Labat 试剂反应　　样品加浓硫酸后，再加没食子酸，可产生蓝绿色。

（2）Ecgrine 试剂反应　　样品加浓硫酸后，再加变色酸，并保持温度在 70～80℃ 20 分钟，可产生蓝紫色。

3. 异羟肟酸铁反应　　含有内酯环的木脂素可发生异羟肟酸铁反应，溶液变为紫红色。

三、木脂素类化合物的提取与分离

（一）提取

大多数木脂素类化合物在植物体内与大量树脂状物共存，在溶剂处理过程中容易树脂化，此为提取分离木脂素类成分的难点。常用的提取方法有溶剂法和碱溶酸沉法。

1. 溶剂法　利用木脂素类成分可溶于亲水性有机溶剂的性质，提取时先采用甲醇或丙酮等亲水性溶剂提取、浓缩成浸膏后，再用石油醚、三氯甲烷、乙醚、乙酸乙酯等依次萃取，利用游离木脂素易溶于乙醚、三氯甲烷，木脂素苷类可溶于甲醇、乙醇等极性较大的溶剂，而得到极性不同的部位。

2. 碱溶酸沉法　具有酚羟基或内酯结构的木脂素，在碱液中酚羟基成盐或内酯环开环成盐而溶于水，与其他脂溶性成分分离。但碱液易使木脂素异构化，从而失去或降低生理活性，故此法不宜用于有旋光活性的木脂素，以免构型改变。

（二）分离

色谱技术是分离木脂素最有效的方法。常用的吸附剂有硅胶和中性氧化铝，以石油醚－乙酸乙酯、石油醚－乙醚、苯－乙酸乙酯、三氯甲烷－甲醇等梯度洗脱，分离效果较好。也可采用分配色谱、大孔吸附树脂色谱、高速逆流色谱等进行分离。

四、木脂素类化合物的检识

木脂素类化合物的检识常采用色谱法，即薄层色谱和纸色谱。硅胶薄层色谱的展开剂常用苯－甲醇、三氯甲烷－甲醇、石油醚－甲酸乙酯－甲酸等系统展开。显色可利用木脂素在紫外光下呈暗斑，或使用通用显色剂，如1%茴香醛－浓硫酸试剂，110℃加热5分钟；5%磷钼酸乙醇溶液，120℃加热至斑点显色；10%硫酸乙醇溶液，110℃加热5分钟。或可用硅胶GF_{254}薄层色谱。

第三节　苯丙素类化合物的应用实例

实例　秦皮中香豆素类化合物的提取分离技术

秦皮为木犀科植物苦枥白蜡树（*Fraxinus rhynchophylla* Hance）、白蜡树（*Fraxinus chinensis* Roxb.）、尖叶白蜡树（*Fraxinus szaboana* Lingelsh.）、宿柱白蜡树（*Fraxinusstylosa* Lingelsh.）的干燥枝皮或干皮。味苦，性寒，归肝、胆、大肠经。具有清热解毒、收涩、明目之功效，主治热痢、泄泻、赤白带下、目赤肿痛、目生翳膜。

（一）秦皮中主要有效成分的结构及理化性质

秦皮含有七叶内酯、七叶苷、秦皮素以及秦皮苷等香豆素类化合物，此外还有鞣质、皂苷、树脂和脂溶性色素等成分。七叶内酯和七叶苷为其主要成分，具有抗炎、镇痛、止咳、祛痰与平喘等功效。

七叶内酯为无色或淡黄色针状结晶，熔点276℃，易溶于甲醇、乙醇、丙酮、乙酸乙酯、稀碱水，略溶于水，难溶于三氯甲烷等亲脂性有机溶剂；七叶苷为无色或浅黄色针状结晶，熔点206℃，溶于甲醇、乙醇、碱水或水，难溶于乙酸乙酯，不溶于三氯甲烷。两者均显明显的蓝色荧光。

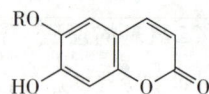

七叶内酯　R＝H
七叶苷　　R＝glc

（二）秦皮中香豆素类化学成分化合物的提取分离

1. 工艺流程（图 6 – 1）

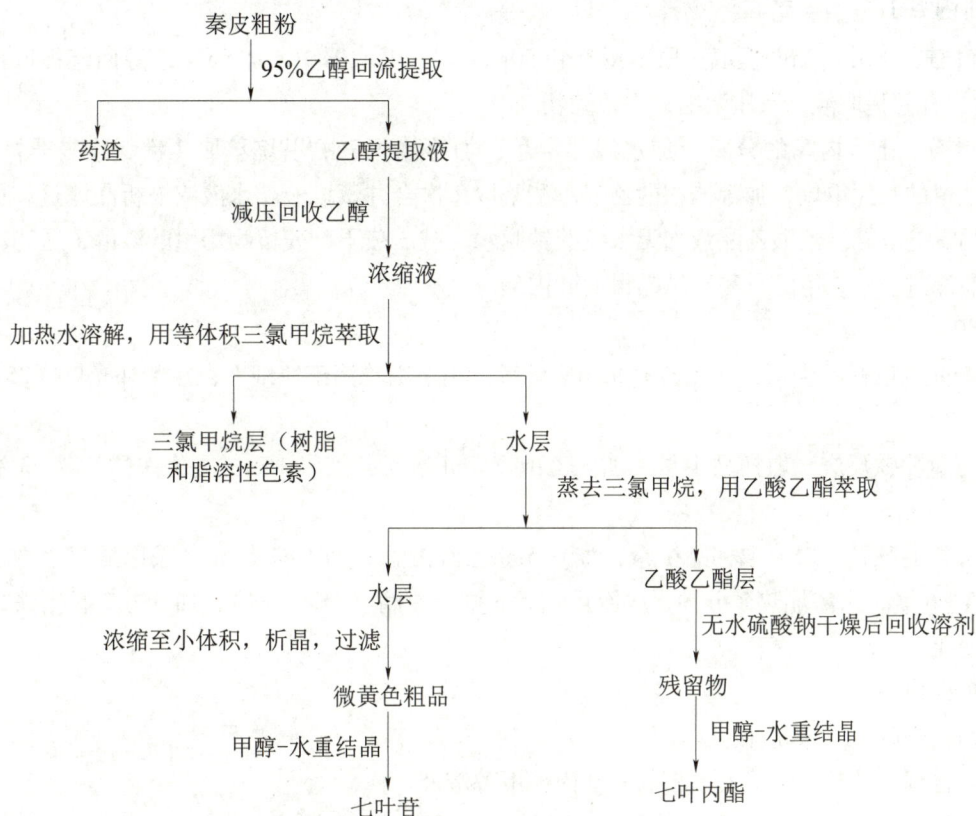

秦皮粗粉
｜ 95%乙醇回流提取
├─ 药渣
└─ 乙醇提取液
　　｜ 减压回收乙醇
　　浓缩液
　　｜ 加热水溶解，用等体积三氯甲烷萃取
　　├─ 三氯甲烷层（树脂和脂溶性色素）
　　└─ 水层
　　　　｜ 蒸去三氯甲烷，用乙酸乙酯萃取
　　　　├─ 水层
　　　　│　　｜ 浓缩至小体积，析晶，过滤
　　　　│　　微黄色粗品
　　　　│　　｜ 甲醇-水重结晶
　　　　│　　七叶苷
　　　　└─ 乙酸乙酯层
　　　　　　｜ 无水硫酸钠干燥后回收溶剂
　　　　　　残留物
　　　　　　｜ 甲醇-水重结晶
　　　　　　七叶内酯

图 6 – 1　秦皮中香豆素类化合物提取分离流程图

2. 流程说明　乙醇提取液中除含有香豆素外，还有鞣质、树脂及脂溶性色素等杂质。乙醇提取液浓缩后，加水温热溶解再加等体积的三氯甲烷萃取可去除树脂和脂溶性色素等杂质。水层用乙酸乙酯萃取，七叶内酯极性小，转入乙酸乙酯层，无水硫酸钠干燥除去水分，有利于蒸干溶剂。水层中则含有七叶苷及鞣质，因鞣质在水中或甲醇 – 水中溶解度较七叶苷大，可用重结晶法分离精制七叶苷。

实训五　秦皮中香豆素类化合物的提取分离与检识

【实训目的】

1. 掌握　提取分离香豆素类化合物的原理及方法。

2. 熟悉　香豆素类化合物的检识。

【实训原理】

秦皮中的七叶苷和七叶内酯均能溶于沸乙醇，可用沸乙醇将两者提取出来，利用在乙酸乙酯中两者的溶解性不同而分离。

【实训仪器与试药】

1. 仪器　回流提取器、分液漏斗、250ml 圆底烧瓶、冷凝管、水浴锅、硅胶 G 薄层板、紫外光灯。

2. 试药　95％乙醇、三氯甲烷、乙酸乙酯、盐酸、盐酸羟胺、甲醇、氢氧化钠、三氯化铁、正丁醇、醋酸、甲酸、三氯化铁－铁氰化钾试液、2% 七叶苷对照品甲醇液、2% 七叶内酯对照品甲醇液。

【实训内容】

1. 七叶苷、七叶内酯的提取 取秦皮粗粉 50g 于索氏提取器中，加 95% 乙醇回流提取 3 次，每次 20 分钟，合并提取液，减压浓缩，得浓缩物。

2. 七叶苷、七叶内酯的分离 加水温热混悬，加等体积三氯甲烷萃取 2 次，除去非极性杂质。水液挥去残留的三氯甲烷，加等体积的乙酸乙酯萃取 2 次合并萃取液。水液浓缩析晶滤过，甲醇、水反复重结晶得七叶苷。乙酸乙酯液加无水硫酸钠脱水，减压蒸干，残留物用甲醇溶解，适当浓缩后放置过夜析晶滤过，水、甲醇反复重结晶得七叶内酯。

3. 检识

（1）荧光 取样品少量，加入乙醇 0.5ml 溶解，用毛细管滴于滤纸上，在紫外光灯（254nm）下观察。

（2）三氯化铁反应 取样品少量，加入乙醇 0.5ml 溶解，加入 1% 三氯化铁试剂 2～3 滴，观察颜色变化。

（3）异羟肟酸铁反应 取样品少量，加 0.5ml 乙醇溶解，加 10% 盐酸羟胺甲醇溶液数滴，10% 氢氧化钠 5～6 滴，水浴加热 2 分钟，放冷后加 5% 盐酸数滴（pH 3～4），加 5% 三氯化铁 2～3 滴，观察颜色变化。

（4）色谱检识

吸附剂：硅胶 GF_{254} 薄层板。

样品：自制七叶苷甲醇溶液、自制七叶内酯甲醇溶液。

对照品：2% 七叶苷对照品甲醇液、2% 七叶内酯对照品甲醇液。

展开剂：三氯甲烷－甲醇－甲酸（6：1：0.5）。

显色剂：三氯化铁－铁氰化钾试剂（1：1）。

【实训注意事项】

（1）提取秦皮中七叶内酯、七叶苷时，减压回收乙醇至浓缩液即可分离。

（2）两相溶剂萃取法操作时应注意不要用力振摇，将分液漏斗轻轻旋转摇动，以免产生乳化现象。在进行两相溶液萃取时，力求萃取完全。

【实训思考】

1. 七叶内酯和七叶苷在结构和性质上有何异同点？实训过程中，如何利用它们的共性和个性？怎样提取和分离？

2. 通过提取分离秦皮中的七叶内酯和七叶苷，试述两相溶剂萃取法的原理是什么？操作时要注意哪些问题？萃取操作中若已发生乳化应如何处理？

···· 目标检测

答案解析

（一）最佳选择题

1. 香豆素的基本母核为（　）

    A. 苯骈 α－吡喃酮　　　　B. 对羟基桂皮酸　　　　C. 反式邻羟基桂皮酸

    D. 顺式邻羟基桂皮酸　　　E. 苯骈 γ－吡喃酮

2. 花椒内酯属于（　　）

　　A. 呋喃香豆素　　　　　　　B. 吡喃香豆素　　　　　　　C. 简单香豆素

　　D. 异香豆素　　　　　　　　E. 其他香豆素

3. 能使游离香豆素和香豆素苷分离的溶剂是（　　）

　　A. 甲醇　　　　　　　　　　B. 乙醇　　　　　　　　　　C. 乙酸乙酯

　　D. 沸水　　　　　　　　　　E. 热碱水

（二）配伍选择题

（第 4～6 题共用选项）

　　A. 简单香豆素　　　　　　　B. 呋喃香豆素　　　　　　　C. 吡喃香豆素

　　D. 联苯环辛烯型木脂素　　　E. 简单木脂素

4. 五味子中的主要成分属于（　　）

5. 秦皮中的主要成分属于（　　）

6. 牛蒡子中的主要成分属于（　　）

（三）多项选择题

7.《中国药典》规定，含量测定的指标成分属于香豆素类化合物的中药有（　　）

　　A. 秦皮　　　　　　　　　　B. 前胡　　　　　　　　　　C. 陈皮

　　D. 补骨脂　　　　　　　　　E. 五味子

8. 香豆素的提取方法可采用（　　）

　　A. 溶剂提取法　　　　　　　B. 碱溶酸沉法　　　　　　　C. 水蒸气蒸馏法

　　D. 水提醇沉法　　　　　　　E. 醇提水沉法

书网融合……

重点小结　　　　　微课1　　　　　微课2　　　　　习题

第七章 生物碱类化合物的提取分离技术

>> 学习目标 //

知识目标：通过本章的学习，应能掌握生物碱的结构分类、理化性质、提取分离及检识；熟悉常用生物碱类中药的质量控制成分；了解生物碱类化合物的应用及分布。

能力目标：具备生物碱类化合物的提取分离及检识的能力。

素质目标：通过本章的学习，树立药品质量安全意识及开拓创新的精神；培养科学严谨的作风和独立思考的能力。

>> 情境导入 //

情境：乌头碱是指存在于毛茛科乌头属植物中的一种二萜生物碱。我国乌头属植物有200多种，主要产于西南地区。大多数乌头属植物中所含有的主要毒性成分为二萜生物碱，具有靶器官毒性，主要危害神经系统和心血管系统，比如川乌、草乌、附子、雪上一枝蒿等中草药，具有补阳、祛寒止痛等功效的中成药如大活络丹、附子理中九等中都含有乌头碱。乌头碱作为一种有毒的药物成分，治疗量与中毒量非常接近，加工处理不当、过量服用易致急性中毒，如救治不及时或不当，会导致恶性心律失常和心源性休克，致死率达15.1%。

思考：1. 乌头碱中毒事件给你什么样的启示？

2. 川乌、草乌中的主要成分乌头碱是什么类型的生物碱？如何进行减毒处理？

生物碱（alkaloids）是一类源自生物界（主要为植物，但有的也存在于动物）的含氮有机化合物，多数呈现碱性特性并具备显著的生物活性。大部分含有复杂的氮杂环结构，但也有一些例外，如秋水仙碱的氮原子不在环内，也几乎没有碱性。但是，部分源于生物界的含氮衍生物，如氨基酸、蛋白质、核酸及某些含氮的维生素等，并不纳入生物碱范畴。

目前，已知生物碱种类很多，约在2000种以上，主要分布在高等植物中，尤其是双子叶植物，如毛茛科、防己科、罂粟科等50余个科120多个属。单子叶植物中分布较少，如百合科、石蒜科、兰科等。裸子植物中大部分不含生物碱，仅红豆杉属、松属、麻黄属等含有。低等植物中极少存在生物碱，仅在菌类和蕨类植物中发现过。

生物碱在植物体的各个器官和组织都可能存在，但对某种植物来说，往往集中在某一器官，如黄柏生物碱主要集中于树皮部分。植物体内生物碱含量高低还受气候、环境及品种不同等因素的影响，如不同产地的味连中各生物碱及总生物碱的含量存在显著差异，且味连与雅连、云连的成分含量差异显著。

在植物体内，绝大部分生物碱与体内共存的有机酸（如柠檬酸、酒石酸、草酸等）结合成生物碱盐，少部分生物碱与无机酸（硫酸、盐酸等）成盐，另外少部分生物碱呈游离状态，极少部分生物碱以苷、氮氧化物的形式存在。

生物碱有显著的生物活性，是中药中重要的有效成分之一。目前临床应用的生物碱已有百余种之多，生物碱的研究一直是中药化学的重要研究领域之一。如具有很好的抗肿瘤作用的长春新碱（vincristine）、高三尖杉酯碱（homoharringtonine）、喜树碱（camptothecine），具有强烈镇痛作用的吗啡

（morphine），具有抗阿尔茨海默症作用的石杉碱甲（huperzine A），具有抗菌消炎作用的小檗碱（berberine）等。

生物碱类化合物的生物合成途径

普遍认为，一次代谢产物氨基酸作为生物碱生物合成的起始物质，主要包括鸟氨酸、赖氨酸、苯丙氨酸、酪氨酸、色氨酸、邻氨基苯甲酸、组氨酸等，其骨架大部分在所形成的生物碱中得以保留。此外，甲戊二羟酸和乙酸酯亦为某些生物碱生成的关键前体。生物碱生物合成过程中的主要化学反应涉及环合反应及碳－氮键的裂解。

第一节　生物碱类化合物的结构与分类　微课 1

PPT

生物碱类化合物的分类方法有多种，可按植物来源分类，如苦参生物碱、麻黄生物碱等；按化学结构类型分类，如莨菪烷类生物碱、异喹啉类生物碱等；按生物碱溶解性分类，如水溶性生物碱、脂溶性生物碱等；按生源途径进行分类，如由鸟氨酸、赖氨酸衍生的生物碱，由色氨酸衍生的生物碱等。近年来，生源结合化学分类法愈来愈被人们认同，该方法既能反映生物碱的生源，同时又兼顾了化学结构特点。

按生源途径并结合化学结构类型，生物碱主要可分为：氨基酸来源生物碱和非氨基酸来源生物碱。氨基酸来源生物碱主要包括鸟氨酸系生物碱、赖氨酸系生物碱、苯丙氨酸和酪氨酸系生物碱、色氨酸系生物碱（吲哚类生物碱）；非氨基酸来源生物碱包括萜类生物碱、甾体类生物碱等。

一、鸟氨酸系生物碱

（一）吡咯烷类生物碱

吡咯烷类生物碱是指由一个鸟氨酸分子开始，生物合成一分子吡咯烷氮杂环的生物碱。如存在于益母草中的具有祛痰、镇咳作用的水苏碱（stachydrine）和新疆党参中具有降压作用的党参碱（codonopsine）等。

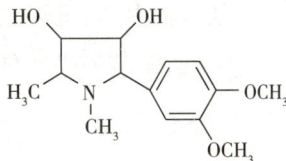

| 吡咯 | 水苏碱 | 党参碱 |

（二）莨菪烷类生物碱

莨菪烷类生物碱是指由一个鸟氨酸分子开始，生物合成一分子吡咯烷氮杂环的生物碱，再进一步形成一分子莨菪烷的生物碱。主要存在于茄科的颠茄属、曼陀罗属、莨菪属和天仙子属中，在植物体内常以有机酸酯的形式存在，有一元酯和二元酯，也有非酯。如天仙子主要的生物碱有抗胆碱作用和镇痛解毒作用的莨菪碱（hyoscyamine）和东莨菪碱（scopolamine），山莨菪中能治疗急性微循环性疾病的山莨菪碱（anisodamine）和具有解痉、解有机磷中毒作用的樟柳碱（anisodine）。从南美"圣草"古柯树叶中分离得到的可卡因（cocaine）作为先导化合物，设计合成了一系列优良的局麻药，如利多卡因（lidocaine）、普鲁卡因（procaine）。

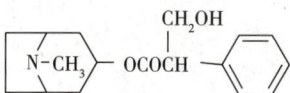
莨菪烷

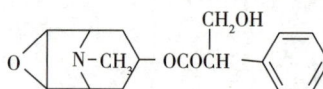
莨菪碱（阿托品）

东莨菪碱

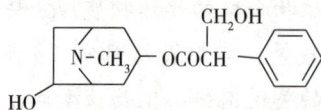
山莨菪碱

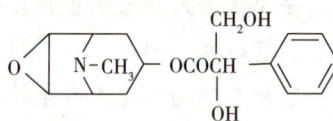
樟柳碱

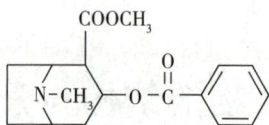
可卡因

（三）吡咯里西啶类生物碱

吡咯里西啶类生物碱是指由两个鸟氨酸分子开始，生物合成两个吡咯烷共用一个氮原子的一分子氮杂环结构的生物碱。这类生物碱的生物活性较强，但毒性也较大。如野百合中具有抗癌作用的野百合碱（monocrotaline）等。

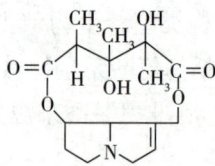

吡咯里西啶   野百合碱

二、赖氨酸系生物碱

（一）哌啶类生物碱

哌啶类生物碱是指由一个赖氨酸分子开始，生物合成一分子哌啶氮杂环的生物碱。此类生物碱结构简单，有的呈液体。如槟榔中具有驱绦虫作用的槟榔碱（arecoline）、槟榔次碱（arecaidine）和烟草中杀虫成分烟碱（nicotine），以及八角枫中具有松弛横纹肌作用的毒藜碱（anabasine）均为液体。

哌啶   吡啶

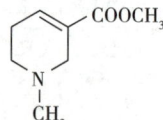
槟榔碱

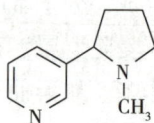
烟碱

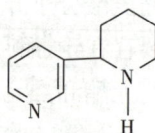
毒藜碱

（二）喹诺里西啶类生物碱

喹诺里西啶类生物碱是指由两个赖氨酸分子开始，生物合成两个哌啶共用一个氮原子的一分子氮杂环的生物碱，也称双稠哌啶类生物碱，主要分布于豆科、石松科和千屈菜科。如从苦参和山豆根中分离得到的具有抗癌活性的苦参碱（matrine）和氧化苦参碱（oxymatrine），均属于此类化合物，《中国药典》采用高效液相法测定山豆根药材中苦参碱和氧化苦参碱的总量不得少于0.70%。

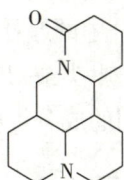
喹喏里西啶

苦参碱

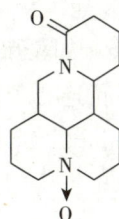
氧化苦参碱

（三）吲哚里西啶类生物碱

吲哚里西啶类生物碱是由一个赖氨酸分子开始，生物合成一分子2-哌啶酸，羧酸端再进一步环合转化，为哌啶和吡咯共用一个氮原子稠合的衍生物。主要分布于大戟科一叶萩属植物中。本类化合物数目较少，但有较强的生物活性，如存在于一叶萩中的一叶萩碱（securinine）对中枢神经系统有兴奋作用。

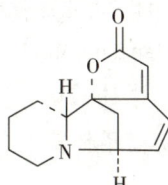
吲哚里西啶

一叶萩碱

三、苯丙氨酸和酪氨酸系生物碱

（一）苯丙胺类生物碱

苯丙胺类生物碱指来源于苯丙胺酸的一类生物碱，此类生物碱数量较少，代表化合物是麻黄中的麻黄碱（ephedrine）、伪麻黄碱（pseudoephedrine）。

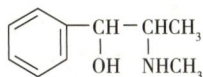
麻黄碱（伪麻黄碱）

（二）异喹啉类生物碱

由一个酪氨酸分子开始，合成一分子异喹啉氮杂环骨架结构的生物碱。根据生物碱化学结构的不同，又分为小檗碱类和原小檗碱类、苄基异喹啉类、双苄基异喹啉类和吗啡烷类。

1. 小檗碱类和原小檗碱类　前者多为季铵碱，如黄连、黄柏、三棵针中的小檗碱；后者多为叔胺碱，如延胡索中的延胡索乙素。此类生物碱结构是由两个异喹啉稠合而成。如黄连、黄柏、三颗针中的小檗碱（berberine）具有抗菌消炎作用；存在于延胡索中的成分延胡索乙素（tetrahydropalmatine）具有镇静止痛作用，《中国药典》采用高效液相法测定延胡索中延胡索乙素的总量，不得少于0.050%。

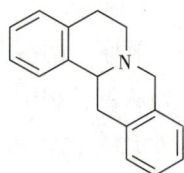
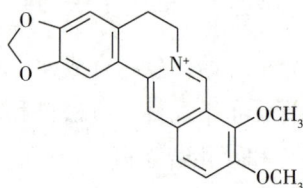
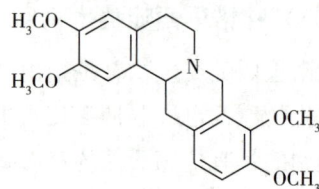

原小檗碱　　　　　　　　　小檗碱　　　　　　　　　延胡索乙素

2. 苄基异喹啉类　如罂粟中的罂粟碱、厚朴中的厚朴碱等。

此类生物碱在 1 位连有苄基，有单苄基异喹啉类或双苄基异喹啉类衍生物。如罂粟中具有解痉作用的罂粟碱（papaverine），乌头中具有强心作用的成分去甲乌药碱（demethylcoclaurine）。

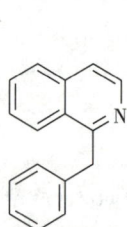
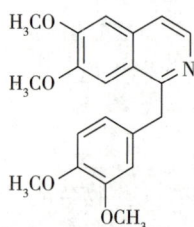
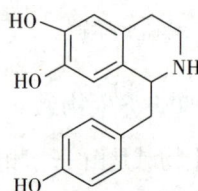

苄基异喹啉　　　　　　　罂粟碱　　　　　　　去甲乌药碱

3. 双苄基异喹啉类　由两分子的苄基异喹啉衍生物通过醚键连接而成。如防己主要含有粉防己碱（tetrandrine）和防己诺林碱（fangchinoline），粉防己碱具有抗心肌缺血、抑制血小板聚集、解痉、抗炎、抗溃疡、保肝等作用；防己诺林碱具有抗炎镇痛、降压、抗肿瘤等作用，《中国药典》采用高效液相法测定药材中粉防己碱和防己诺林碱的总量不得少于 1.6%。

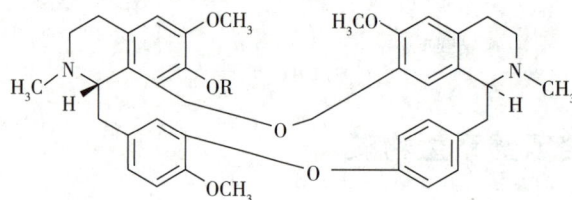

粉防己碱　　R＝CH₃
防己诺林碱　　R＝H

4. 吗啡烷类　此类生物碱具有部分饱和的菲核。如罂粟中具有镇痛作用的吗啡碱（morphine）和可待因（codeine）。

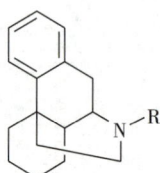
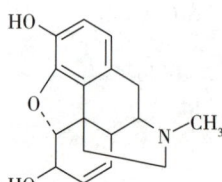
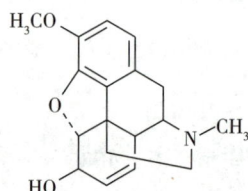

吗啡烷　　　　　　　　吗啡碱　　　　　　　　可待因

四、色氨酸系生物碱（吲哚类生物碱）

（一）简单吲哚类生物碱

简单吲哚类生物碱由一个色氨酸分子起始，生物转化时去掉同碳上的氨基和羧基后，简单生成的生物碱，其结构中只含有一个吲哚母核。如菘蓝中抑制病毒生长的大青素 B（isatan B），蓼蓝中具有抗菌作用的靛青苷（indican）。

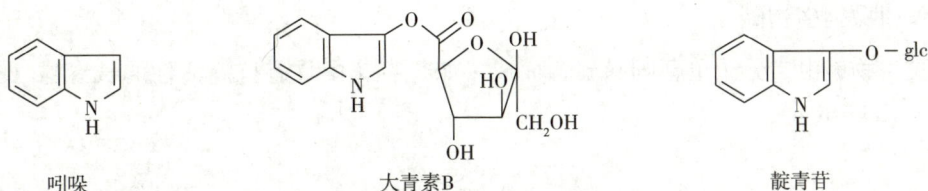

吲哚　　　　　　　大青素B　　　　　　　靛青苷

（二）色胺吲哚类生物碱

色胺吲哚类生物碱由一个色氨酸开始，生物转化时脱羧，有色胺部分组成的结构，含两个氮原子。如毒扁豆中具抗胆碱酯酶作用的毒扁豆碱（physostigmine），吴茱萸中具有抗肿瘤的吴茱萸碱（evodiamine）。

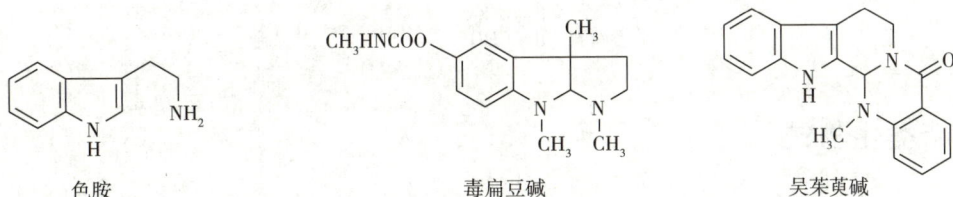

色胺　　　　　　　毒扁豆碱　　　　　　　吴茱萸碱

（三）半萜吲哚类生物碱

半萜吲哚类生物碱由一个色氨酸分子开始，在形成色胺吲哚的基础上，进一步形成异戊二烯单位后产生。因集中分布在麦角菌中，故又称为麦角生物碱。分子中含有一个以吲哚环骈喹啉环构成的四环麦角碱母核体系，如具有兴奋子宫作用的麦角新碱（ergometrine）、麦角胺（ergotamine）等。

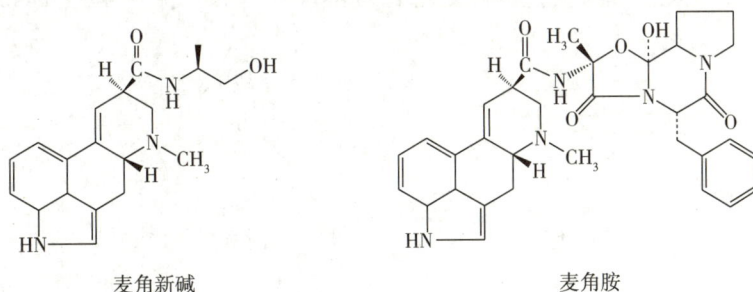

麦角新碱　　　　　　　　　　麦角胺

（四）单萜吲哚类生物碱

单萜吲哚类生物碱由一个色氨酸分子开始，合成后具有吲哚母核和一个 C - 9 或 C - 10 的裂环番木鳖萜及其衍生物的结构单元。此类生物碱为色氨酸系生物碱中最重要的一类，结构较复杂且数量多。如萝芙木中具有降压作用的利血平（reserpine）及大毒类中药马钱子中含有镇痛作用的士的宁（strychnine），《中国药典》采用高效液相法测定马钱子中士的宁应为 1.20% ~ 2.20%，马钱子碱不得少于 0.80%。

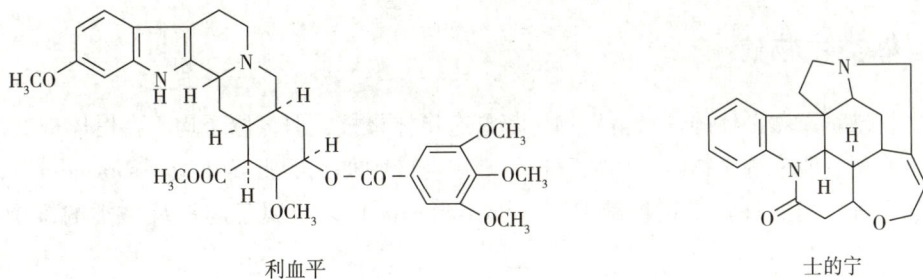

利血平　　　　　　　　　　　士的宁

（五）双吲哚类生物碱

双吲哚类生物碱由二分子单萜吲哚聚合而成。如长春花中具有抗癌活性的长春碱（vinblastine）和长春新碱（vincristine）。

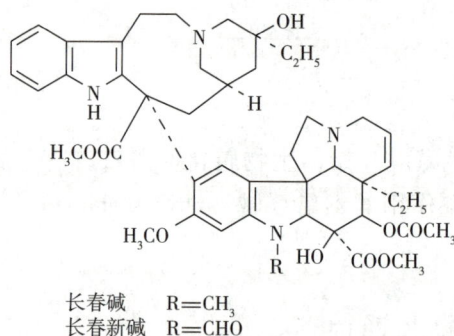

长春碱　　R＝CH₃
长春新碱　R＝CHO

五、萜类生物碱

萜类生物碱生源上来自于甲戊二羟酸，不涉及氨基酸途径。主要分为单萜生物碱、倍半萜生物碱、二萜生物碱和三萜生物碱。

单萜类生物碱主要为环烯醚萜衍生的生物碱，多分布于龙胆科，如龙胆碱（gentianine）。倍半萜类生物碱主要分布于兰科石斛属植物中，如石斛中的石斛碱（dendrobine）。二萜类生物碱主要存在于毛茛科乌头属、翠雀属和飞燕草属植物中，基本母核为四环二萜或五环二萜，如乌头碱（aconitine）。三萜生物碱发现较少，主要分布于交让木科交让木属植物中，例如交让木碱（daphniphylline）。

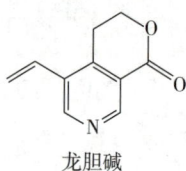

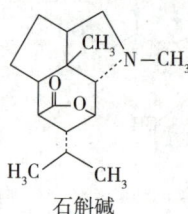

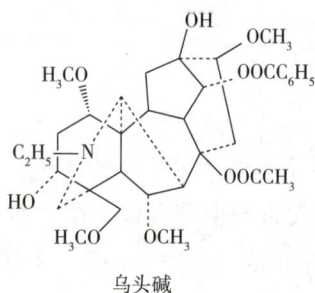

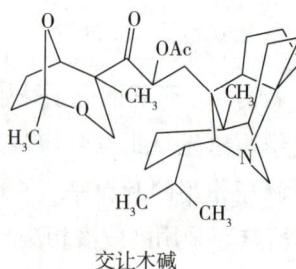

龙胆碱　　　　　　　　　　石斛碱

乌头碱　　　　　　　　　　交让木碱

六、甾体类生物碱

甾体类生物碱是天然甾体的含氮衍生物，都具有甾体母核，但氮原子均不在甾体母核内。与萜类生物碱同属于非氨基酸来源生物碱。如从黄杨科野扇花叶中得到的野扇花碱（saracodine），具有增加冠脉流量、强心等作用的环常绿黄杨碱 D（cyclovirobuxine）以及属于胆甾烷碱类的维藜芦胺（ver-alkaminc）。

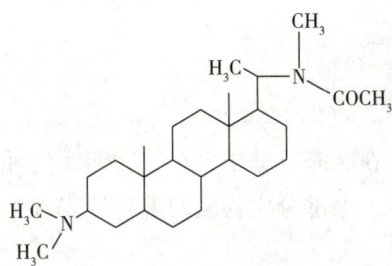

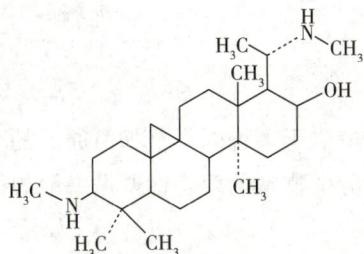

野扇花碱　　　　　　　　　　　环常绿黄杨碱D　　　　　　　　　维藜芦胺

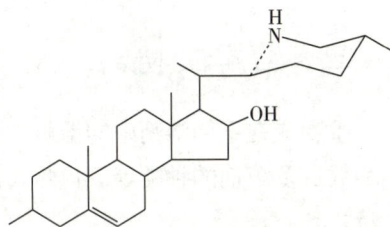

知识链接

长春碱和长春新碱

长春碱与长春新碱是从夹竹桃科植物长春花中提取出的吲哚生物碱，它们的抗癌特性最早在20世纪50年代被发现，由于具有很好的抗肿瘤作用，目前，长春碱与长春新碱已经成为临床比较常用的抗肿瘤药物，长春碱抑制细胞分裂，与其他化疗药物一起用于治疗多种类型的癌症，包括淋巴瘤、睾丸癌、卵巢癌、乳腺癌、膀胱癌和肺癌。长春新碱抑制白细胞生成，是儿童淋巴细胞白血病和非霍奇金淋巴瘤的主要治疗方法。

第二节　生物碱类化合物的理化性质

PPT

一、性状

生物碱化合物主要是由碳（C）、氢（H）、氧（O）和氮（N）等元素构成，少数生物碱还包含氯（Cl）或硫（S）等元素。大多数生物碱呈现结晶固体形态，有的则呈无定形粉末状态，但也有一些在常温下是液态。这些液态生物碱多数不含氧原子，或者氧原子是以酯键的形式存在，如烟碱、槟榔碱和毒藜碱等。对于呈液态的生物碱，通常采用常压蒸馏法进行分离提纯。值得注意的是，个别固体生物碱如麻黄碱具有挥发性，因此可以采用水蒸气蒸馏法进行提取。此外，还有极少数生物碱具有升华性质，如咖啡因等。

生物碱类物质多呈苦味，如盐酸小檗碱味道极苦，另一些则带有辣味，如胡椒碱，还有一些呈现甜味，如甜菜碱。大部分生物碱为无色或白色，如结构中包含较长的共轭体系，则呈现出颜色，如小檗碱呈黄色、药根碱呈红色等。此外，部分生物碱在可见光下呈无色，但在紫外光下具有荧光性质，例如利血平。

二、旋光性

含有手性碳原子或本身就是手性分子的生物碱大多具有旋光性，且以左旋光性为主。生物碱的旋光性会受到手性碳构型、pH、温度和浓度等多种因素的影响。例如，烟碱在中性环境下呈现左旋光性，而在酸性环境下则表现为右旋光性。又如麻黄碱，在三氯甲烷溶液中呈左旋光性，而在水溶液中则为右旋光性。

生物碱的生物活性和旋光性密切相关。通常左旋光体生物活性强于右旋光体，如左旋去甲乌药碱具有明显的强心作用，右旋体则无强心作用。但也有少数生物碱的右旋体生理活性强于左旋体，如右旋古柯碱的局部麻醉作用强于左旋古柯碱。

三、溶解性 📱微课2

生物碱在不同溶剂中的溶解性能取决于多种因素，如氮原子的存在状态、分子大小、官能团的种类和数目及溶剂的种类等。虽然大部分生物碱的溶解性遵循一般规律，但部分生物碱的溶解性表现出独特之处。

（一）游离生物碱

1. 亲脂性生物碱　多数叔胺碱与仲胺碱具有亲脂性，易溶解于乙醚、苯、卤代烷类（如三氯甲烷）等亲脂性有机溶剂，特别是在三氯甲烷中溶解度大；在甲醇、乙醇、丙酮等亲水性有机溶剂中亦具有较好的溶解性能；而水溶性较差，不溶于或难溶于水，因其有碱性，易溶于酸水。

2. 亲水性生物碱　主要包括季铵型生物碱、某些含氮氧化物的生物碱及少数小分子叔胺碱等。

（1）季铵型生物碱　这类生物碱为离子型化合物，易溶于水和酸水，可溶于甲醇、乙醇及正丁醇等极性较大的有机溶剂中，难溶于亲脂性有机溶剂。

（2）含 N–氧化物结构的生物碱　有些含 N–氧化物结构的生物碱，因其具有半极性的 $N{\rightarrow}O$ 配位键，其极性大于相应的叔胺碱，故水溶性增大，而脂溶性降低。如氧化苦参碱（含 $N{\rightarrow}O$ 配位键）的水溶性大于苦参碱，苦参碱可溶于乙醚，氧化苦参碱不溶于乙醚，利用此性质进行分离苦参碱与氧化苦参碱。

3. 具有特殊官能团的生物碱

（1）两性生物碱　这类生物碱结构中具有酸性基团，如酚羟基或羧基等，呈现出酸、碱两性，所以既可溶于酸水，也可溶于碱水。含酚羟基的两性生物碱（常称为酚性生物碱），可溶于氢氧化钠等强碱性溶液，如吗啡、药根碱等。含羧基的两性生物碱常形成分子内盐，其溶解行为类似于水溶性生物碱，可溶于碳酸氢钠溶液，如槟榔次碱、那碎因等。

（2）具有内酯或内酰胺结构的生物碱　这类生物碱溶解性类似一般叔胺碱，但在强碱性溶液中加热，其内酯（或内酰胺）结构可开环形成羧酸盐而溶于水，酸化后环合析出，如喜树碱、苦参碱等。

此外，还有少数生物碱表现出的溶解行为既类似亲脂性生物碱，又类似水溶性生物碱，可溶于水、醇类，也可溶于亲脂性有机溶剂，如麻黄碱、烟碱等。

某些生物碱溶解性不符合上述规律，如石蒜碱难溶于有机溶剂而溶于水；喜树碱不溶于一般有机溶剂而易溶于酸性三氯甲烷等。

（二）生物碱盐

具有碱性的生物碱能和酸结合生成生物碱盐，一般易溶于水，可溶于甲醇、乙醇，难溶或不溶于亲脂性有机溶剂。生物碱盐在水中的溶解性因其成盐的种类不同而有差异。一般情况下，生物碱无机酸盐的水溶性大于有机酸盐，无机酸盐中含氧酸盐的水溶性大于卤代酸盐；有机酸盐中小分子有机酸盐的水溶性大于大分子有机酸盐。

有些生物碱盐类的溶解性不符合上述规律。如奎宁、辛可宁、罂粟碱等的盐酸盐溶于三氯甲烷；麻黄碱草酸盐及小檗碱等一些季铵碱的卤代酸盐在水中溶解度较小或不溶等。

四、碱性

（一）碱性的产生及强度表示

生物碱分子中的氮原子具有孤电子对，能接受质子或给出电子而显碱性。

$$\geq\!N\!:\ +\ H^+\ =\ \left(\geq\!N\!:\!H\right)^+$$

生物碱　　　　　生物碱盐

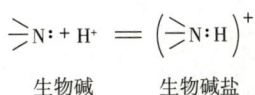

生物碱的碱性强度可用酸解离指数 pK_a 和碱解离指数 pK_b 表示。它们之间的关系如下：

$$pK_a\ =\ pK_w\ -\ pK_b\ =\ 14\ -\ pK_b$$

由于多数游离生物碱的水溶性较小，很难用生物碱的 pK_b 表示其碱性，所以常用其共轭酸（盐）的离解平衡常数的对数值 pK_a 表示碱性强弱。pK_a 值越大，碱性越强。可根据 pK_a 值将生物碱分为：极弱碱性生物碱（$pK_a<2$），如酰胺；弱碱性生物碱（$pK_a\ 2\sim7$），如芳香胺、N – 六元芳杂环；中强碱性生物碱（$pK_a\ 7\sim11$），如 N – 烷杂环、脂肪胺；强碱性生物碱（$pK_a>11$），如季铵碱、胍基。碱性基团的 pK_a 大小顺序为：

胍基 ［—NHC（＝NH）NH$_2$］ ＞季铵碱＞脂肪（杂）胺＞芳香（杂）胺＞酰胺

（二）碱性与分子结构的关系

生物碱的碱性强弱与氮原子的杂化方式、诱导效应、共轭效应、空间效应以及分子内氢键形成等因素有关。

1. 氮原子的杂化方式　生物碱分子中氮原子上孤电子对的杂化方式有三种，即 sp^3、sp^2 和 sp，在这三种杂化方式中，p 电子成分比例越大，越易供电子，碱性越强。其碱性为 $sp^3>sp^2>sp$。如异喹啉碱性小于四氢异喹啉，季铵碱（例如小檗碱）因羟基以负离子形式存在而呈强碱性。

异喹啉（$pK_a=5.4$）　　　　　四氢异喹啉（$pK_a=9.5$）　　　　　小檗碱（$pK_a=11.5$）

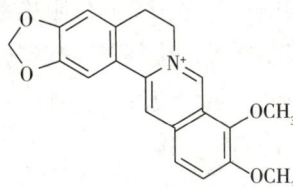

2. 诱导效应　生物碱分子中氮原子上电子云密度受分子中供电子基和吸电子基等诱导效应的影响。如果生物碱分子结构中氮原子附近存在供电基团（如烷基）可使氮原子电子云密度增加，使其碱性增强。但叔胺碱性弱于仲胺，原因是叔胺结构中的三个甲基阻碍了氮原子接受质子的能力，使其碱性降低。

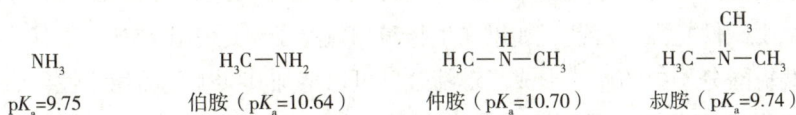

NH$_3$　　　　H$_3$C—NH$_2$　　　　H$_3$C—N—CH$_3$　　　　H$_3$C—N—CH$_3$

$pK_a=9.75$　　　伯胺（$pK_a=10.64$）　　仲胺（$pK_a=10.70$）　　叔胺（$pK_a=9.74$）

如果生物碱分子结构中氮原子附近有吸电子基团（如苯基、羰基、酯基、醚基、羟基、双键等），使氮原子电子云密度降低，其碱性减弱，如去甲麻黄碱的碱性小于苯异丙胺。

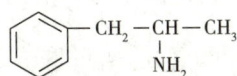

苯异丙胺（$pK_a=9.8$）　　　　　去甲麻黄碱（$pK_a=9.0$）

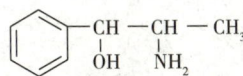

3. 共轭效应　生物碱分子中的氮原子上孤电子对处于 p – π 共轭体系时，由于电子云密度平均化趋势而使其碱性减弱，如果苯胺氮原子上孤电子对与苯环 π 电子形成 p – π 共轭体系，使其碱性比环己胺弱得多。

苯胺（pKa=4.58）　　　　　　　环己胺（pKa=10.14）

如果氮原子处于酰胺结构中，其孤电子对与羰基的 π 电子形成 p-π 共轭，碱性很弱。例如：

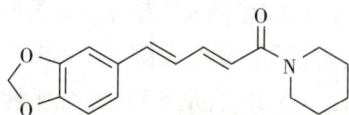

胡椒碱（pKa=1.42）　　　　　　咖啡因（pKa=1.22）

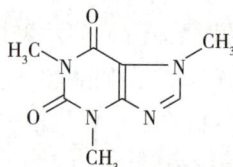

吸电子共轭效应使氮原子上的电子云密度降低，碱性减弱。供电子共轭效应使碱性增强，如含脒基生物碱，由于脒基中的氮原子与供电子基（—C＝N）产生 p-π 共轭，使脒基接收质子后形成的铵离子（共轭酸盐）具有高度共轭稳定性，不易给出质子，因此呈强碱性。

如果氮原子处于酰胺结构中，其孤电子对与羰基的 π 电子形成 p-π 共轭，碱性很弱。如胡椒碱和咖啡因。

4. 空间效应　由于生物碱的碱性强弱取决于氮原子接受质子的能力。因此，生物碱结构中氮原子的空间范围内是否存在空间位阻也会对其碱性产生影响。当氮原子的空间范围内有立体障碍时，会阻碍氮原子接受质子，使其碱性减弱，反之，碱性增强。如东莨菪碱分子结构中，氮原子附近的环氧结构易形成空间位阻，使其碱性弱于莨菪碱。

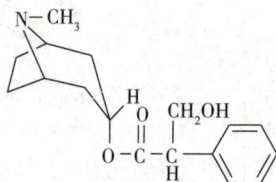

莨菪碱（pKa=9.65）　　　　　　东莨菪碱（pKa=7.50）

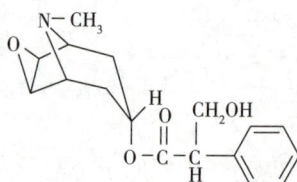

5. 分子内氢键形成　由于生物碱碱性强弱还取决于生物碱接受质子形成共轭酸的稳定性，共轭酸的稳定性越强，则碱性越强。因此，如果在生物碱的氮原子附近存在羟基、羧基等取代基团时，并有利于和生物碱共轭酸分子中的质子形成氢键缔合，可以增加其共轭酸的稳定性，而使碱性增强。如伪麻黄碱的碱性略强于麻黄碱，是因为伪麻黄碱的共轭酸与羟基形成分子内氢键的稳定性大于麻黄碱。

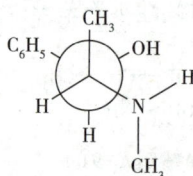

L-麻黄碱（pKa=9.58）　　　　　D-伪麻黄碱（pKa=9.74）

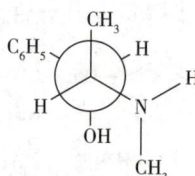

总之，影响生物碱碱性强度的因素往往是同时存在于同一生物碱结构中，故在分析生物碱碱性强度时，需综合考虑。一般来说，当诱导效应和空间效应同时共存时，空间效应对碱度的影响较大；当诱导效应和共轭效应共存时，共轭效应对碱度的影响较大。此外，溶剂、温度等外界因素对生物碱的

碱度也有一定的影响，在分析时也要进行考虑。

五、沉淀反应 📱微课3

生物碱在酸性条件下，与某些特定试剂发生反应，生成难溶于水的复盐或络合物。这类试剂被称为生物碱沉淀试剂。此反应不仅能检测中药中生物碱成分的存在与否以及提取分离的完整性，还可用于生物碱的分离和精制。部分生物碱与沉淀试剂反应生成的沉淀具有较好的结晶性和一定的熔点，可用于生物碱的鉴定。此外，生物碱沉淀试剂还可作为薄层色谱和纸色谱的显色剂。

生物碱沉淀反应通常在酸性水溶液或稀酸醇溶液中进行，苦味酸试剂在中性条件下反应。为确保结果可靠性，反应前需排除蛋白质、鞣质等干扰成分导致假阳性。为了避免其干扰，可将生物碱酸水液经碱化后用氯仿萃取，除去水溶性干扰成分，然后用酸水从氯仿中萃取出生物碱，以此酸水液进行沉淀反应。需要注意的是，生物碱沉淀试剂对不同生物碱的反应灵敏度存在差异，因此在鉴别时，通常需采用三种以上沉淀试剂进行反应，并综合判断。值得注意的是，部分生物碱与某些沉淀试剂反应不能生成沉淀，如麻黄碱、咖啡因与碘化铋钾不发生反应，因此在得出结论时应谨慎。

生物碱沉淀试剂的种类很多，根据其组成可分为碘化物复盐、重金属盐、大分子酸类等。常用的生物碱沉淀试剂名称、组成、反应特征见表7-1。

表7-1 常用的生物碱沉淀试剂类型

试剂名称	试剂组成	反应特征
碘化铋钾（Dragendorff）试剂	$KBiI_4$	黄至橘红色沉淀
碘-碘化钾（Wagner）试剂	$KI - I_2$	棕色至褐色沉淀
碘化汞钾（Mayer）试剂	K_2HgI_4	类白色沉淀
10%硅钨酸（Bertrand）试剂	$SiO_2 \cdot 12WO_3 \cdot nH_2O$	浅黄色或灰白色无定形沉淀
饱和苦味酸（Hager）试剂	2,4,6-三硝基苯酚	黄色晶形沉淀
雷氏铵盐（硫氰酸铬铵）试剂（Ammonium Reineckate）	$NH_4[Cr(NH_3)_2(SCN)_4]$	难溶性紫红色复盐

六、显色反应

生物碱单体与一些浓无机酸为主的试剂发生反应，可生成具有特殊颜色的产物，导致产生不同的颜色，此类试剂被称为生物碱显色试剂。表7-2列出了常用的生物碱显色试剂。需要注意的是，由于显色反应对生物碱纯度要求较高，因此，它主要用于鉴别特定生物碱。由于影响颜色的因素较多，生物碱显色试剂的应用范围相对较小，不如沉淀试剂广泛应用。

表7-2 常用的生物碱显色反应

试剂名称	试剂组成	生物碱及反应特征
Fröhde试剂	1%钼酸钠（5%钼酸铵）的浓硫酸溶液	乌头碱呈黄棕色；小檗碱呈棕绿色；吗啡呈紫色转棕绿色
Mandelin试剂	1%钒酸铵的浓硫酸溶液	阿托品呈红色；奎宁呈橙色；吗啡呈蓝紫色；可待因呈蓝色；士的宁呈蓝紫色
Marquis试剂	0.2ml 30%甲醛溶液-10ml浓硫酸	吗啡呈紫红色；可待因呈蓝色

第三节 生物碱类化合物的提取与分离

PPT

一、提取

溶剂提取法是生物碱常用的提取法，除具有挥发性的生物碱（如麻黄碱等）可用水蒸气蒸馏法提取外，大多数采用此法。

在生物体中生物碱大多与共存的有机酸（如柠檬酸、酒石酸、草酸等）结合成生物碱盐，但也有个别生物碱是与无机酸（硫酸、盐酸等）结合成盐，少数生物碱因碱性很弱而以游离状态存在，极少数生物碱以苷、氮氧化物的形式存在。

所以从生物体中提取生物碱时，既要考虑生物碱的性质，又要考虑生物碱在生物体内的存在形式，从而更好地选择适宜的提取方法和提取溶剂。

（一）酸水提取法

酸水提取法适用于水溶性生物碱及生物碱盐的提取。利用生物碱盐易溶于水、难溶于有机溶剂的性质，将生物体内各种形式的生物碱转变为在水中溶解度较大的生物碱盐而被提出。

酸水提取法常用 0.1%～1% 的硫酸、盐酸或酒石酸溶液为提取溶剂。在植物体内的生物碱大多以有机酸盐形式存在，酸水溶液也可以使生物碱转变为水溶性较大的小分子盐，从而利于提出，提取方法可用渗漉法或浸渍法，含淀粉少的药材可用煎煮法。本法获得的提取液体积往往较大，浓缩困难，而且水溶性杂质多，需采用以下方法纯化处理。

1. 阳离子交换树脂提取法 酸水提取液生成的生物碱无机酸盐溶液可解离出生物碱阳离子，能与阳离子交换树脂上的阳离子发生离子交换反应，使生物碱盐阳离子交换在树脂上，而非碱性化合物随溶液流出色谱柱，树脂再用氨水碱化，使生物碱从树脂上游离出来，再将树脂用有机溶剂洗脱。洗脱液浓缩，即可得到游离总生物碱。其交换过程如下：

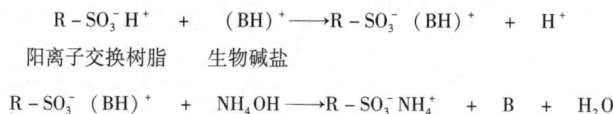

$$R-SO_3^-H^+ \ + \ (BH)^+ \longrightarrow R-SO_3^-(BH)^+ \ + \ H^+$$
阳离子交换树脂　　生物碱盐

$$R-SO_3^-(BH)^+ \ + \ NH_4OH \longrightarrow R-SO_3^-NH_4^+ \ + \ B \ + \ H_2O$$

这种方法得到的生物碱纯度高，有机溶剂用量少，离子交换树脂再生以后能反复使用。

2. 有机溶剂萃取法 用碱液（氨水、石灰水等）碱化酸水提取液，使生物碱盐变为生物碱，再用亲脂性有机溶剂（三氯甲烷、乙醚等）萃取，合并萃取液，回收溶剂即可得总生物碱。

3. 沉淀法 酸水提取液加碱液碱化后，生物碱在水中游离而沉淀析出。

（二）醇类溶剂提取法

利用生物碱及其盐可溶于甲醇和乙醇的性质，选用回流提取法、浸渍法或渗漉法等提取。一般植物体内不同形式的生物碱或生物碱盐在醇中具有较好的溶解度。甲醇对生物碱盐类的溶解性比乙醇好，但毒性较大，除实验室和特殊要求外，生产中大多选用乙醇为生物碱的提取溶剂，多用 60%～80% 乙醇或酸性乙醇溶液为提取溶剂。此方法提取液易浓缩，水溶性杂质少，提取液浓缩以后，再采用酸水溶解，有机溶剂萃取法纯化。

（三）亲脂性有机溶剂提取法

大部分游离生物碱易溶于亲脂性有机溶剂如氯仿、乙醚、苯等，采用浸渍法、回流提取法或连续回流提取法等进行提取。由于生物碱多以盐的形式存在于植物组织中，先用碱水（氨水、石灰乳等）

将药材粗粉润湿，既能使药材吸水膨胀，又能使生物碱游离，再用亲脂性有机溶剂（三氯甲烷等）提取。如果提取液中杂质多，可采用酸水溶解，有机溶剂萃取法纯化处理。该法提取生物碱选择性高，被提出的杂质少，所得产品较纯。缺点是操作复杂，对设备要求严格，故而成本较高，不适合工业化生产，亲脂性有机溶剂提取法流程见图 7 – 1。

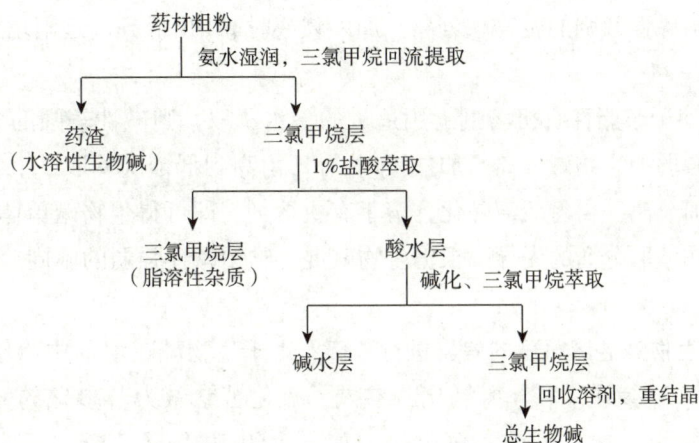

```
                        药材粗粉
                          │
                  氨水湿润，三氯甲烷回流提取
         ┌────────────────┴────────────────┐
       药渣                              三氯甲烷层
    （水溶性生物碱）                          │
                                      1%盐酸萃取
                        ┌──────────────────┴──────────────────┐
                     三氯甲烷层                              酸水层
                   （脂溶性杂质）                         碱化、三氯甲烷萃取
                                          ┌──────────────────┴──────────────────┐
                                        碱水层                              三氯甲烷层
                                                                            │
                                                                      回收溶剂，重结晶
                                                                          总生物碱
```

图 7 – 1　亲脂性有机溶剂提取法流程

二、分离

提取得到的总生物碱是多种生物碱的混合物，需要进一步分离。一般先将总生物碱进行初步分离，再根据生物碱溶解性、酸碱性和极性的差异进行单体分离。

（一）总生物碱的分离

根据生物碱溶解性和碱性的差别，将总生物碱按其碱性强弱、有无酚性及是否为水溶性初步分离，即得到弱碱性生物碱、中强碱性生物碱和水溶性生物碱三大部分，再根据生物碱中是否有酚羟基，将其分为酚性生物碱和非酚性生物碱两类。分离流程见图 7 – 2。

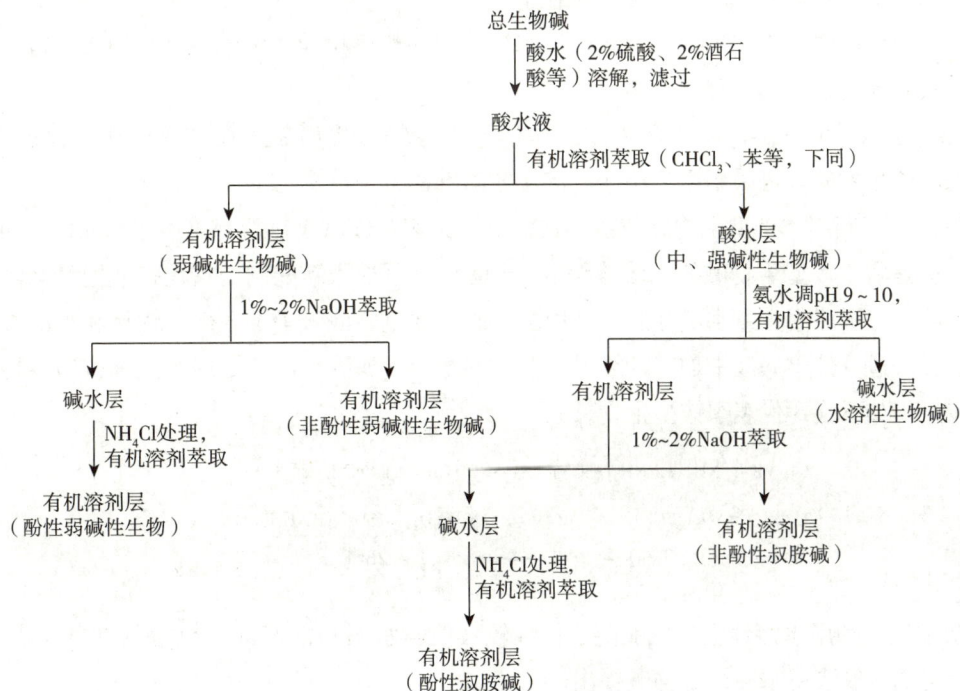

```
                              总生物碱
                                │
                     酸水（2%硫酸、2%酒石
                       酸等）溶解，滤过
                              酸水液
                                │
                      有机溶剂萃取（CHCl₃、苯等，下同）
         ┌──────────────────────┴──────────────────────┐
     有机溶剂层                                      酸水层
   （弱碱性生物碱）                                （中、强碱性生物碱）
         │                                              │
    1%~2%NaOH萃取                               氨水调pH 9~10，
                                                 有机溶剂萃取
   ┌─────────┴─────────┐                   ┌─────────┴─────────┐
 碱水层            有机溶剂层               有机溶剂层            碱水层
   │           （非酚性弱碱性生物碱）          │           （水溶性生物碱）
NH₄Cl处理，                              1%~2%NaOH萃取
有机溶剂萃取
   │                          ┌──────────────┴──────────────┐
有机溶剂层                     碱水层                      有机溶剂层
（酚性弱碱性生物）                  │                     （非酚性叔胺碱）
                            NH₄Cl处理，
                            有机溶剂萃取
                                │
                            有机溶剂层
                           （酚性叔胺碱）
```

图 7 – 2　总生物碱的分离流程

（二）单体生物碱的分离

1. 利用生物碱碱性的差异进行分离　总生物碱中各单体生物碱的碱性之间存在一定的差异，可在不同的条件下分离，称为 pH 梯度法。生物碱的 pH 梯度萃取分离法分两种，操作方法如下。

（1）将总生物碱溶于酸水，加适量的碱液后，用有机溶剂萃取，则碱性较弱的生物碱先游离而转溶于有机溶剂中，与碱性较强的生物碱分离。加入碱液时 pH 由低到高逐渐增加，生物碱依碱性由弱到强依次游离。

（2）将总生物碱溶于亲脂性有机溶剂，用适量的酸水萃取，则碱性较强的生物碱先成盐而溶于酸水溶液中，与碱性较弱的生物碱分离。加酸液时，pH 由高到低依次萃取，生物碱可按碱性由强到弱成盐依次被萃取出而分离。再将酸液碱化，溶于有机溶剂，即可得生物碱单体。在进行 pH 梯度法前多用缓冲纸色谱法作萃取分离的先导，根据生物碱混合物中碱性强弱的不同，使用不同 pH 缓冲液来萃取分离。

2. 利用生物碱或生物碱盐溶解度的差异进行分离　由于生物碱在溶剂中溶解度的不同，利用此性质进行分离。例如从苦参总碱中分离氧化苦参碱。氧化苦参碱为苦参碱的氮氧化物，亲水性较强，在乙醚中溶解度很小。向总碱的三氯甲烷中加入大约 10 倍量乙醚，可使氧化苦参碱沉淀析出；防己中的粉防己碱和防己诺林碱，两者均是双苄基异喹啉生物碱，但防己诺林碱的极性大于粉防己碱，因此在冷苯中溶解度小于粉防己碱，可借此将二者分离。此法操作简单迅速，实际生产上用的也较多。

有些生物碱盐比生物碱易于结晶，利用生物碱与不同酸生成的盐在溶剂中溶解度的差异进行分离。例如：麻黄碱和伪麻黄碱的分离，利用草酸麻黄碱难溶于水，在溶液中结晶析出，草酸伪麻黄碱易溶于水存在于母液中的性质进行分离。

3. 利用生物碱特殊官能团进行分离　利用欲分离生物碱分子中含有某种特殊功能基团，如酚羟基或羧基等酸性基团（两性生物碱）、内酯及内酰胺等，根据性质的不同进行分离。例如吗啡是两性生物碱，在碱性条件下成盐而溶于水，可待因是非两性生物碱，在此条件下难溶于水而分离。将碱水溶液调至 pH 8~9，两性生物碱即可沉淀析出。

具有内酯或内酰胺结构的生物碱，在碱性水溶液中加热皂化开环生成溶于水的羧酸盐，酸化后再环合，与不具有这类结构的化合物分离。

4. 水溶性生物碱的分离　将中药提取物中脂溶性生物碱提出后，在碱水层还能检识出生物碱，说明含有水溶性生物碱，可采用雷氏铵盐沉淀法或溶剂法进行分离。

（1）沉淀法　利用季铵型生物碱与雷氏铵盐沉淀试剂生成雷氏复盐，难溶于水而沉淀析出。

操作过程是将季铵型生物碱的水溶液调 pH 至酸性，再加入新配制的雷氏铵盐饱和水溶液至没有沉淀生成，滤过，沉淀用少量水洗涤后，加丙酮溶解，滤过，滤液中加入硫酸银饱和水溶液，生成雷氏银盐沉淀，滤过，再于滤液中加入计算量的氯化钡溶液，滤除沉淀，最后得到季铵型生物碱的盐酸盐。其反应过程如下（B 代表季铵型生物碱）：

$$B + NH_4[Cr(NH_3)_2(SCN)_4] \longrightarrow B[Cr(NH_3)_2(SCN)_4]\downarrow + NH_4^+$$

$$2B[Cr(NH_3)_2(SCN)_4] + Ag_2SO_4 \longrightarrow B_2SO_4 + 2Ag[Cr(NH_3)_2(SCN)_4]\downarrow$$

$$B_2SO_4 + BaCl_2 \longrightarrow BaSO_4\downarrow + 2BCl$$

（2）溶剂法　利用水溶性生物碱能溶于极性较大但与水不相混溶的有机溶剂（如正丁醇）的性质，用两相溶剂萃取法将水溶性生物碱提出。

5. 利用色谱法进行分离　用上述方法仍不能达到分离目的时，往往采用色谱法进一步分离生物碱。常用的吸附剂有中性或碱性氧化铝、硅胶，采用苯、三氯甲烷、乙醚等有机溶剂或混合溶剂为洗脱剂。色谱法分离能力很强，对组分复杂的总生物碱或含量较低的生物碱有较好的分离效果。

第四节　生物碱类化合物的检识

PPT

一、理化检识

生物碱类单体化合物需要运用物理和化学方法进行鉴定。物理方法鉴定主要依赖于化合物的形态、颜色、熔点以及比旋度等物理常数的测定。而化学方法鉴定则主要通过沉淀反应和显色反应来进行。大多数生物碱能够进行沉淀反应，然而，也存在一些特例，如麻黄碱和咖啡因，它们并不发生沉淀反应。值得注意的是，通常沉淀反应需要在酸性环境中进行，个别在中性条件下进行。在进行生物碱的沉淀反应时，可能会受到一些水溶性杂质的干扰，这些杂质包括但不限于蛋白质、氨基酸、多肽以及鞣质等。由于生物碱对各种沉淀试剂、显色试剂的灵敏度不同，所以通常采用三种以上沉淀试剂、显色试剂进行检识。

二、色谱检识

生物碱的色谱检识方法，常用的有薄层色谱法、纸色谱法、高效液相色谱法和气相色谱法，它们具有微量、快速和准确的优点，在实际工作中应用广泛。

（一）薄层色谱法

生物碱常选用中性或碱性氧化铝为吸附剂，以三氯甲烷为基本溶剂作展开剂，根据色谱结果调整展开剂极性。如果生物碱极性很弱，则在展开剂中加极性较小的有机溶剂，如石油醚、环己烷等；如果生物碱的极性较大，向展开剂中加极性较大的有机溶剂，如甲醇、乙醇等。

硅胶具有弱酸性，能与碱性强的生物碱形成盐而使 R_f 值变小，或出现拖尾，影响检识效果。为了避免这种情况的发生，需要在碱性条件下才能获得集中的斑点。一般可采取三种方法消除硅胶的酸性：①在湿法制板时，用 $0.1 \sim 0.5 mol/L$ 的氢氧化钠溶液代替水，使硅胶薄层显碱性；②在展开剂中加入少量碱性试剂如二乙胺、氨水等；③在色谱缸中放一盛有氨水的小烧杯，使生物碱薄层色谱在氨水饱和的碱性环境中进行。

以上三种方法均能使生物碱薄层色谱在碱性环境中进行，从而得到满意的分离效果。如果吸附薄层色谱法分离生物碱效果不理想时，可使用分配薄层色谱。以硅胶或纤维素为支持剂，甲酰胺做固定相，用甲酰胺饱和的亲脂性有机溶剂做移动相展开。在日光和荧光下不显色的生物碱，选用改良碘化铋钾试剂显色，大多数生物碱呈桔红色。

（二）纸色谱法

纸色谱属于分配色谱。生物碱的纸色谱固定相常用水、甲酰胺或酸性缓冲溶液。当生物碱以离子状态分离时，选择极性较大的展开剂，以水作固定相的纸色谱，采用亲水性溶剂系统，如正丁醇－醋酸－水（4∶1∶5 上层，BAW）；当生物碱以分子状态分离时，用甲酰胺做固定相，以甲酰胺饱和的亲脂性有机溶剂（三氯甲烷等）作展开剂。缓冲溶液可以保证生物碱全部以游离或盐的形式展开。

（三）高效液相色谱法

高效液相色谱法在生物碱的定性及定量中应用非常广泛，尤其是分离和检识结构相近的生物碱。根据生物碱及共存物的性质，可选用分配高效液相色谱法、吸附高效液相色谱法和离子交换高效液相色谱法。其中分配色谱法中的反相分配色谱法应用最为广泛。常用反相分配色谱的色谱柱为：RP - 18、RP - 8、RP - 2 硅胶色谱柱，其支持剂为硅胶。在相同实验条件下，各种生物碱均有一定的保留时间作定性参数，即试样与对照品保留时间相同，则两者视为同一化合物。

此外，具有挥发性的生物碱如麻黄碱和烟碱等，可选择气相色谱法分离和检识。

第五节　生物碱类化合物的应用实例

PPT

实例一　洋金花中生物碱类化学成分的提取分离技术

洋金花为茄科植物白花曼陀罗（*Datura metel* L.）的干燥花，性辛温，具有平喘止咳、解痉定痛等功效。临床用于哮喘咳嗽、脘腹冷痛、风湿痹痛、小儿慢惊、外科麻醉，民间用洋金花治疗老年性哮喘具有明显的疗效。

（一）洋金花中主要有效成分的结构、理化性质

洋金花中的主要有效化学成分为东莨菪碱、莨菪碱，均有强烈的生理活性。莨菪碱及其外消旋体阿托品具有解痉镇痛、解有机磷中毒和散瞳的作用，东莨菪碱的生理活性和阿托品相似，此外还具有镇静麻醉作用，是中药麻醉药物的主要组成。《中国药典》规定洋金花中东莨菪碱含量不得少于 0.15%。

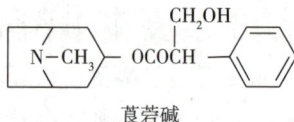

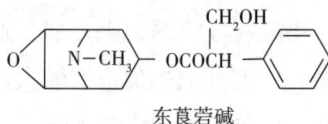

莨菪碱 　　　　　　　　　　　　　　　　　东莨菪碱

莨菪碱为四方细针状结晶（乙醇），阿托品为莨菪碱的外消旋体，呈长斜方棱柱状结晶（丙酮），难溶于水和乙醚。莨菪碱由莨菪醇和莨菪酸以一元酯结合存在，经消旋化可转变成阿托品。临床常用硫酸阿托品为白色结晶，熔点（干燥品）194～199℃，极易溶于水，易溶于乙醇，难溶于三氯甲烷、乙醚和丙酮。东莨菪碱为黏稠状液体，可溶于水，易溶于乙醇、三氯甲烷和丙酮，难溶于四氯化碳和苯。临床用氢溴酸东莨菪碱为白色结晶，含3分子结晶水，无水物的熔点195℃，易溶于水，可溶于乙醇，难溶于乙醚。

（二）洋金花中生物碱类化学成分的提取分离技术

1. 洋金花中总生物碱的提取技术

（1）工艺流程（图7-3）

（2）流程说明　洋金花中生物碱的主要成分为东莨菪碱，也有莨菪碱以及少量去甲莨菪碱，均属于叔胺碱，能与酸成盐而溶于水中，因此，可用酸溶碱沉法将洋金花中总生物碱转化为生物碱盐提取出来，通过碱化使生物碱游离出来，用有机溶剂萃取（如三氯甲烷），即可得到洋金花总生物碱。

洋金花
│ 用pH 2~3乙醇渗漉
├─────────────────┐
渗漉液　　　　　　　　　　药渣
│
醇浸膏
│ 加水热溶，调pH 2~3，滤过
├─────────────────┐
酸不溶物　　　　　　　酸水溶液
│ 氨水调pH 10，三氯甲烷萃取
├─────────────────┐
三氯甲烷层　　　　　　碱水层
│ 回收三氯甲烷
总生物碱浸膏

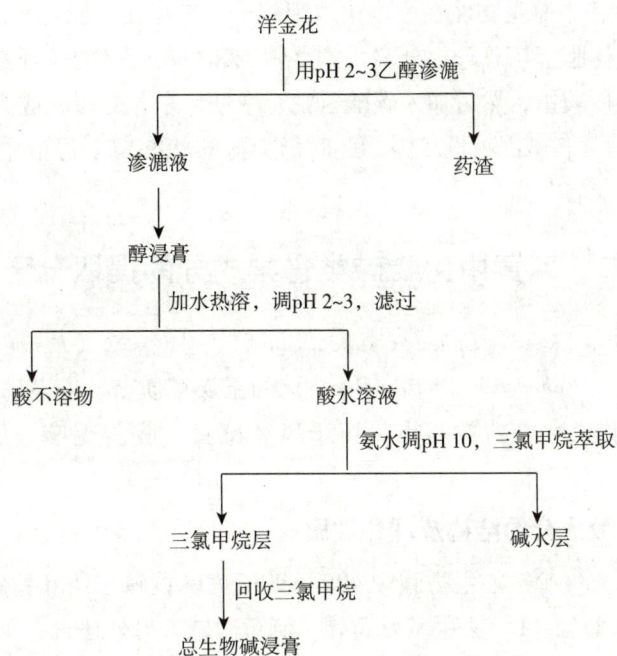

图7-3　洋金花中总生物碱的提取流程图

2. 洋金花中东莨菪碱和莨菪碱的提取分离技术

（1）工艺流程（图7-4）

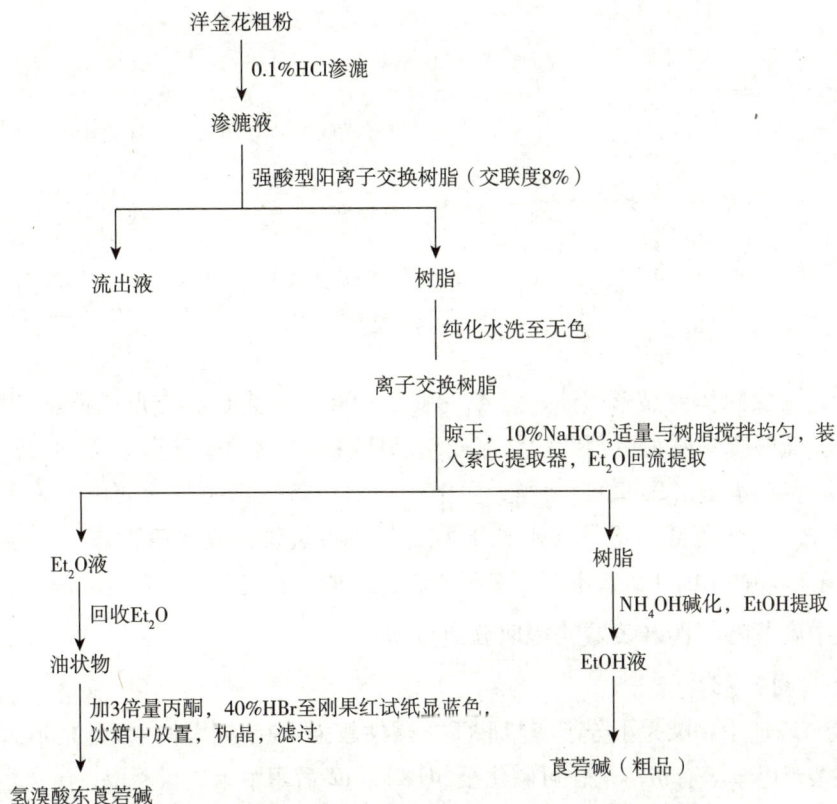

洋金花粗粉
│ 0.1%HCl渗漉
渗漉液
│ 强酸型阳离子交换树脂（交联度8%）
├─────────────────┐
流出液　　　　　　　　树脂
│ 纯化水洗至无色
离子交换树脂
│ 晾干，10%NaHCO$_3$适量与树脂搅拌均匀，装
│ 入索氏提取器，Et$_2$O回流提取
├─────────────────────────────┐
Et$_2$O液　　　　　　　　　　　　　树脂
│ 回收Et$_2$O　　　　　　　　　　　│ NH$_4$OH碱化，EtOH提取
油状物　　　　　　　　　　　　　　EtOH液
│ 加3倍量丙酮，40%HBr至刚果红试纸显蓝色，　│
│ 冰箱中放置，析晶，滤过
氢溴酸东莨菪碱　　　　　　　　　　莨菪碱（粗品）

图7-4　洋金花中东莨菪碱和莨菪碱的提取分离流程图

（2）流程说明　洋金花中总生物碱在酸水中以阳离子状态存在，能与阳离子交换树脂上的 H^+ 交换而被吸附在树脂上。从树脂上从总碱中分离得到莨菪碱和东莨菪碱的原理是利用东莨菪碱的碱性比莨菪碱弱。如果总碱溶于稀酸中，然后加入碳酸氢钠至中性，东莨菪碱就成为游离状态，可被有机溶剂（Et_2O 溶液）提出，而莨菪碱因碱性较强，此时仍为盐的状态留于母液中，通过加入氨水碱化游离，用乙醇提取。借此将二者分离。

实例二　麻黄中生物碱类化学成分的提取分离技术

麻黄为麻黄科植物草麻黄（*Ephedra sinica* Stapf）、中麻黄（*Ephedra intermedia* Schrenk et C. A. Mey.）和木贼麻黄（*Ephedra equisetina* Bge.）的干燥草质茎。麻黄味辛、苦，性温，具有发汗散寒、宣肺平喘、利水消肿之功效。临床用于风寒感冒、胸闷喘咳、风水浮肿、支气管哮喘等症。

（一）麻黄中主要有效成分的结构及理化性质

麻黄中生物碱含量为 1%~2%，生物碱中 40%~90% 为麻黄碱与伪麻黄碱及微量的 L－N－甲基麻黄碱、D－N－甲基伪麻黄碱、L－去甲基麻黄碱、麻黄次碱，另外还含有苄甲胺、儿茶酚、鞣质及少量挥发油等。麻黄碱有收缩血管、兴奋中枢神经、兴奋大脑、中脑延髓、呼吸循环中枢及增强心肌收缩力、增加心输出量等作用；伪麻黄碱有升压、利尿、扩张支气管等作用；麻黄挥发油有发汗作用，且对多种细菌有抑制作用。《中国药典》规定麻黄中盐酸麻黄碱和盐酸伪麻黄碱的总含量不得少于 0.80%。

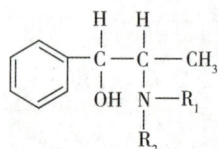

		R_1	R_2
麻黄碱		—H	—CH_3（1R, 2S）
N-去甲基麻黄碱		—H	—H（1R, 2S）
N-甲基麻黄碱		—CH_3	—CH_3（1R, 2S）

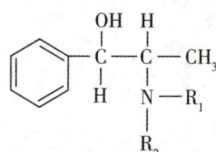

		R_1	R_2
伪麻黄碱		—H	—CH_3（1R, 2S）
N-去甲基伪麻黄碱		—H	—H（1R, 2S）
N-甲基伪麻黄碱		—CH_3	—CH_3（1R, 2S）

麻黄碱为无色蜡状固体或晶形固体，熔点 34℃，伪麻黄碱为长斜方形晶体。二者都有挥发性，可随水蒸气蒸馏。盐酸麻黄碱为白色针状结晶或结晶性粉末，无臭、味苦、无挥发性。麻黄碱易溶于乙醇（1∶0.2），在水中（1∶20）溶解，可溶于三氯甲烷、乙醚、苯或甲苯等有机溶剂中。伪麻黄碱因其易形成分子内氢键，不易与水分子形成分子间氢键，故水溶性较小。盐酸麻黄碱易溶于水（1∶3），在乙醇中（1∶14），不溶于三氯甲烷、乙醚、苯或甲苯等有机溶剂。

（二）麻黄中麻黄碱与伪麻黄碱的提取分离技术

1. 工艺流程（图 7-5）

2. 流程说明　麻黄生物碱为小分子有机胺类，碱性较强。在植物体内以盐的形式存在，游离麻黄碱和伪麻黄碱溶于甲苯等有机溶剂，可碱化至 pH 11~12 后用甲苯进行萃取，游离生物碱转溶于甲苯中，与水溶性杂质分离。而草酸麻黄碱难溶于水，而草酸伪麻黄碱易溶于水，可利用此性质分离。加入 $CaCl_2$ 除去草酸根离子，生成盐酸麻黄碱；产品中夹杂的铁离子影响色泽，精制过程中加入 Na_2S 除去。

麻黄粗粉

　　加8倍量水，浸透，煎煮2～3次

煎煮液

　　用NaOH碱化调pH 11~12，甲苯萃取

甲苯层　　　　　　　　　　　　　　　　碱水层

　　经2%草酸溶液，pH 6.5～7

甲苯层　　　　　草酸层

　　　　　　减压浓缩，滤过

结晶　　　　　　　　　　　　　　　滤液

　8倍量水煮沸，加饱和CaCl$_2$溶液及Na$_2$S　　　　加饱和CaCl$_2$溶液滤过
　饱和溶液至pH 7~7.5，静置，滤过

滤液　　　　　　沉淀　　　　　　　　结晶　　　　　　　母液
　　　　　　（CaC$_2$O$_4$）　　　　（盐酸伪麻黄碱）　　（甲基麻黄碱盐酸盐）

　用HCl调pH 6.5~7
　滤过

结晶

　加水溶解HCl调pH 5.6~6
　活性炭脱色

盐酸麻黄碱

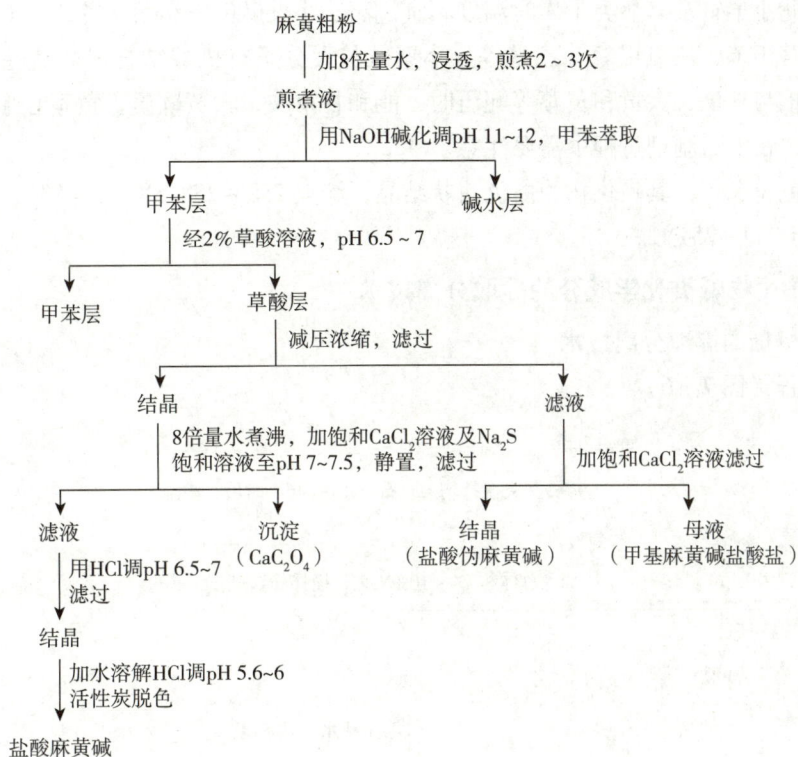

图7-5　麻黄中生物碱类成分提取分离流程图

实例三　黄柏中生物碱类化学成分的提取分离技术

黄柏为芸香科植物黄皮树（*Phellodendron chinense* Schneid.）的干燥树皮，习称"川黄柏"。黄柏性寒味苦，具有清热燥湿、泻火除蒸、解毒疗疮等功效。临床用于湿热泻痢、黄疸尿赤、带下阴痒、热淋涩痛、脚气痿蹙、骨蒸劳热、盗汗、遗精、疮疡肿毒、湿疹湿疮等症。

（一）黄柏中主要有效成分的结构及理化性质

黄柏中的主要有效化学成分为小檗碱、黄柏碱、巴马汀、药根碱，此外还有少量其他类生物碱，如木兰花碱、氧化木兰花碱、蝙蝠葛任碱、异莲心碱等。小檗碱有较强的抗菌、抗病毒作用，主要对痢疾杆菌、葡萄球菌和链球菌有显著的抑制作用。口服用于细菌性痢疾及胃肠炎等。小檗碱在自然界分布广泛，如毛茛科的黄连属和唐松草属、防己科的古山龙属、芸香科的黄柏属、小檗科的小檗属和十大功劳属中都有存在。《中国药典》规定黄柏饮片中小檗碱含量以盐酸小檗碱计，不得少于3.0%；黄柏碱含量以盐酸黄柏碱计，不得少于0.34%。

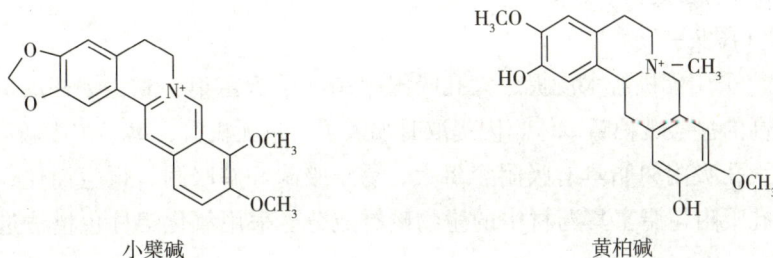

小檗碱　　　　　　　　　　　　　　　　黄柏碱

小檗碱为黄色针状结晶，加热至110℃变为黄棕色，160℃分解。盐酸小檗碱（含2分子结晶水）为黄色小针状结晶，味极苦，加热至220℃左右分解，生成红棕色的小檗红碱，继续加热至285℃左

右完全熔融。因此小檗碱及其盐类干燥时温度不宜过高。小檗碱能缓缓溶于冷水（1∶20），易溶于热水、热乙醇，难溶于苯、三氯甲烷、乙醚等。小檗碱与大分子有机酸结合成的盐在水中的溶解度很小，所以，当黄柏与甘草、大黄和黄芩等配伍时，能和甘草酸、大黄鞣质、黄芩苷形成难溶于水的化合物而沉淀析出，在中药制剂过程中需要注意。

黄柏碱为白色粉末状，其碘化物为白色块状结晶，熔点 258～258.5℃（分解）。氯化物为无色结晶（甲醇），熔点 249～251℃。

（二）黄柏中生物碱类化学成分的提取分离技术

1. 黄柏中小檗碱的提取分离技术

（1）工艺流程（图 7-6）

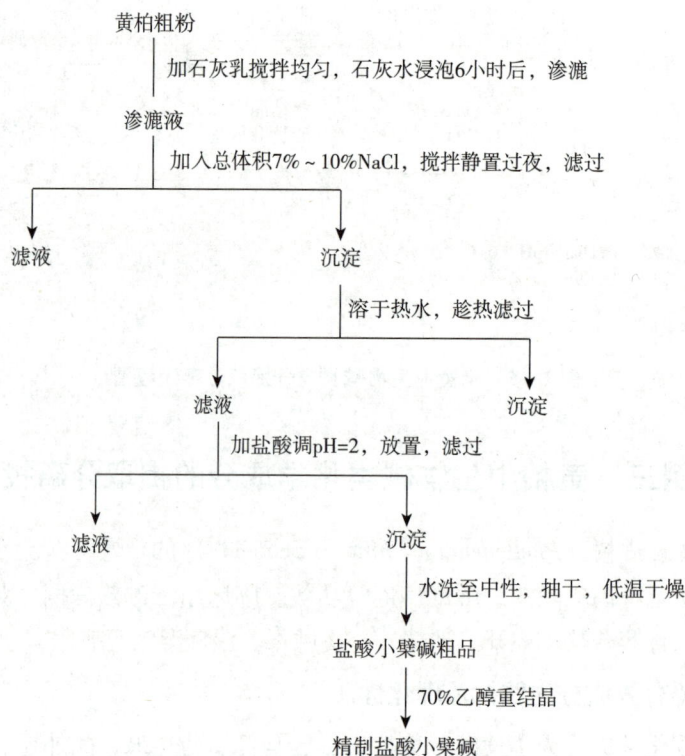

黄柏粗粉
　　│加石灰乳搅拌均匀，石灰水浸泡6小时后，渗滤
渗滤液
　　│加入总体积7%～10%NaCl，搅拌静置过夜，滤过
　┌──────┴──────┐
滤液　　　　　　　沉淀
　　　　　　　　　│溶于热水，趁热滤过
　　　　　　┌──────┴──────┐
　　　　　滤液　　　　　　　沉淀
　　　　　　│加盐酸调pH=2，放置，滤过
　　　┌──────┴──────┐
　　滤液　　　　　　　沉淀
　　　　　　　　　　│水洗至中性，抽干，低温干燥
　　　　　　　　盐酸小檗碱粗品
　　　　　　　　　│70%乙醇重结晶
　　　　　　　　精制盐酸小檗碱

图7-6　盐酸小檗碱提取分离流程图

（2）流程说明　黄柏中所含生物碱主要是小檗碱，还含有大量的黏液质，故在提取时可加入石灰乳，使药材中的黏液质与石灰乳生成钙盐而沉淀除去。小檗碱是季铵类生物碱，碱性强，游离态在水中有一定溶解度。

2. 黄柏中黄柏碱的提取分离技术

（1）工艺流程（图 7-7）。

（2）流程说明　采用无机盐水浸提、大孔吸附树脂柱层析富集、氧化铝柱层析分离、重结晶四个步骤获得纯度较高的盐酸黄柏碱单体。因提取时加入了大量无机盐，离子浓度较高，不适宜采用离子型交换树脂。而大孔吸附树脂具有吸附容量大、易于吸附和解吸附、再生简便、机械强度大等优点，因此，采用大孔吸附树脂富集药材中的生物碱类成分。采用氧化铝柱色谱法进一步分离纯化黄柏碱。

黄柏粗粉

　　加入3%NaCl溶液，8倍药材量，HCl调
　　pH 3~4，冷浸48小时，提取2次，合并

┌───────────────┬───────────┐
浸出液　　　　　　　　　　　药渣

　　D101大孔吸附树脂
　　色谱，30%乙醇洗脱

乙醇液

　　65℃减压浓缩

浸膏

　　Al₂O₃柱色谱，二氯甲烷–甲
　　醇（9∶1）、甲醇依次洗脱

甲醇洗脱液

　　55℃减压浓缩冷却，结晶

粗结晶（黄柏碱粗品）

　　加浓HCl溶液溶解，加20倍甲醇，4℃
　　放置24小时，重结晶，过滤，干燥

精制盐酸黄柏碱

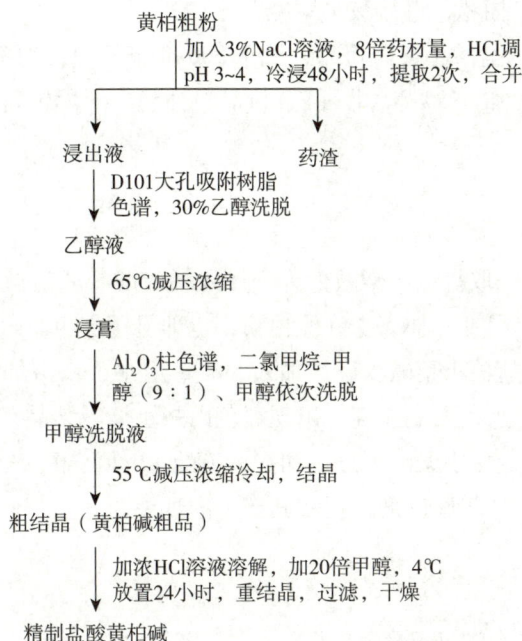

图 7 – 7　黄柏碱提取分离流程图

实训六　黄连中小檗碱的提取分离与检识

【实训目的】

1. 掌握　小檗碱提取及精制的原理及方法。

2. 熟悉　生物碱类成分化学检识和色谱检识的操作技术。

【实训原理】

　　小檗碱又名黄连素，为黄色针状结晶，盐酸小檗碱为黄色小针状结晶。小檗碱能缓溶于冷水（1∶20），易溶于热水和热乙醇，难溶于丙酮、三氯甲烷、苯。盐酸小檗碱微溶于冷水，易溶于热水，不溶于冷乙醇、三氯甲烷和乙醚。其盐类在水中的溶解度都比较小，例如盐酸盐为1∶500，硫酸盐为1∶30。

　　小檗碱的提取是利用小檗碱盐的溶解性，即小檗碱的硫酸盐在水中溶解度较大，而小檗碱的盐酸盐在水中溶解度小。用稀硫酸水溶液提取小檗碱硫酸盐，再用浓盐酸把小檗碱硫酸盐转化为小檗碱盐酸盐，再结合盐析法而使结晶析出。最后利用小檗碱在冷热水中的溶解性差异大，用水为溶剂重结晶进行精制。

【实训仪器与试药】

1. 仪器　烧杯、量筒、玻璃棒、电热套、玻璃漏斗、布氏漏斗、抽滤瓶、纱布、温度计、滴管、研钵、水浴锅、pH 试纸、紫外灯、层析缸、试管、试管架。

2. 试药　黄连粗粉、石灰乳、NaCl、HCl、NaOH、H_2SO_4、HNO_3、丙酮、乙醇、甲醇、乙酸、漂白粉、碘化铋钾、碘化汞钾、硅钨酸、硅胶、盐酸小檗碱对照品。

【实训内容】

1. 盐酸小檗碱的提取　称取黄连粗粉 20g，置 500ml 烧杯中，加入 0.3% 硫酸水溶液 200ml，加热微沸 40 分钟，并随时补充水分，趁热用纱布滤过。滤渣同法再提取一次，合并滤液。滤液在搅拌下加石灰乳，pH 调至 11 ~ 12，静置 10 分钟，滤过。滤液再用浓 HCl 调至 pH 2 ~ 3，加入 5% NaCl，

搅拌均匀，放置使沉淀完全，抽滤，得盐酸小檗碱粗品。

2. 盐酸小檗碱的精制　取盐酸小檗碱粗品，置于 500ml 烧杯中，加蒸馏水 300ml，加热使其全部溶解，趁热抽滤。滤液放冷，加入 5% NaCl，静置析晶，抽滤，干燥，得精制盐酸小檗碱，称重，计算收率。

3. 检识

（1）化学检识

1）浓硝酸、漂白粉试验　取盐酸小檗碱少许，加入稀硫酸 8ml 溶解，分置两支试管中，一支加入 2 滴浓硝酸，即显樱红色；另一支加入少许漂白粉，也即显樱红色。

2）丙酮小檗碱试验　取盐酸小檗碱少许，加入 5ml 蒸馏水，水浴加热溶解，溶解后加入氢氧化钠试液 2 滴，呈橙色，放冷，加入丙酮 4 滴，出现黄色丙酮小檗碱结晶。

3）生物碱沉淀反应　取盐酸小檗碱少许，加入稀硫酸 12ml 溶解，分置三支试管中，分别加入碘化汞钾试剂、碘化铋钾试剂、硅钨酸试剂，观察其产生的现象。

（2）色谱检识

吸附剂：硅胶薄层板

样品：自制盐酸小檗碱乙醇溶液

对照品：盐酸小檗碱乙醇对照品乙醇液

展开剂：甲醇 - 丙酮 - 乙酸（4∶5∶1）

显色剂：先观察荧光斑点，再喷改良碘化铋钾试剂显色。

【实训注意事项】

（1）实训用药材除黄连外，也可用三颗针、十大功劳和黄柏提取小檗碱。

（2）在精制盐酸小檗碱时，因为盐酸小檗碱几乎不溶于冷水，放冷易析出结晶，所以水浴加热溶解后，要趁热滤过，防止盐酸小檗碱放冷析出。

（3）提取用稀硫酸浓度在 0.2%~0.3% 之间，若加大稀硫酸浓度，小檗碱将会从硫酸盐转变成硫酸氢小檗碱，即酸式盐的形式，后者的溶解度小，影响提取效果。

（4）用石灰乳调 pH，可使硫酸小檗碱游离生成小檗碱，同时可沉淀果胶、黏液质等杂质。

（5）加氯化钠的目的是降低盐酸小檗碱在水中的溶解度。

【实训思考】

1. 怎样从黄连中提取分离盐酸小檗碱？原理是什么？

2. 试述小檗碱的检识方法。

···· 目标检测

答案解析

一、选择题

（一）最佳选择题

1. 生物碱具有碱性是因为其结构中含有（　）

 A. 碳原子   B. 氧原子   C. 氢原子

 D. 氮原子   E. 硫原子

2. 乌头碱的结构类型属于（　）

 A. 有机胺类   B. 吡啶类   C. 异喹啉类

 D. 萜类   E. 莨菪烷类

3. 小檗碱的结构类型属于（　　）

    A. 喹啉类　　　　　　　　　B. 异喹啉类　　　　　　　　C. 哌啶类

    D. 有机胺类　　　　　　　　E. 吲哚类

4. 生物碱中氮原子的杂化方式与其碱性有关，其碱性强弱的顺序是（　　）

    A. $sp^3 > sp^2 > sp$　　　　　　　B. $sp^3 > sp > sp^2$　　　　　　C. $sp > sp^2 > sp^3$

    D. $sp^2 > sp^3 > sp$　　　　　　　E. $sp > sp^3 > sp^2$

5. 莨菪碱的碱性强于东莨菪碱的原因是（　　）

    A. 氮原子杂化方式　　　　　B. 诱导效应　　　　　　　　C. 共轭效应

    D. 空间效应　　　　　　　　E. 氢键效应

6. 酰胺类生物碱碱性较弱的原因是（　　）

    A. 氮原子杂化方式　　　　　B. 诱导效应　　　　　　　　C. 共轭效应

    D. 空间效应　　　　　　　　E. 氢键效应

7. 亲脂性有机溶剂提取生物碱前用于湿润药材的溶液是（　　）

    A. 95% 乙醇　　　　　　　　B. 苯　　　　　　　　　　　C. 碱水

    D. 酸水　　　　　　　　　　E. 水

8. 氧化苦参碱在水中溶解度大于苦参碱的原因是（　　）

    A. 碱性强　　　　　　　　　B. 酸性强　　　　　　　　　C. 属于季铵碱类

    D. 分子量大　　　　　　　　E. 具有半极性 N→O 配位键

9. 在生物碱酸水提取液中，加碱调 pH 由低到高，每调一次用三氯甲烷萃取一次，首先得到（　　）

    A. 强碱性生物碱　　　　　　B. 弱碱性生物碱　　　　　　C. 季铵碱

    D. 中等碱性生物碱　　　　　E. 水溶性生物碱

10. 生物碱进行薄层色谱时，常使用的显色剂是（　　）

    A. 碘化汞钾试剂　　　　　　B. 苦味酸试剂　　　　　　　C. 硅钨酸试剂

    D. 雷氏铵盐试剂　　　　　　E. 改良碘化铋钾试剂

11. 《中国药典》规定，质量控制成分的结构类型为异喹啉类生物碱的中药是（　　）

    A. 川乌　　　　　　　　　　B. 天仙子　　　　　　　　　C. 防己

    D. 马钱子　　　　　　　　　E. 千里光

12. 《中国药典》规定，以苦参碱和氧化苦参碱为质量控制成分的中药是（　　）

    A. 黄连　　　　　　　　　　B. 麻黄　　　　　　　　　　C. 山豆根

    D. 天仙子　　　　　　　　　E. 千里光

13. 某患者服用巴豆过量，出现恶心、呕吐、腹痛、米泔水样便，此为巴豆中毒所致。巴豆的致泻成分是（　　）

    A. 有机酸　　　　　　　　　B. 强心苷　　　　　　　　　C. 生物碱

    D. 木脂素　　　　　　　　　E. 香豆素

14. 川乌经炮制，其生物碱类成分结构改变，毒性降低，所发生的化学反应是（　　）

    A. 氧化反应　　B. 还原反应　　C. 水解反应　　D. 聚合反应　　E. 加成反应

15. 下列哪种生物碱沉淀试剂在中性条件下反应（　　）

    A. 雷氏铵盐　　　　　　　　B. 碘 – 碘化钾　　　　　　　C. 碘化铋钾

    D. 苦味酸　　　　　　　　　E. 硅钨酸

（二）多项选择题

16. 常温下为液态生物碱的是（ ）
    A. 烟碱　　　　　　　　B. 咖啡因　　　　　　　　C. 麻黄碱
    D. 苦参碱　　　　　　　E. 槟榔碱

17. 亲水性生物碱常指（ ）
    A. 两性生物碱　　　　　B. 季铵生物碱　　　　　　C. 游离生物碱
    D. 仲胺生物碱　　　　　E. 具有 N→O 配位键的生物碱

18. 生物碱的沉淀试剂有（ ）
    A. 碘化铋钾　　　　　　B. 碘化汞钾　　　　　　　C. 硅钨酸
    D. 苦味酸　　　　　　　E. 雷氏铵盐

19. 下列属于赖氨酸系类生物碱的是（   ）
    A. 苦参碱　　　　　　　B. 槟榔碱　　　　　　　　C. 麻黄碱
    D. 烟碱　　　　　　　　E. 小檗碱

20. 下列含有小檗碱的药材有（   ）
    A. 黄连　　　　　　　　B. 黄柏　　　　　　　　　C. 三颗针
    D. 洋金花　　　　　　　E. 十大功劳

二、名词解释题

1. 生物碱
2. 两性生物碱

三、问答题

1. 影响生物碱碱性强弱的因素有哪些？

2. 某医师善治疮肿瘰疬、乳腺增生等，常用中成药小金丸（糊丸），用后每能收敛。药处方有人工麝香、木鳖子（去壳去油）、制草乌、枫香脂、醋乳香、醋没药、五灵脂（醋炒）、酒当归、地龙、香墨等，功能散结消肿、化瘀止痛，主治痰气凝滞所致的瘰疬、痰瘤、乳岩、乳癖，症见肌肤或肌肤下肿块一处或数处，推之能动，或者骨及骨关节肿大，文色不变、肿硬作痛。《中国药典》规定，小金丸应检查双酯型生物碱的限量，双酯型生物碱对心血管系统有明显的毒性。处方中含有这类生物碱的中药是什么？

3. 患者，女，42岁。白带增多、阴部瘙痒半年。医师诊断为湿热下注，处以内服中药外用妇必舒阴道泡腾片。妇必舒阴道泡腾片的处方组成为苦参、蛇床子、大黄、百部、薜、硼砂、冰片、白矾、甘草。据文献报道，该阴道泡腾片有抗菌消炎作用。妇必舒阴道泡腾片处方中具有抗病原微生物作用的双稠哌啶类化合物的中药饮片是什么？

4. 根据从黄连中提取小檗碱的流程回答下列问题：
   （1）写出小檗碱的分子结构式；
   （2）流程图划线部分的操作目的是什么？

书网融合……

重点小结　　　　　微课1　　　　　微课2　　　　　微课3　　　　　习题

第八章　皂苷类化合物的提取分离技术

PPT

学习目标

知识要求： 通过本章的学习，应能掌握皂苷类化合物结构特点、理化性质、提取分离及检识；熟悉常用皂苷类中药的质量控制成分，皂苷类化合物的结构类型；了解皂苷类化合物的应用及分布。

能力目标： 具备皂苷类化合物的提取分离及检识的能力。

素质目标： 通过本章的学习，树立药品质量安全意识及开拓创新的精神；培养科学严谨的作风和独立思考的能力。

情境导入

情境： 皂荚又名皂角树，是我国特有的苏木科皂荚属树种之一，生长旺盛，雌雄异株，雌树结荚（皂角）能力强。我国汉代的《神农本草经》早已把这种十分普遍的植物列入药用，具有祛顽痰、通窍开闭、祛风杀虫功效。皂荚果是医药食品、保健品、化妆品及洗涤用品的天然原料，皂角主要产于河南、安徽、陕西、秦岭深山。其主要成分有三萜皂苷、鞣质、蜡醇、廿九烷、豆甾醇、谷甾醇等，除具有洗涤功能外，还有保健和杀菌功能，因此作为植物表面活性剂，优于任何化学清洗剂，使用皂角洗涤对清洗物表面无任何腐蚀，在贴身衣物和皮肤、头发的清洁上，它是最理想的天然清洗剂。

早在秦汉时期，人们就用皂角来洗衣物和头发，到隋唐已形成惯例。人们把皂荚剥开或直接整体碾碎，泡水，滤汁，就成为当时纯天然洗发液。使用皂角水洗发，干净乌亮，略带芳香味。洗涤的衣物颜色不褪，很受百姓喜欢。两千年过去了，现代的去屑洗发水中大多都含有皂角成分。明代李时珍的《本草纲目》中记载"肥皂团"制作方法："十月采荚，煮熟捣烂，和白面及诸香作丸，澡身面去垢而腻润胜于皂荚也"。和现在的香皂相比，形制上也颇为相似了。

思考： 1. 皂角作为天然清洗剂，主要的成分是什么？

2. 具有清洁功能的皂角主要成分皂苷类化合物分为哪几种类型？如何进行鉴定？

皂苷（saponins）是存在于生物界的一类结构比较复杂的苷类化合物，其水溶液经振摇后能产生大量持久性、似肥皂样的泡沫，故名皂苷。皂苷大多具有表面活性和溶血等特性。

皂苷广泛存在于自然界中，在单子叶植物和双子叶植物中均有分布。常见于百合科、薯蓣科、龙舌兰科、石竹科、远志科、玄参科、豆科、五加科和葫芦科等植物中。许多重要的天然药物如人参、三七、柴胡、甘草、桔梗、黄芪、合欢皮、商陆、远志、穿山龙、麦冬、知母等的主要有效成分均含有皂苷。除此以外，少量皂苷类化合物也存在于海星和海参等海洋生物中。

皂苷类成分生物活性多样，具有抗炎、抗肿瘤、抗菌、抗病毒、降血脂和杀灭软体动物等活性。

第一节　皂苷类化合物的结构与分类　微课 1

皂苷由皂苷元和糖组成，组成皂苷的糖常见 D-葡萄糖、D-半乳糖、L-鼠李糖、D-木糖、

L-阿拉伯糖、D-葡萄糖醛酸、D-半乳糖醛酸等，多以低聚糖形式与苷元缩合。按照皂苷分子中连接糖链数目不同，可分为单糖链皂苷、双糖链皂苷和三糖链皂苷等。目前，最常用的分类方法是按照皂苷元的化学结构将皂苷分成两大类：甾体皂苷（steroidal saponins）和三萜皂苷（triterpenoid saponins）。

一、甾体皂苷

苷元为含27个碳原子的甾体衍生物的皂苷称为甾体皂苷，主要有螺旋甾烷类和异螺旋甾烷类。

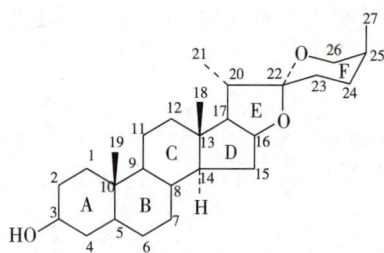
螺旋甾烷类

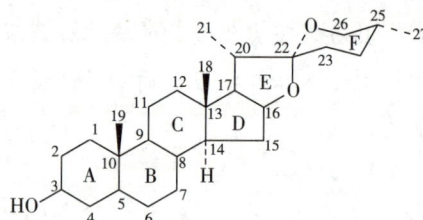
异螺旋甾烷类

甾体皂苷元的结构特点如下。

1. 基本结构 含 A、B、C、D、E 和 F 六个环，其中 A、B、C、D 环为甾体母核，E 环是呋喃环，F 环是吡喃环，两环以螺缩酮的形式相连接（C_{22}是螺原子）。

2. 稠合方式 一般 B/C 环和 C/D 环均为反式稠合，A/B 环稠合方式有顺式（5β-H）或反式（5α-H）。

3. 取代基 C_3多连β-羟基，并与糖结合成苷；分子中常含双键和羰基。

4. C_{27}构型 当 C_{25}上甲基（C_{27}）为直立键，β-型（绝对构型 S 型），称螺旋甾烷；当 C_{25}上甲基（C_{27}）为平伏键，α-型（绝对构型 R 型），称异螺旋甾烷。一般来讲，R 型化合物比 S 型化合物稳定。

5. 呈中性 甾体皂苷元和糖中一般不含羧基，呈中性，故甾体皂苷又称中性皂苷。

甾体皂苷大多以单糖链形式存在。如广泛存在于百合科植物菝葜中菝葜皂苷（parillin）属螺旋甾烷类衍生物，具有抗真菌作用；薯蓣科薯蓣属植物中薯蓣皂苷（dioscin）属异螺旋甾烷类衍生物，具有祛风湿止痛作用。

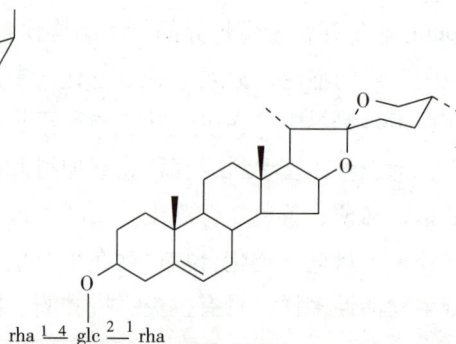

glc —1 6— glc —2 1— glc
|4
rha
菝葜皂苷

rha —1 4— glc —2 1— rha
薯蓣皂苷

二、三萜皂苷

含 30 个碳原子的三萜皂苷元与糖组成的苷类称为三萜皂苷。三萜皂苷在植物界分布比甾体皂苷广泛，结构复杂。分子中常连有羧基，故多为酸性皂苷，少数呈中性。根据苷元的结构可分为四环三萜和五环三萜两大类。

（一）四环三萜皂苷

苷元大多含 30 个碳原子，基本骨架为环戊烷骈多氢菲的结构。A/B、B/C、C/D 环均为反式稠合。C_4 位连接偕二甲基（C_{28}、C_{29}），C_{19}、C_{30} 甲基分别连接在 C_{10}、C_{14} 位上，C_{18} 甲基连在 C_8 或 C_{13} 位。根据 C_{18} 甲基所在位置不同，又可将四环三萜皂苷元分成两类。

1. 羊毛脂烷型　其特点是 C_{18} 甲基连在 C_{13} 位上。如真菌茯苓中的茯苓酸（pochymic acid），具有止吐作用。

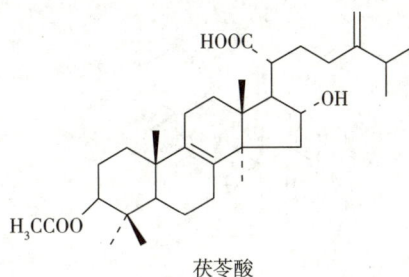

羊毛脂烷型　　　　　　　　　　　　茯苓酸

2. 达玛烷型　其特点是 C_{18} 甲基连在 C_8 位上。如中药人参中 20（S）- 原人参三醇［20（S）- protopanaxatriol］，具有降胆固醇的作用。

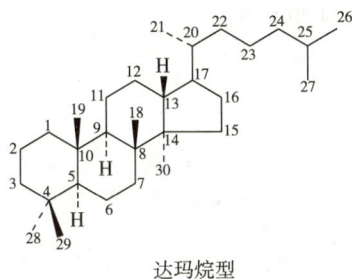

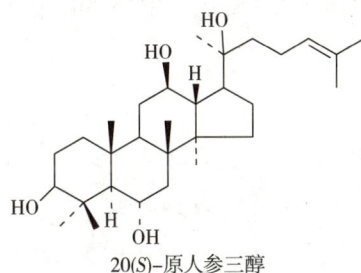

达玛烷型　　　　　　　　　　　　20(S)-原人参三醇

（二）五环三萜皂苷

五环三萜皂苷在天然药物中较为常见，分子中常有羧基，多为酸性皂苷。皂苷元的基本母核为五个环，C_{23}、C_{24} 为偕二甲基连接在 C_4 位，C_{25}、C_{26}、C_{27}、C_{28} 分别连接在 C_{10}、C_8、C_{14}、C_{17} 位，C_3 羟基多为 β - 型，并与糖结合成苷。根据 E 环变化主要分为三种类型。

1. β - 香树脂烷型　又称齐墩果烷型，其特点是 A/B、B/C、C/D 环均为反式稠合，D/E 环多为顺式；C_{29}、C_{30} 为偕二甲基连接在 C_{20} 位上。这类皂苷元以齐墩果酸（oleanolic acid）最为多见，广泛存在于植物界中，多数以苷的形式存在，如人参、三七、柴胡等中药中。少数以游离形式存在，如女贞子、连翘等中药中。齐墩果酸已成为治疗肝炎的药物。

β-香树脂烷型

齐墩果酸

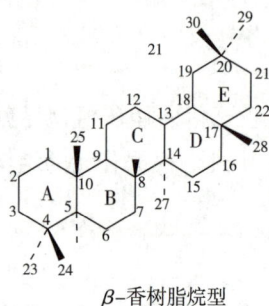

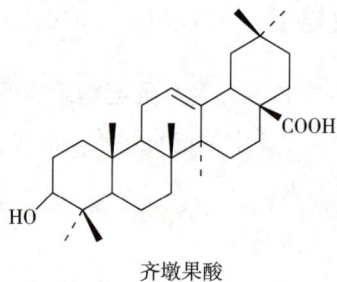

2. α–香树脂烷型 又称熊果烷型或乌苏烷型，其基本结构与 β–香树脂烷型的不同之处在于 E 环上 C_{29}、C_{30} 甲基分别连接在 C_{19}、C_{20} 位上，构型分别是 β 和 α 型。这类皂苷元在植物中分布比 β–香树脂烷型要少，大多是熊果酸（ursolic acid）的衍生物。熊果酸又称乌苏酸，在植物界分布较广，如地榆、枇杷叶、女贞子、山茱萸、车前草等中药中都含有。

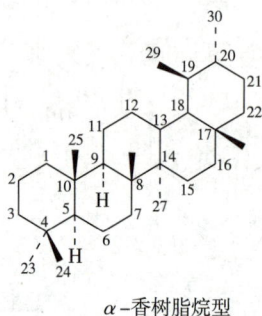

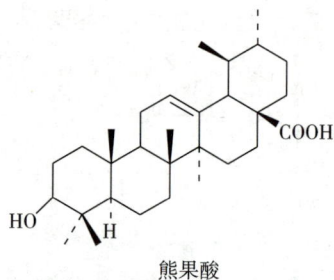

α-香树脂烷型

熊果酸

3. 羽扇豆烷型 属此类型的天然药物成分较少，且大多以苷元形式存在，少数以皂苷形式存在。其结构特点是 E 环为五元环，在 C_{19} 位上有 α–构型的异丙烷或异丙烯基取代，A/B、B/C、C/D、D/E 环均为反式稠合。如从酸枣仁中分得的化合物白桦脂酸（betulinic acid）。

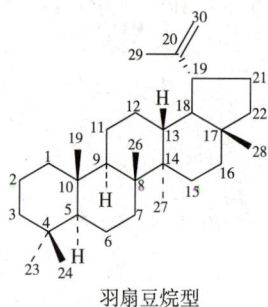

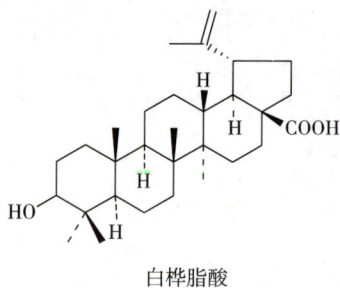

羽扇豆烷型

白桦脂酸

拓展阅读

"南国神草" —— 三七

三七是传统珍贵药材，产于我国中西南部，为五加科植物三七 [*Panax notoginseng*（Burk.）F. H. Chen] 的干燥根和根茎。三七又被称作"南国神草"，有止血、活血化瘀、消肿定痛等多重功效。三七中的主要有效成分为三萜皂苷类，含量高达 12%。从三七中分离得到的单体皂苷大多数为达玛烷型的 20（S）–原人参二醇型和 20（S）–原人参三醇型皂苷，如人参皂苷 Rb_1、Rb_2、Rb_3、Rc、Rd、F、七叶胆苷Ⅸ、七叶胆苷ⅩⅧ和人参皂苷 Re、Rg_1、Rg_2、Rh_1 等，其中以人参皂苷 Rg_1 和 Rb_1 含量最高。除此之外，三七中还含有独有的皂苷类成分，如三七皂苷 R_1、R_2、R_4、R_6、Fa 等。三七总皂苷是三七活血、镇静、镇痛、改善心肌缺血和脑血循环、抗炎、保肝、抗肿瘤、抗衰老和抗氧化等药理作用的物质基础。《中国药典》测定人参皂苷 Rg_1、Rb_1 和三七皂苷 R_1 的总量不得少于三七药材干燥品的 5.0%。

第二节　皂苷类化合物的理化性质

一、性状

皂苷分子量较大，不易结晶，大多为无色或乳白色无定形粉末，仅少数为晶体。皂苷大多无明显熔点，在熔融前就已经分解。而皂苷元大多有完好的晶体，也有恒定的熔点。皂苷多具吸湿性，味苦而辛辣，对黏膜有刺激性，尤以鼻内黏膜最为灵敏，吸入鼻内可引起喷嚏，还可反射性地促进呼吸道黏液腺分泌，使浓痰稀释，易于排出。如桔梗、远志、枇杷叶、紫菀等止咳化痰药均含有皂苷。少数皂苷如甘草皂苷有显著的甜味，对黏膜刺激性也弱。

二、溶解性

大多数皂苷极性较大，一般可溶于水，易溶于热水、含水稀醇、热甲醇和热乙醇，难溶于丙酮、乙醚、苯等亲脂性有机溶剂。皂苷在含水正丁醇或戊醇中有较大的溶解度，可利用此性质从含皂苷水溶液中用正丁醇或戊醇进行萃取，从而与糖类、蛋白质等亲水性强的杂质分离。

皂苷的水溶性根据分子中连接糖的数目多少而有差别，皂苷糖链部分水解失去部分糖后，水溶性随之降低，易溶于中等极性的醇、丙酮、乙酸乙酯中。皂苷元不溶于水，可溶于苯、乙醚、三氯甲烷等低极性溶剂。

三、表面活性

皂苷有降低水溶液表面张力的作用，可作为清洁剂、乳化剂应用。多数皂苷水溶液经强烈振摇后能产生大量持久性泡沫（少数泡沫量较少，如甘草皂苷）且不因加热而消失。蛋白质水浸液也可产生泡沫，但是加热后泡沫消失，故可依此鉴别。方法是取 1g 中药粉末，加水 10ml，煮沸 10 分钟后滤出水液，振摇后产生持久性泡沫（15 分钟以上）为阳性。皂苷的表面活性作用使其具有一定的助溶性能，可促进其他成分在水中的溶解。利用发泡试验还可区别甾体皂苷与三萜皂苷（图 8-1）。

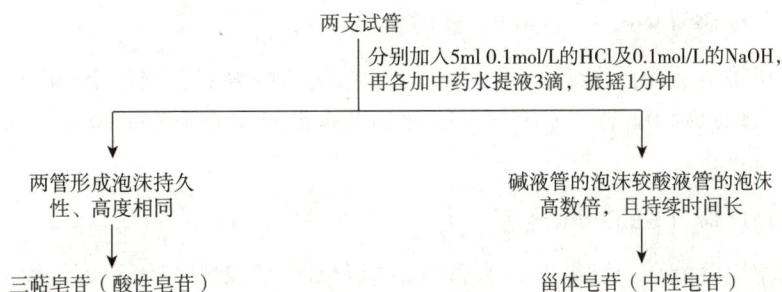

两支试管
分别加入 5ml 0.1mol/L 的 HCl 及 0.1mol/L 的 NaOH，再各加中药水提液 3 滴，振摇 1 分钟

两管形成泡沫持久性、高度相同　　　碱液管的泡沫较酸液管的泡沫高数倍，且持续时间长

三萜皂苷（酸性皂苷）　　　甾体皂苷（中性皂苷）

图 8-1　发泡试验

四、溶血作用

大多数皂苷能破坏红细胞而具有溶血作用。因此含有皂苷的药材制成静脉注射液时必须做溶血

试验。皂苷溶血作用的强弱可用溶血指数来表示。溶血指数是指皂苷对同一动物来源的红细胞稀悬浮液，在同一等渗、缓冲及恒温条件下造成完全溶血的最低浓度。例如：薯蓣皂苷的溶血指数为 1：400000，甘草皂苷为 1：4000，洋菝葜皂苷为 1：125000。而人参总皂苷无溶血现象，但经分离后，A 型有抗溶血作用，而 B 型和 C 型人参皂苷则有显著的溶血作用。

皂苷的溶血作用是因为皂苷能与红细胞膜上胆甾醇结合生成不溶于水的复合物，破坏了红细胞的正常渗透，造成细胞内渗透压增高而使细胞破裂，从而导致溶血。皂苷在高等动物的消化道中不被吸收，故口服无溶血毒性。

天然药物中其他成分如树脂、脂肪酸、挥发油等亦能产生溶血作用。因此，要判断是否由皂苷引起溶血，除进一步提纯再进行试验外，还可结合胆甾醇沉淀法，如沉淀后的滤液无溶血现象，而沉淀分解后有溶血活性，则表示是由皂苷引起的溶血现象。

五、水解性

皂苷可被植物中共存的酶水解，酶水解配合化学方法水解可提高收率。由于皂苷所含的糖都是 α - 羟基糖，因此水解所需条件较为剧烈，一般可用 2 ~ 4mol/L 的矿酸。若酸浓度过高或酸性过强（如高氯酸），可导致皂苷元在水解过程中发生脱水、环合、双键位移等变化。如人参皂苷的原始苷元应是 20（S）- 原人参二醇和 20（S）- 原人参三醇，在酸水解过程中发生构型转化，得到 20（R）- 人参二醇和 20（R）- 人参三醇。因此在选择水解条件时，应考虑保护苷元不被异构化。采用温和的水解方法，如酶解法、土壤微生物培养法、Smith 氧化降解法或光解法等可以得到原始皂苷元。

六、显色反应

皂苷在无水条件下，与浓酸或某些 Lewis 酸作用，出现颜色变化或呈现荧光。此类反应虽然比较灵敏，但专属性较差。常用的显色反应如下。

（一）醋酐 - 浓硫酸反应（Liebermann - Burchard 反应）

试样溶于醋酐中，加入醋酐 - 浓硫酸（20：1）数滴，可出现黄→红→紫→蓝→绿色等变化，最后褪色。甾体皂苷颜色变化较快，最后呈蓝绿色。三萜皂苷只能呈红或紫色，不出现绿色。用此法可初步区别甾体皂苷和三萜皂苷。

（二）三氯甲烷 - 浓硫酸反应（Salkowski 反应）

试样溶于三氯甲烷，加入浓硫酸后，三氯甲烷层呈红或蓝色，硫酸层呈现绿色荧光。

（三）三氯醋酸反应（Rosen - Heimer 反应）

将试样的三氯甲烷溶液滴在滤纸上，喷 25% 三氯醋酸乙醇溶液，加热至 60℃，生成红色渐变为紫色的是甾体皂苷，加热到 100℃，生成红色渐变为紫色的是三萜皂苷。由于三氯醋酸较浓硫酸温和，故可用于纸色谱显色。

（四）五氯化锑反应（Kahlenberg 反应）

将试样的三氯甲烷溶液点于滤纸上，喷 20% 五氯化锑的三氯甲烷溶液，干燥后 60 ~ 70℃加热，呈蓝色、灰蓝色或灰紫色斑点。

（五）冰醋酸 - 乙酰氯反应（Tschugaeff 反应）

试样溶于冰醋酸中，加乙酰氯数滴及氯化锌结晶数粒，稍加热，呈现淡红色或紫色。

第三节 皂苷类化合物的提取与分离 ◉微课2

一、提取

(一)皂苷的提取

用不同浓度的甲醇或乙醇作为提取溶剂,提取后回收溶剂,残渣溶于水,滤除不溶物,水溶液再用石油醚、苯等亲脂性有机溶剂萃取,除去油脂、色素等脂溶性杂质,然后再用正丁醇进行萃取,皂苷转溶于正丁醇中,而糖类等水溶性杂质则留在水中,分取正丁醇溶液,回收正丁醇,得粗制总皂苷。本法为目前提取皂苷的通法(图8-2)。

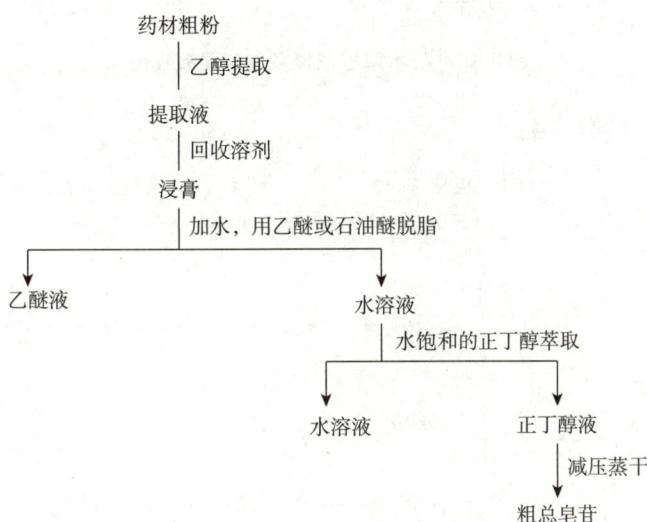

```
                        药材粗粉
                          │ 乙醇提取
                        提取液
                          │ 回收溶剂
                        浸膏
                          │ 加水,用乙醚或石油醚脱脂
          ┌───────────────┴───────────────┐
        乙醚液                          水溶液
                                          │ 水饱和的正丁醇萃取
                            ┌─────────────┴─────────────┐
                          水溶液                      正丁醇液
                                                        │ 减压蒸干
                                                      粗总皂苷
```

图8-2 皂苷提取通法

也可以先用石油醚或苯将药材进行脱脂处理,除去油脂、色素。脱脂后的药材再用甲醇或乙醇为溶剂加热提取,提取液冷却后,由于多数皂苷难溶于冷乙醇或冷甲醇,则可沉淀析出;或将醇提取液适当浓缩,再加入适量的丙酮或乙醚,皂苷即可以沉淀的形式析出;酸性皂苷可先加碱水溶解,再加酸酸化,使皂苷重新析出而与杂质分离。

(二)皂苷元的提取

皂苷元易溶于苯、三氯甲烷、石油醚等亲脂性较强的有机溶剂,不溶或难溶于水。一般可将粗皂苷加酸水解后,再用亲脂性有机溶剂提取,也可直接将药材加酸水解,使皂苷水解生成皂苷元,再用有机溶剂提取。

加酸水解皂苷时,要注意在剧烈的水解条件下,皂苷元可能发生结构变化。这时应降低反应条件或改用温和的水解方法以确保皂苷元结构不被破坏。也可在酸水解前先用酶解法,不但能缩短酸水解时间,还能提高皂苷元收得率。如薯蓣皂苷元利用酸水解提取,水解时间长,且仍有部分皂苷未水解,提取不完全,此方法收率约为2%。如果将原料在酸水解之前经过预发酵处理,不但能缩短水解时间,薯蓣皂苷元的收率还可提高至54%,两种方法提取方法如下。

1. 酸水解提取流程（图8-3）

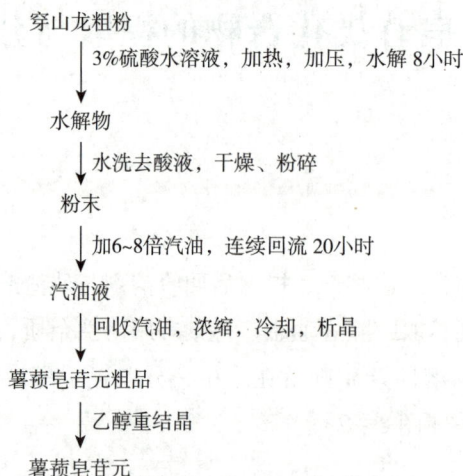

穿山龙粗粉

↓ 3%硫酸水溶液，加热，加压，水解8小时

水解物

↓ 水洗去酸液，干燥、粉碎

粉末

↓ 加6~8倍汽油，连续回流20小时

汽油液

↓ 回收汽油，浓缩，冷却，析晶

薯蓣皂苷元粗品

↓ 乙醇重结晶

薯蓣皂苷元

图8-3 酸水解提取薯蓣皂苷元流程图

2. 预发酵提取流程（图8-4）

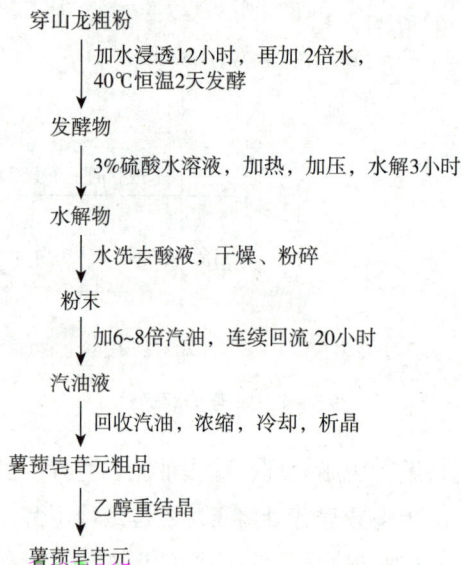

穿山龙粗粉

↓ 加水浸透12小时，再加2倍水，
40℃恒温2天发酵

发酵物

↓ 3%硫酸水溶液，加热，加压，水解3小时

水解物

↓ 水洗去酸液，干燥、粉碎

粉末

↓ 加6~8倍汽油，连续回流20小时

汽油液

↓ 回收汽油，浓缩，冷却，析晶

薯蓣皂苷元粗品

↓ 乙醇重结晶

薯蓣皂苷元

图8-4 预发酵提取薯蓣皂苷元流程图

薯蓣皂苷元的侧链经酸、铬酐等试剂处理可以被降解，生成醋酸孕甾双烯醇酮，为合成各类甾体激素的重要中间体。

二、分离

（一）分段沉淀法

皂苷在醇中溶解度大，在丙酮、乙醚等中溶解度小，可先将粗总皂苷溶于少量的甲醇或乙醇中，然后逐滴加入丙酮、乙醚或丙酮-乙醚（1:1）的混合溶液至混浊，放置产生沉淀，滤过得极性较大的皂苷。母液继续滴加丙酮或乙醚，至析出沉淀得极性较小的皂苷。反复处理，可初步将不同极性的皂苷分段沉淀分离（图8-5）。

```
                    粗总皂苷
                       │用少量乙醇或甲醇溶解，滴加丙酮，滤过
        ┌──────────────┴──────────────┐
      皂苷1                          滤液
                                       │滴加丙酮-乙醚，滤过
                        ┌──────────────┴──────────────┐
                      滤液                          皂苷2
                        │滴加乙醚，滤过
          ┌─────────────┴─────────────┐
        滤液                        皂苷3
```

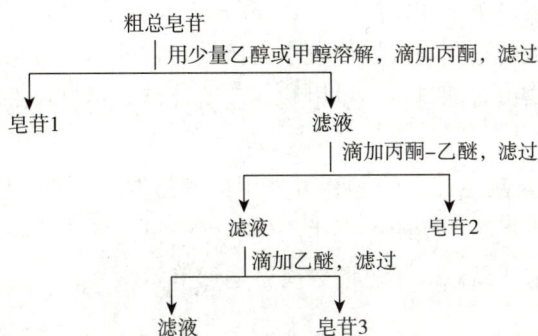

图 8-5　分段沉淀分离皂苷流程图

（二）胆甾醇沉淀法

甾体皂苷可与胆甾醇生成难溶性的分子复合物，利用此性质可与其他水溶性成分分离，达到精制目的。先将粗皂苷溶于少量乙醇中，再加入胆甾醇的饱和乙醇溶液，直至不再析出沉淀为止（混合后需稍加热），滤取沉淀，用水、乙醇、乙醚依次洗涤，以除去糖类、色素、油脂及游离的胆甾醇。最后将沉淀干燥，用乙醚连续回流提取，此时甾体皂苷与胆甾醇形成的分子复合物分解，胆甾醇溶于乙醚中，残留物为较纯的皂苷（图 8-6）。

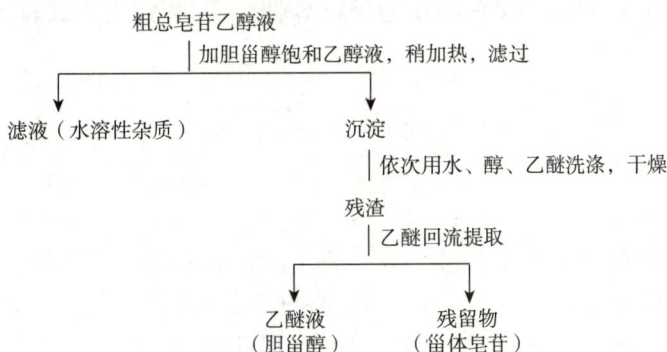

```
                  粗总皂苷乙醇液
                       │加胆甾醇饱和乙醇液，稍加热，滤过
        ┌──────────────┴──────────────┐
   滤液（水溶性杂质）               沉淀
                                       │依次用水、醇、乙醚洗涤，干燥
                                     残渣
                                       │乙醚回流提取
                        ┌──────────────┴──────────────┐
                     乙醚液                        残留物
                    （胆甾醇）                   （甾体皂苷）
```

图 8-6　胆甾醇沉淀分离皂苷流程图

在天然药物中，有的皂苷可能与其共存的植物甾醇形成分子复合物，在用稀醇提取时不被提出，在提取时应注意。

（三）铅盐沉淀法

利用铅盐沉淀法可以分离酸性皂苷和中性皂苷。在粗皂苷的乙醇溶液中，加入中性醋酸铅，酸性皂苷可与之产生沉淀，滤出沉淀，滤液再加碱式醋酸铅，中性皂苷也可产生沉淀。然后将沉淀用硫化氢进行脱铅处理，脱铅后将滤液减压浓缩，残渣溶于乙醇，滴加乙醚至产生沉淀。这样可分离得到酸性皂苷和中性皂苷。

（四）色谱法

用以上经典方法精制后，除少数皂苷可获得单体成分外，一般只能除去大部分杂质，获得相对较纯的总皂苷，若需更进一步分离出单体，常采用色谱法。

1. 分配色谱　皂苷极性较大，用分配柱色谱分离效果较好。支持剂可用水饱和的硅胶，用三氯甲烷-甲醇-水等极性较大的溶剂系统进行梯度洗脱。

2. 吸附色谱　吸附剂常用硅胶和氧化铝，适用于分离皂苷元，用苯、三氯甲烷、甲醇等混合溶剂梯度洗脱，可依次得到极性从小到大的皂苷元。

3. 高效液相色谱　大多采用反相色谱柱，以甲醇－水或乙腈－水等溶剂为流动相分离和纯化皂苷效果较好。或者将极性较大的皂苷制成极性较小的衍生物后进行正相色谱分离，如将人参皂苷制成苯甲酰衍生物，用硅胶柱色谱以石油醚－三氯甲烷－乙腈（15∶3∶2）洗脱，分离后再测定各单体人参皂苷的含量。

4. 大孔吸附树脂技术　对极性较大的皂苷可先用甲醇提取，回收甲醇，残渣用水溶解，上大孔吸附树脂柱，用水洗去糖类等水溶性杂质，再用乙醇梯度洗脱，得到不同组分的皂苷混合物，初步分离后还需进一步用硅胶柱色谱或高效液相色谱分离得皂苷单体。

第四节　皂苷类化合物的检识

一、理化检识

从天然药物中提取分离的皂苷类单体化合物，需要经过物理和化学方法鉴定。物理方法鉴定主要依据化合物的形态、颜色等物理性质，以及熔点、比旋度等物理常数。化学方法可通过显色反应，利用皂苷在无水条件下，与浓酸或某些 Lewis 酸作用，出现颜色变化或呈现荧光，如 Liebermann – Burchard 反应、Rosen – Heimer 反应、Kahlenberg 等反应鉴别。还可以用泡沫试验、溶血试验对皂苷进行检识。

二、色谱检识

（一）薄层色谱

亲水性强的皂苷用分配色谱效果较好。常用展开剂有水饱和的正丁醇、正丁醇－乙酸乙酯－水（4∶1∶5）、乙酸乙酯－吡啶－水（3∶1∶3）、乙酸乙酯－醋酸－水（8∶2∶1）等；亲脂性强的皂苷和皂苷元极性较小，可用吸附色谱或分配色谱。如用硅胶为吸附剂，采用亲脂性较强的展开剂，如苯－乙酸乙酯（1∶1）、环己烷－乙酸乙酯（1∶1）、苯－丙酮（8∶1）、三氯甲烷－丙酮（95∶5）等。分离酸性皂苷时，应在展开剂中加少量酸，可避免产生拖尾现象。

薄层色谱常用的显色剂有三氯醋酸、浓硫酸或 50% 硫酸、三氯化锑或五氯化锑、醋酐－浓硫酸及磷钼酸等试剂。

（二）纸色谱

亲水性皂苷的纸色谱，多以水为固定相，展开剂的极性也相应增大。常用的展开剂有水饱和的正丁醇、正丁醇－乙醇－水（9∶2∶9）、正丁醇－醋酸－水（4∶5∶1）等。分离苷元或亲脂性皂苷多用甲酰胺为固定相，用甲酰胺饱和的三氯甲烷或苯为展开剂。常用的显色剂为磷钼酸、三氯化锑或五氯化锑试剂。

第五节　皂苷类化合物的应用实例

实例　人参中皂苷类化合物的提取分离技术

人参是传统名贵中药，为五加科植物人参（*Panaxginseng* C. A. Mey.）的干燥根和根茎。其味甘、微苦，平，具大补元气、复脉固脱、补脾益肺、生津安神的功效。临床常用于体虚欲脱、肢冷脉微、脾虚食少、肺虚喘咳、津伤口渴、久病虚羸、阳痿、心力衰竭等病证。现代药理学表明，人参对中枢神经系统具有双向调节作用，在抗心肌缺血、调节血压、促进骨髓造血、调节免疫、控制血糖、延缓衰老和抗肿瘤等方面具有多种作用。

（一）人参中主要有效成分的结构及理化性质

人参中化学成分复杂，含皂苷、多糖和挥发油等多种化学成分。其中人参皂苷（ginsenosides）为其主要有效成分之一。人参根中含皂苷约4%，其中须根含量较主根高，全植物中以花蕾含皂苷量最多。目前已分离得到的人参皂苷，根据其水解产物不同可分为三种类型：A型（人参皂苷二醇型）、B型（人参皂苷三醇型）和C型（齐墩果酸型）。其中A型和B型属四环三萜达玛烷型衍生物，C型是五环三萜齐墩果烷型衍生物（表8-1）。

《中国药典》以人参皂苷为指标成分对人参、红参和人参叶进行含量测定。采用高效液相色谱法测定人参中人参皂苷 Rg_1 和人参皂苷 Re 的总量不得少于干燥药材0.30%，人参皂苷 Rb_1 不得少于干燥药材0.20%。

人参皂苷A型和B型在酸水解过程中易发生构型的转换，20（S）－构型易转变为20（R）－构型，同时侧链发生环合作用，产物分别是人参二醇和人参三醇。

人参总皂苷大多为白色无定形粉末或无色结晶，味微甘苦，有吸湿性，易溶于水、甲醇、乙醇，可溶于正丁醇、乙酸乙酯、醋酸，不溶于乙醚、苯，水溶液振摇后能产生大量泡沫。人参B型和C型皂苷有显著的溶血作用，而A型人参皂苷则有抗溶血作用，人参总皂苷无溶血作用。

表 8 - 1　人参中皂苷的化学结构

苷元结构、名称	人参皂苷	糖	
		R_1	R_2
A 型（人参二醇型）	Rb_1	$glc^2{-}^1glc$	$glc^6{-}^1glc$
	Rb_2	$glc^2{-}^1glc$	$glc^6{-}^1arab$ 吡喃糖
	Rc	$glc^2{-}^1glc$	$glc^6{-}^1arab$ 吡喃糖
	Rd	$glc^2{-}^1glc$	glc
	Rh_2	glc	glc
B 型（人参三醇型）	Re	$glc^2{-}^1rham$	glc
	Rf	$glc^2{-}^1glc$	H
	Rg_1	glc	glc
	Rg_2	$glc^2{-}^1rham$	H
	Rh_1	glc	H

续表

苷元结构、名称	人参皂苷	糖	
		R₁	R₂
C 型（齐墩果酸型）	Ro	葡萄糖醛酸^2—^{1}glc	glc

（二）人参中皂苷类化合物的提取分离

1. 工艺流程（图 8-7）

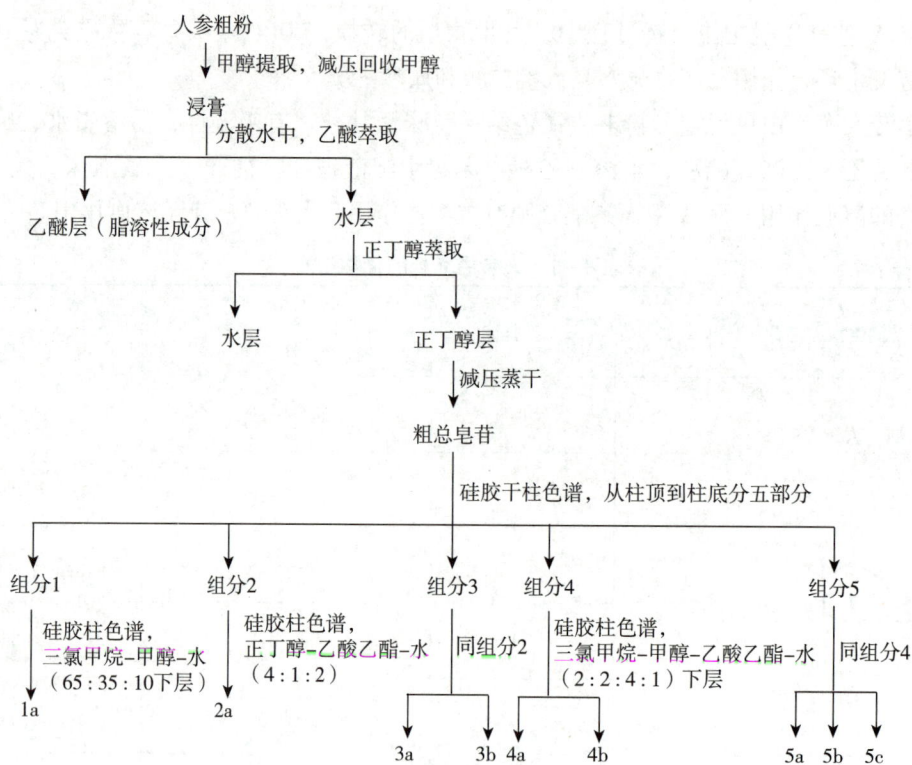

图 8-7　人参皂苷提取分离流程图

1a. 人参皂苷 Ro；2a. 人参皂苷 Rb；3a. 人参皂苷 Rb₂；3b. 人参皂苷 Rc；4a. 人参皂苷 Rd；4b. 人参皂苷 Re

5a. 人参皂苷 Rf；5b. 人参皂苷 Rg₁；5c. 人参皂苷 Rg₂

2. 流程说明　人参总皂苷提取可按皂苷提取通法。分离时先用硅胶柱色谱将粗总皂苷分为五个部位，各有效部位则需再用色谱法进一步分离得到单体成分。

实训七　甘草中皂苷类化合物的提取分离与检识

【实训目的】

1. 掌握　提取分离皂苷类化合物的原理及方法。

2. 熟悉　皂苷类化合物的检识。

【实训原理】

甘草酸以钾盐的形式存在于植物体内，易溶于热水，因此可用水提取甘草酸钾盐，水提液加硫酸酸化后生成游离甘草酸，因其在冷水中的溶解度较小而沉淀析出，即可得甘草酸。由于甘草酸不易精制，一般将其转变为甘草酸的单钾盐。甘草酸可溶于丙酮，加氢氧化钾后生成甘草酸三钾盐结晶，此结晶用热冰醋酸溶解生成甘草酸的单钾盐，该盐难溶于冷醋酸而结晶析出。

【实训仪器与试药】

1. 仪器　电炉、托盘天平、量筒、玻璃棒、纱布、滴管、抽滤装置、圆底烧瓶、冷凝管、水浴锅、烧杯、pH 试纸、层析缸、试管、锥形瓶、渗漉筒。

2. 试药　甘草粗粉、蒸馏水、硫酸、丙酮、氢氧化钾、乙醇、冰醋酸、盐酸、甲醇、三氯甲烷、甘草酸对照品、正丁醇、醋酐、氯化钠、红细胞悬浮液、五氯化锑、氢氧化钠、硅胶 G、CMC – Na。

【实训内容】

1. 甘草酸（粗品）的提取　取甘草粗粉 100g，加水煎煮提取 2~3 次，滤过得水提液，静置。取上清液，浓缩至原体积的 1/3 得甘草浸膏（含甘草酸 >20%），浸膏加 3 倍量水溶解，加硫酸酸化至不再析出沉淀，放置，滤过得棕色沉淀，沉淀水洗至中性，干燥，即得甘草酸粗品。

2. 甘草酸单钾盐的制备　取甘草酸粗品，加丙酮回流提取 2~3 次，合并丙酮液，滤过，滤液加 20% KOH 乙醇液调 pH 至弱碱性，静置析晶，得结晶（甘草酸三钾盐）。结晶物干燥，冰醋酸热溶、冷却，析晶，滤过得甘草酸单钾盐结晶，75% 乙醇重结晶即可得精制品。

3. 检识

（1）溶血试验　取清洁试管两支，一支加入甘草的水浸液 0.5ml，另一支加入蒸馏水 0.5ml 作对照，然后各加入 0.9% 氯化钠溶液 0.5ml，摇匀，再向每支试管中加入红细胞悬浮液 1ml，充分摇匀，静置，观察溶血现象。

（2）醋酐 – 浓硫酸反应　将样品溶于醋酐中，加浓硫酸 – 醋酐（1∶20），观察颜色变化。

（3）三氯甲烷 – 浓硫酸反应　样品溶于三氯甲烷，加入浓硫酸后，观察两层的颜色变化及荧光。

（4）五氯化锑反应　将样品三氯甲烷或醇溶液点于滤纸上，喷以 20% 五氯化锑的三氯甲烷溶液（不应含乙醇和水），干燥后 60~70℃ 加热，观察颜色变化。

（5）薄层色谱检识

薄层板：1% 氢氧化钠溶液制备的硅胶 G – CMC – Na 板。

样品：甘草酸精制品乙醇溶液。

对照品：甘草酸对照品乙醇溶液。

展开剂：乙酸乙酯 – 甲酸 – 冰醋酸 – 水（15∶1∶1∶2）。

显色剂：10% 硫酸乙醇溶液，在 105℃ 加热至斑点显色清晰。

【实训注意事项】

（1）提取甘草酸粗品时，水提液酸化后析出的沉淀，杂质较多难以过滤，故可倾出上清液再抽滤。

（2）甘草酸粗品必须洗涤至中性，干燥，以免影响下一步操作。

（3）甘草酸与氢氧化钾生成甘草酸的三钾盐，在丙酮与乙醇混合溶剂中难溶而析出结晶。将此盐溶于热冰醋酸，由于皂苷元上羧基酸性强于糖上羧基，而形成甘草酸的单钾盐，甘草酸的单钾盐难溶于冷冰醋酸而析晶。

（4）甘草酸三钾盐易吸潮，保存时需在干燥器中保存。

【实训思考】

1. 甘草酸属于哪类皂苷？从甘草中提取甘草酸利用了它的什么性质？

2. 从植物中提取分离三萜皂苷可用什么方法？

目标检测

答案解析

（一）最佳选择题

1. 从中药水提液中萃取皂苷的最佳溶剂是（　　）
    A. 甲醇　　　　　　　　　B. 丙酮　　　　　　　　　C. 正丁醇
    D. 乙醚　　　　　　　　　E. 三氯甲烷

2. 下列具有溶血作用的化学成分为（　　）
    A. 黄酮　　　　　　　　　B. 蒽醌　　　　　　　　　C. 皂苷
    D. 多糖　　　　　　　　　E. 香豆素

3. 不符合皂苷通性的是（　　）
    A. 大多为白色结晶　　　　B. 多味苦而辛辣　　　　　C. 对黏膜有刺激性
    D. 振摇后能产生泡沫　　　E. 大多数有溶血作用

4. 皂苷具溶血作用的原因为（　　）
    A. 具表面活性　　　　　　B. 有酸性基团存在　　　　C. 具甾体母核
    D. 多为寡糖苷，亲水性强　E. 与细胞壁上胆甾醇生成沉淀

5. 下列成分的水溶液振摇后能产生大量持久性泡沫，并不因加热而消失的是（　　）
    A. 蛋白质　　　　　　　　B. 黄酮苷　　　　　　　　C. 皂苷
    D. 生物碱　　　　　　　　E. 蒽醌苷

6. 区别三萜皂苷与甾体皂苷的反应是（　　）
    A. 醋酐－浓硫酸反应　　　B. 溶血反应　　　　　　　C. 醋酸－乙酰氯反应
    D. 三氯甲烷－浓硫酸反应　E. 五氯化锑反应

（二）配伍选择题

（第10～11题共用选项）
    A. 四环三萜皂苷　　　　　B. 五环三萜皂苷　　　　　C. 甾体皂苷
    D. 强心苷　　　　　　　　E. 氰苷

7. 知母皂苷属于（　　）

8. 人参皂苷 Rb$_1$ 属于（　　）

（三）多项选择题

9. 鉴别甾体皂苷和三萜皂苷可选用（　　）
    A. 泡沫试验　　　　　　　B. 三氯甲烷－浓硫酸　　　C. 五氯化锑反应
    D. 醋酐－浓硫酸反应　　　E. 三氯醋酸反应

10. 五环三萜皂苷包括（　　）
    A. β－香树脂烷型　　　B. α－香树脂烷型　　　C. 羽扇豆烷型
    D. 达玛烷型　　　　　　　E. 羊毛脂甾烷型

书网融合……

重点小结　　　　　　微课1　　　　　　微课2　　　　　　习题

第九章 强心苷类化合物的提取分离技术

学习目标

知识目标： 通过本章的学习，应能掌握强心苷类化合物的结构特点、理化性质及检识；熟悉强心苷类化合物的结构类型、提取方法及应用；了解强心苷类化合物的提取分离技术、构效关系及分布。

能力目标： 具备强心苷类化合物的提取分离及鉴定的能力。

素质目标： 通过本章的学习，树立安全用药责任意识，培养严谨扎实的学习态度。

情境导入

情境： 1775 年，英国医生威瑟林（Wiliam Withering）发现了一种叫洋地黄的植物，能够治疗因心力衰竭导致的水肿。威瑟林经过对洋地黄近 10 年的研究，积累了大量经验，并于 1785 年出版了专著《关于洋地黄》，书中表明洋地黄叶对弱化的心脏有作用。洋地黄的主要成分包括地高辛和洋地黄毒苷，这些成分可以从洋地黄植物的叶中分离出来，它们通过增强心肌的收缩力来改善心脏功能，是已发现的 400 多种强心苷中最有价值的强心药。洋地黄早在二百多年前就已经被发现，一直到今天还在使用。

思考： 1. 洋地黄中增强心肌收缩力的主要成分是什么，它们结构性质怎样？

2. 如何提取洋地黄中的地高辛？

强心苷（cardiac glycosides）是生物界中存在的一类对心脏有显著生物活性的甾体苷类化合物。适当剂量能使心肌收缩力增强，减慢窦性频率，临床上用于治疗慢性心功能不全及节律障碍等心脏疾病。

强心苷在植物界主要集中于十几个科的几百种植物中，特别是以夹竹桃科、玄参科最为普遍，如夹竹桃科的黄花夹竹桃、毒毛旋花子、羊角拗，玄参科的毛花洋地黄、紫花洋地黄等。其他如萝摩科、百合科、十字花科、大戟科、桑科、豆科也多有分布。强心苷主要存在于植物的叶、花、种子、鳞茎和树皮等不同部位，目前临床上应用的强心苷药物有几十种，都是从植物中提取分离得到的，常见的强心苷药物有：洋地黄毒苷、地高辛、去乙酰毛花苷丙和毒毛花苷 K。动物中至今尚未发现强心苷类成分，动物药蟾酥中的有效成分是一类具有强心作用的甾体化合物，但不属于苷类，是蟾毒配基的羧酸酯类。

知识链接

羊角拗苷的发现

20 世纪 50 年代初，我国在治疗心力衰竭方面主要依赖进口药物，特别是强心苷类药物。为了打破这一局面，从 1955 年起吕富华教授（1907—2000）将注意力集中到寻找具有强心作用的植物药上，以取代进口强心药——毒毛花苷 K。通过对羊角拗有效成分羊角拗苷（divaricoside）的深入研究，发现了羊角拗苷具有较好的强心作用，随后，吕富华教授及其团队对羊角拗苷进行了深入的药理学研究。他们不仅验证了羊角拗苷的强心作用，还对其生物效价、吸收、蓄积、消除及其毒性等方面进行了深入研究，此研究为临床静脉注射治疗心力衰竭奠定了实验基础，并为羊角拗苷的临床应用提供了药理学实验依据。羊角拗苷的临床应用表明其疗效好，毒性较毒毛花苷 K 低，完全可取代进口的毒毛花苷 K。

羊角拗苷是我国植物资源中第一个被发现并应用于临床的强心苷。

第一节 强心苷类化合物的结构类型 ▣微课

强心苷是由强心苷元（甾体母核）和不同的糖通过缩合形成的苷。根据结构中甾体部分的不同，可分为甲型强心苷和乙型强心苷；根据甾体与糖连接方式不同，可分为Ⅰ型、Ⅱ型和Ⅲ型强心苷。

一、强心苷元部分

强心苷元部分是 C_{17} 侧链为不饱和内酯环的甾体母核（环戊烷骈多氢菲）。甾体母核是由 A、B、C、D 四个环骈合而成，且常有 3 个取代侧链，分别于 C_{10}、C_{13}、C_{17} 位上。甾体母核基本结构如下：

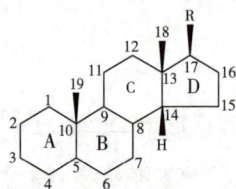

R＝五元或六元不饱和内酯环

1. 甾体母核 A、B、C、D 四个环的稠合方式　为 A/B 环有顺、反两种形式（多为顺式），B/C 环均为反式稠合，C/D 环多为顺式稠合（反式无活性）。

2. 甾体母核上的取代基　有甲基、羰基、羟基等。C_3、C_{14} 位连接的取代基多为 β - 构型的羟基，且 C_3 位羟基常与糖缩合形成苷；C_{10}、C_{13}、C_{17} 位的取代基均为 β - 构型，C_{10} 位多由甲基、醛基、羟甲基或羧基等含氧取代，C_{13} 位为甲基取代，C_{17} 位为不饱和内酯环取代，不饱和内酯环多数是 β - 构型，少数是 α - 构型。根据 C_{17} 位连接的不饱和内酯环不同，将强心苷元分为甲型强心苷元和乙型强心苷元。

（一）甲型强心苷元

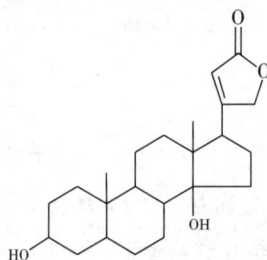

甾体母核的 C_{17} 位侧链为五元不饱和内酯环（$\Delta^{\alpha\beta}$ - γ - 内酯），基本母核为强心甾，称为强心甾烯类（cardenolides），即甲型强心苷元。自然界中已知的强心苷元大多数属于此类，如洋地黄毒苷元（digitoxigenin）、异羟基洋地黄毒苷元、毒毛花苷元等。

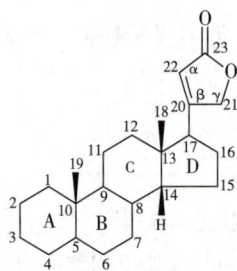

甲型强心苷元　　　　　　　洋地黄毒苷元

（二）乙型强心苷元

甾体母核的 C_{17} 位侧链为六元不饱和内酯环（$\Delta^{\alpha\beta,\gamma\delta}$ - δ - 内酯），基本母核为海葱甾或蟾酥甾，称为海葱甾二烯类（scillanolides）或蟾蜍甾二烯类（bufanolides），即乙型强心苷元。自然界中仅少数属此类，如海葱苷元（scillaridin），天然药物蟾酥中的强心成分蟾毒配基属于此类。

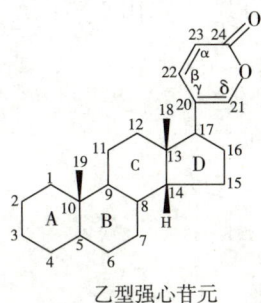

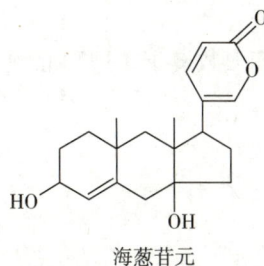

乙型强心苷元　　　　　　　　　海葱苷元

二、糖部分

构成强心苷的糖有 20 多种。根据 C_2 位上有无羟基将它们分为 α-羟基糖（2-羟基糖）和 α-去氧糖（2-去氧糖）两类。α-去氧糖常见于强心苷类，是区别于其他苷类化合物的一个重要特征。

（一）α-羟基糖（2-羟基糖）

指 C_2 位含有氧原子的糖，组成常见强心苷的 α-羟基糖，除常见的 D-葡萄糖、L-鼠李糖外，还有 L-夫糖（L-fucose）、D-鸡钠糖（D-quinovose）等 6-去氧糖和 L-黄花夹竹桃糖（L-thevetose）、D-洋地黄糖（D-digitalose）等 6-去氧糖甲醚。

（二）α-去氧糖（2-去氧糖）

指 C_2 位不含有氧原子的糖，包括 2-去氧糖和 2,6-二去氧糖，强心苷中普遍具有 α-去氧糖，常见的有 D-洋地黄毒糖（D-digitoxose）、D-加拿大麻糖（D-cymarose）、L-夹竹桃糖（L-oleandrose）、D-沙门糖（D-sarmentose）等。

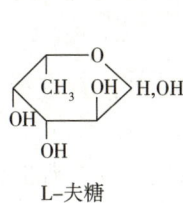

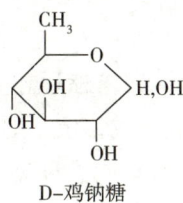

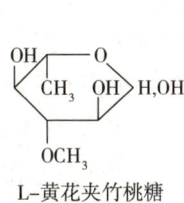

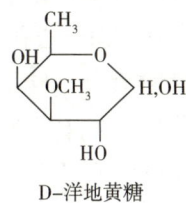

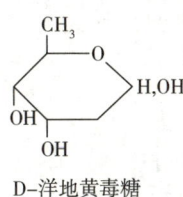

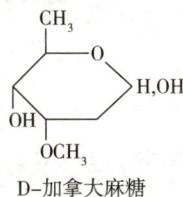

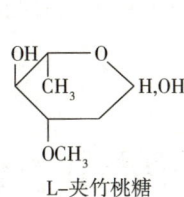

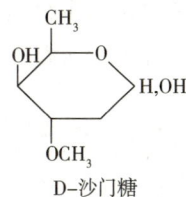

L-夫糖　　　　D-鸡钠糖　　　　L-黄花夹竹桃糖　　　　D-洋地黄糖

D-洋地黄毒糖　　　　D-加拿大麻糖　　　　L-夹竹桃糖　　　　D-沙门糖

三、苷元与糖的连接方式

强心苷大部分为低聚糖苷，少数为单糖苷。糖链大多与苷元 C_3 位羟基缩合，根据与苷元连接糖的种类不同，可将强心苷分为下列三种类型。

Ⅰ型：苷元-(2,6-二去氧糖)$_x$-(D-葡萄糖)$_y$，如存在于紫花洋地黄中具有强心作用的紫花洋地黄苷 A（purpurea glycoside A）。

Ⅱ型：苷元-(6-去氧糖)$_x$-(D-葡萄糖)$_y$，如存在于黄花夹竹桃中具有强心作用的黄花夹竹桃苷 A（thevetin A）。

Ⅲ型：苷元 – (D – 葡萄糖)$_y$，如存在于乌沙中具有强心作用的乌沙苷（uzarin）（$x = 1 \sim 3$，$y = 1 \sim 2$）。

自然界中存在的强心苷多数属于Ⅰ型和Ⅱ型，Ⅲ型较少。

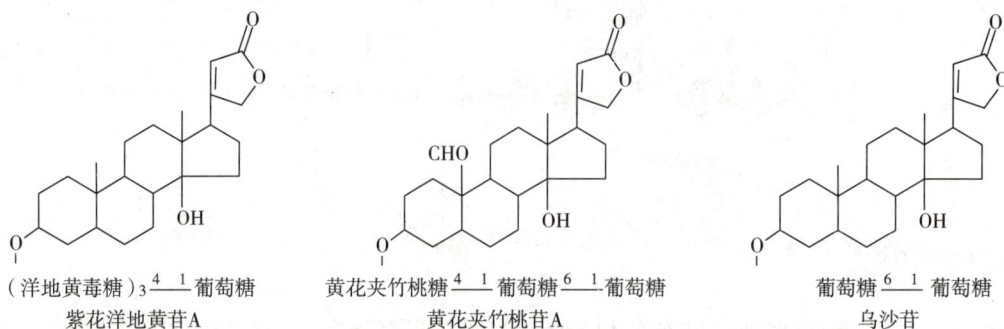

（洋地黄毒糖）$_3$ $\overset{4}{—}\overset{1}{—}$ 葡萄糖
紫花洋地黄苷A

黄花夹竹桃糖 $\overset{4}{—}\overset{1}{—}$ 葡萄糖 $\overset{6}{—}\overset{1}{—}$ 葡萄糖
黄花夹竹桃苷A

葡萄糖 $\overset{6}{—}\overset{1}{—}$ 葡萄糖
乌沙苷

四、强心苷的结构与活性的关系

强心苷的化学结构与其生物活性有一定关系。强心作用取决于苷元部分，主要包括甾体母核的立体结构、不饱和内酯环的种类及取代基的种类及其构型。糖本身不具有强心作用，但可影响强心苷的强心作用强度。强心苷的强心作用强弱常以对动物的毒性（致死率）来表示。

1. 甾体母核　甾体母核的立体结构与强心作用关系密切的是 C/D 须顺式稠合，一旦这种顺式稠合被破坏将失去强心作用。A/B 环为顺式稠合的甲型强心苷元，必须具备 C_3 位 β – 羟基取代，否则无活性。A/B 环为反式稠合的甲型强心苷元，无论 C_3 位是 β – 羟基还是 α – 羟基取代均有活性。C_{14} 位多数是羟基取代，且必须是 β – 构型才有强心作用，C_{14} – OH 若脱水成烯，则活性降低或消失。C_{10} 位角甲基转化为醛基或羟甲基时，活性增强；C_{10} 位角甲基转化为羧基或无角甲基时，则活性明显减弱。母核上其他取代基对强心作用也有一定影响。

2. 不饱和内酯环　C_{17} 位必须连接一个 β – 构型的不饱和内酯环才具有活性，若为 α 构型或开环时，则强心作用很弱甚至消失。若不饱和内酯环双键被氢化或移位，则活性减弱，毒性亦减弱。

3. 糖的部分　强心苷中的糖本身不具有强心作用，但它们的种类、数量对强心苷的毒性会产生一定的影响。主要原因是强心苷的极性可以改变强心苷的油水分配系数，影响强心苷对心肌细胞膜上类脂质的亲和力，进而影响强心作用的强度。一般来说，苷元连接糖形成苷后，毒性增加。随着糖基数目的增多，分子量增大，毒性减弱。

第二节　强心苷类化合物的理化性质

一、性状

强心苷类化合物多为无色结晶或无定形粉末，具有旋光性，对黏膜有刺激性。C_{17} 位侧链为 β – 构型者味苦，有生物活性；若为 α – 构型则无苦味，也无生物活性。

二、溶解性

强心苷一般可溶于水、甲醇、乙醇、丙酮等极性溶剂，难溶于石油醚、苯、乙醚等亲脂性有机溶剂。苷元难溶于水等极性溶剂，易溶于乙酸乙酯、三氯甲烷等亲脂性有机溶剂。

强心苷的溶解性还与分子中所含糖基的种类与数目、苷元上羟基的数目和所处位置等有关。如果强心苷分子中含有较多羟基，则极性强，亲水性亦强；若分子中含有羟基数目较少，则极性弱，亲脂性强。例如，乌本苷虽是单糖苷，但有 8 个羟基，水溶性较大（1∶75），难溶于三氯甲烷；洋地黄毒苷虽为三糖苷，整个分子中却只有 5 个羟基，水中溶解度小（1∶100000），易溶于三氯甲烷（1∶40）。强心苷中的羟基若形成分子内氢键，亲水性弱，反之，亲水性强。

通常原生苷由于所含糖基数目多，亲水性较大，故在极性溶剂中溶解度比相应的次生苷和苷元强，可溶于水、醇等溶剂；次生苷亲水性减弱，可溶于乙酸乙酯、含水三氯甲烷、三氯甲烷 – 乙醇（4∶1）等溶剂。

三、水解性

强心苷的苷键可被酸或酶水解成次生苷或苷元，分子中的内酯环和其他酯键可被碱水解。水解反应是研究强心苷组成及改造强心苷结构的重要方法，化学方法有酸水解、碱水解；生物方法有酶水解。强心苷的苷键水解难易和水解产物因组成糖的不同而有所差异。

（一）酸水解法

根据酸水解条件的不同，分为温和酸水解法和强烈酸水解法。

1. 温和酸水解法　适用于水解Ⅰ型强心苷。用稀盐酸或稀硫酸（0.02～0.05mol/L）在含水的醇溶液中经一定时间加热回流，可使Ⅰ型强心苷水解成苷元和糖，在此条件下苷元与 α – 去氧糖之间、α – 去氧糖与 α – 去氧糖之间的苷键即可被水解，而 α – 去氧糖与 α – 羟基糖及 α – 羟基糖与 α – 羟基糖之间的苷键在此条件下不易水解。因此，Ⅰ型强心苷通过温和酸水解产物是苷元，此法优点是不会引起苷元结构变化（如脱水反应），也不会导致 α – 去氧糖分解，但有可能水解生成双糖或叁糖。例如紫花洋地黄苷 A 的水解。

2. 强烈酸水解法　适用于水解Ⅱ型和Ⅲ型强心苷。Ⅱ型和Ⅲ型强心苷与苷元所连均为 α – 羟基糖，由于糖的 2 位羟基阻碍了苷键原子的质子化，用温和酸无法使其水解，必须提高酸的浓度（3%～5%）、延长水解时间或同时加压，才能使苷元与糖之间苷键、糖与糖之间苷键全部水解。但是由于水解条件强烈，易引起苷元发生脱水反应（如 C_{14}—OH），水解产物是脱水苷元和若干单糖。

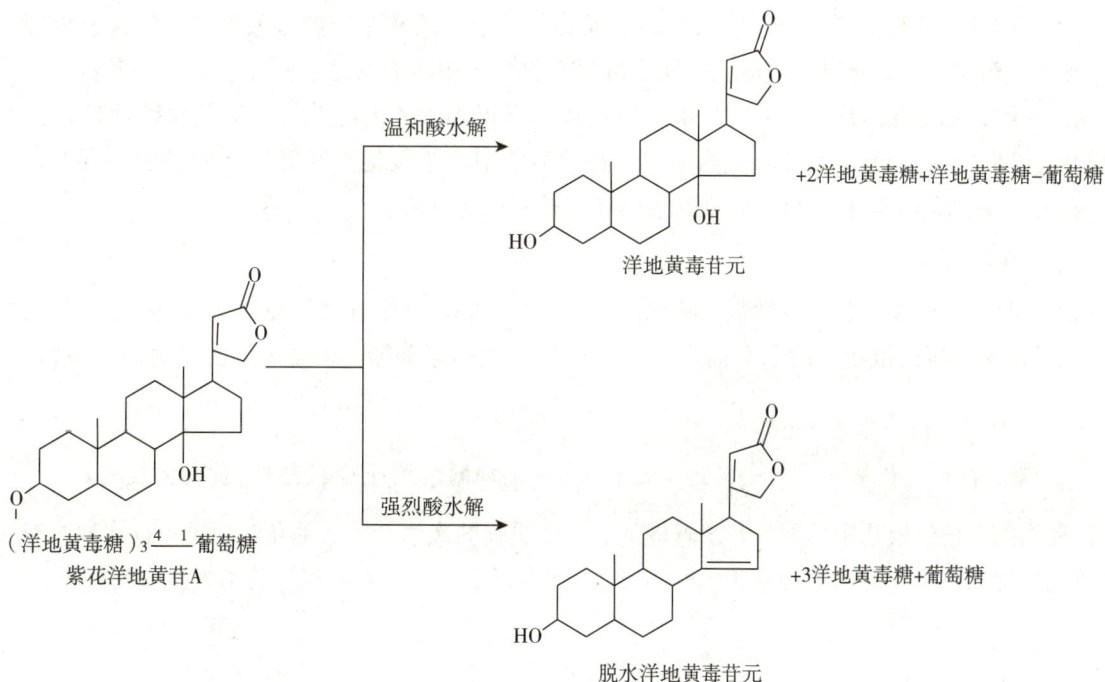

温和酸水解 → 洋地黄毒苷元　+2洋地黄毒糖+洋地黄毒糖–葡萄糖

（洋地黄毒糖）₃ $\frac{4-1}{}$ 葡萄糖
紫花洋地黄苷A

强烈酸水解 → 脱水洋地黄毒苷元　+3洋地黄毒糖+葡萄糖

3. 氯化氢–丙酮（Mannich 水解法） 多数Ⅱ型强心苷用此法水解，可得原生苷元。将强心苷置于含 1% 氯化氢的丙酮溶液中，20℃放置 2 周。因 C_2 位羟基和 C_3 位羟基与丙酮反应，生成丙酮化物，进而水解得到原生苷元和糖衍生物，例如铃兰毒苷的水解。本法不适用于所有的Ⅱ型强心苷，如难溶于丙酮的多糖苷用此法水解产率低，甚至不水解；黄甲次苷乙用此法水解得到的是脱水苷元。

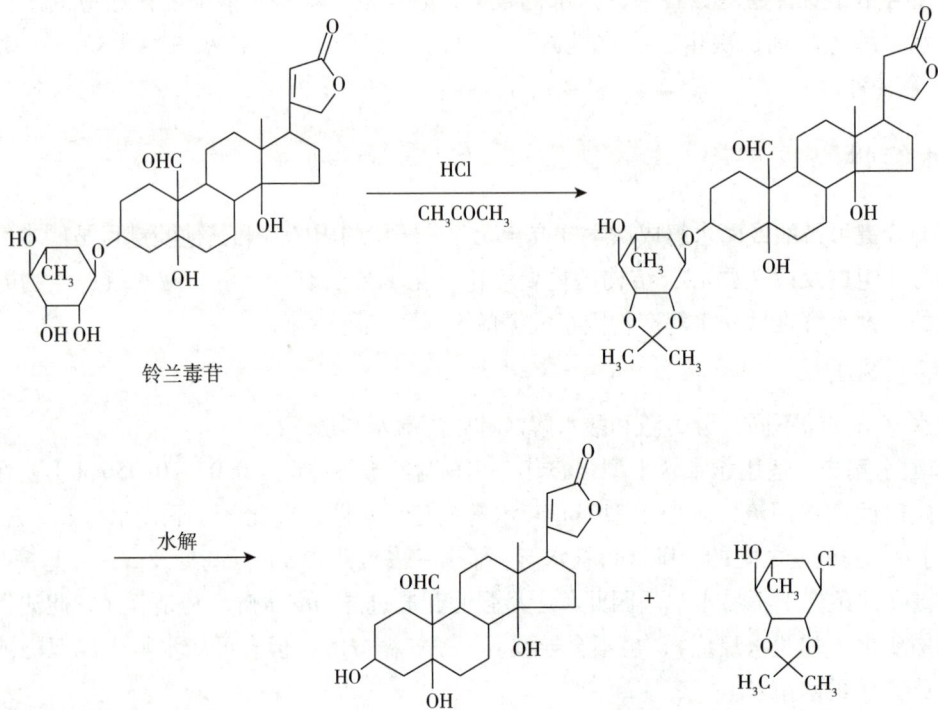

铃兰毒苷

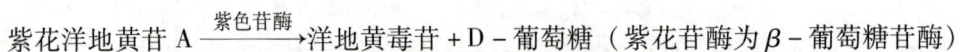

（二）碱水解

强心苷的苷键不受碱的影响，但分子中的酰基、内酯环在不同的碱性条件下，可发生水解、裂解、双键移位及异构化等反应。

采用不同碱性试剂，可选择性地水解除去强心苷分子中的酰基。如碳酸氢钠、碳酸氢钾能水解 α–去氧糖上酰基。氢氧化钙、氢氧化钡能水解强心苷分子中所有酰基，但该水解条件较温和，不能使内酯键水解，如毛花洋地黄苷丙在氢氧化钙的作用下得到去乙酰毛花苷。氢氧化钠（钾）的水溶液能使内酯键开裂，加酸后又环合成内酯键；在醇溶液中，氢氧化钠（钾）溶液使内酯环开环后生成异构化苷，酸化亦不能再环合成原来的内酯环，是不可逆反应。

（三）酶水解法

酶水解具有反应温和、专属性强的特点。在含强心苷的植物中有水解葡萄糖的酶存在，但无水解 α–去氧糖的酶。所以植物中的酶只能水解强心苷分子中的葡萄糖，保留 α–去氧糖而生成次生苷。例如：

$$紫花洋地黄苷 A \xrightarrow{\text{紫色苷酶}} 洋地黄毒苷 + D–葡萄糖（紫花苷酶为 \beta–葡萄糖苷酶）$$

常利用酶水解使植物中的原生苷水解成强心作用更强的次生苷。从毛花洋地黄中提取地高辛、黄花夹竹桃中提取黄夹次苷均采用了酶水解的方法。K–毒毛旋花子苷的酸、酶水解反应式如下：

温和酸水解 → 毒毛旋花子叁糖 + 毒毛旋花子苷元

K-毒毛旋花子苷

β-葡萄糖苷酶 → D-葡萄糖 + K-毒毛旋花子次苷-β

毒毛旋花子双糖酶 → + 加拿 大麻苷

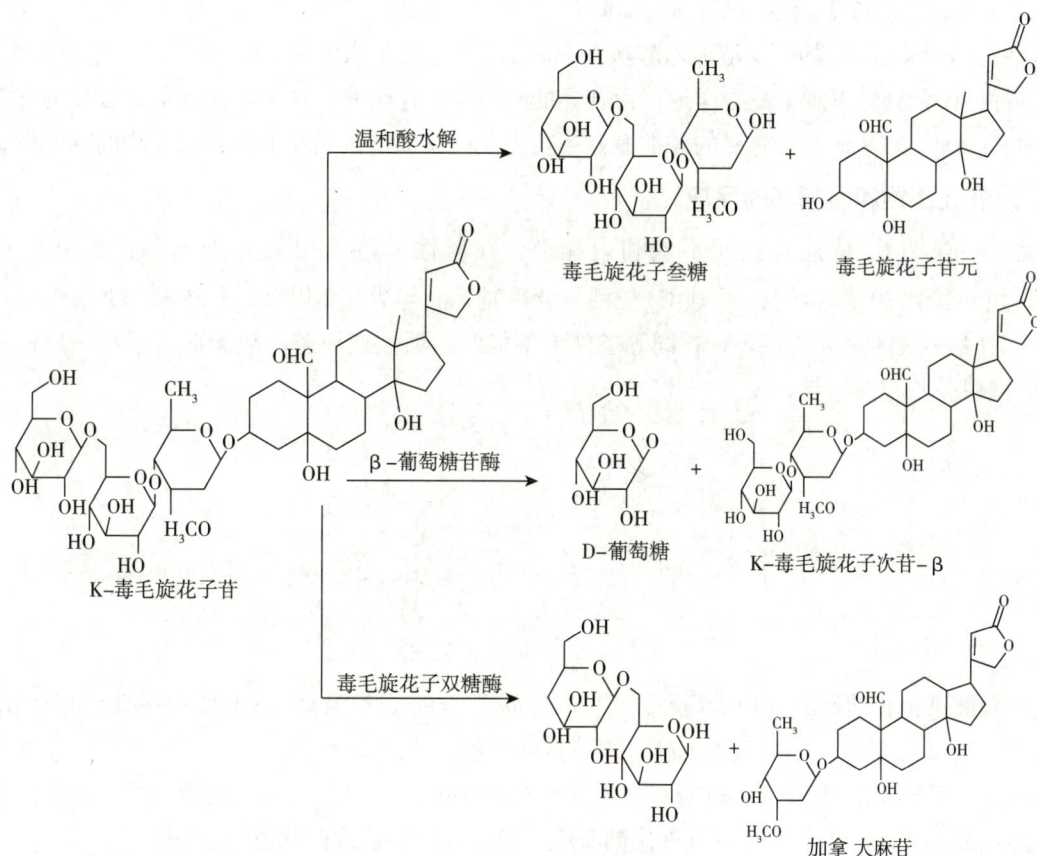

植物体中所含的酶并不能使所有的强心苷发生酶解，此时可以选择其他生物中的水解酶（如纤维素酶、蜗牛消化酶等）亦能使某些强心苷水解。如蜗牛消化酶（多组分酶系）能将强心苷分子中的糖逐步水解，最终获得苷元，常用来研究强心苷的结构。一般来说乙型强心苷较甲型强心苷易被酶水解。

四、显色反应

强心苷的化学检识是利用结构中的甾体母核、C_{17}位不饱和内酯环和α-去氧糖的显色反应来进行的。

（一）甾体母核反应

甾体母核反应需在无水条件下进行，与酸作用，经脱水、缩合、氧化等过程呈现一系列颜色变化。与皂苷的显色反应类似。

1. 醋酐-浓硫酸反应（Liebermann-Burchard 反应） 将试样溶于三氯甲烷（或冰醋酸），加醋酐-浓硫酸（20：1）数滴，产生黄-红-紫-蓝-绿等颜色变化，最后褪色。

2. 三氯甲烷-浓硫酸反应（Salkowski 反应） 将试样溶于三氯甲烷中，沿管壁缓缓加入浓硫酸数滴，三氯甲烷层显血红色或青色，硫酸层显绿色荧光。

3. 冰醋酸-乙酰氯反应（Tschugaeff 反应） 将试样溶于冰醋酸中，加氯化锌和乙酰氯结晶数粒，煮沸，溶液呈紫红-蓝-绿颜色变化。

4. 五氯化锑反应（Kahlenberg 反应） 将试样醇溶液滴于滤纸或薄层板上，喷20%五氯化锑的三氯甲烷溶液，该反应试剂也可选用三氯化锑饱和的三氯甲烷代替（不含乙醇和水），于60~70℃加热3~5分钟，呈灰蓝色、蓝色、灰紫色等多种颜色斑点。

5. 三氯醋酸－氯胺 T 反应（Chloramine T 反应）　　将试样醇溶液点于滤纸或薄层板上，喷三氯醋酸－氯胺 T 试剂（25% 的三氯醋酸乙醇溶液 4ml 加 3% 氯胺 T 水溶液 1ml，混匀），晾干后于 100℃加热数分钟，于紫外灯下观察。含洋地黄毒苷元的苷类显黄色荧光，含羟基洋地黄毒苷元的苷类显亮蓝色荧光；含异羟基洋地黄毒苷元的苷类显蓝色荧光。该反应能区别洋地黄苷化合物的苷元类型。

（二）五元不饱和内酯环的反应

甲型强心苷类 C_{17} 位连有五元不饱和内酯环，在碱性醇溶液中五元不饱和内酯环中双键从 20（22）位转移到 20（21）位，形成 C_{22} 位活性亚甲基，能与活性亚甲基试剂缩合显色，由于乙型强心苷类 C_{17} 连接六元不饱和内酯环，在同等条件下不能产生活性亚甲基，故无此类反应。所以此类反应可以区别甲、乙型强心苷。

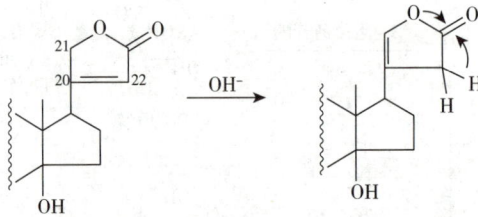

1. 亚硝酰铁氰化钠反应（Legal 反应）　　取样品 1～2mg，加吡啶 2～3 滴，再加 3% 亚硝酰铁氰化钠溶液和 2mol/L 氢氧化钠溶液各 1 滴，溶液显深红色，放置渐褪色。

2. 间二硝基苯反应（Raymond 反应）　　取试样约 1mg，加少量 50% 乙醇溶解后，加间二硝基苯乙醇溶液 2 滴，摇匀后再滴入 20% 氢氧化钠溶液 4 滴，显紫红色或蓝紫色。

3. 3,5－二硝基苯甲酸反应（Kedde 反应）　　取样品的甲醇或乙醇溶液于试管中，加入 3,5－二硝基苯甲酸试剂（A 液：2% 3,5－二硝基苯甲酸甲醇或乙醇溶液；B 液：2mol/L 氢氧化钾溶液，用前等量混合）3～4 滴，溶液显红色或紫红色。本试剂可用于强心苷纸色谱和薄层色谱显色剂，喷雾后显紫红色，几分钟后褪色。

4. 碱性苦味酸反应（Baljet 反应）　　取样品的甲醇或乙醇溶液于试管中，加碱性苦味酸试剂（A 液：1% 苦味酸乙醇溶液；B 液：5% 氢氧化钠水溶液，用前等量混合）数滴，放置 15 分钟后，显橙色或橙红色。

（三）α－去氧糖的反应

1. 三氯化铁－冰醋酸反应（Keller－Kiliani 反应，简称 K－K 反应）　　取样品少许溶于 5ml 冰醋酸中，加 20% 的三氯化铁溶液 1 滴，混匀后倾斜试管，沿管壁缓慢加入浓硫酸，观察界面和冰醋酸层的颜色变化。如有 α－去氧糖，冰醋酸层渐呈蓝绿色。界面的颜色随苷元羟基、双键的位置和数目不同而异，可显红、绿、黄色，但久置后因碳化作用，均转为暗色。

此反应是游离 α－去氧糖的特征反应，对游离的 α－去氧糖或在此条件下能水解产生 α－去氧糖的苷均显色。但需注意 α－去氧糖与葡萄糖或其他羟基糖连接的二糖、三糖或乙酰化的 α－去氧糖，因在此条件下不易水解出游离的 α－去氧糖而不显色。故此反应阳性，可确定 α－去氧糖存在；此反应阴性，也不能完全否定 α－去氧糖的存在，还需要用其他 α－去氧糖的显色反应进一步证实。

2. 咕吨氢醇反应（Xanthydrol 反应）　　取样品少许，加咕吨氢醇试剂（咕吨氢醇 10mg 溶于冰醋酸 100ml 中，加入浓硫酸 1ml）1ml，置水浴上加热 3 分钟，分子中有 α－去氧糖均显红色。本反应极灵敏，可用于定量分析。

3. 对－二甲氨基苯甲醛反应　　将样品的醇溶液点于滤纸上，喷对－二甲氨基苯甲醛试剂（1% 对－二甲氨基苯甲醛乙醇溶液 4ml，加浓盐酸 1ml 混匀），于 90℃加热，分子中若有 α－去氧糖可显灰红色斑点。

4. 过碘酸－对硝基苯胺反应 过碘酸使 α－去氧糖氧化生成丙二醛，再和硝基苯胺缩合，缩合物为黄色。该试剂亦可作为薄层和纸层色谱的显色剂，先喷过碘酸钠溶液（1 份过碘酸钠饱和水溶液，加 2 份蒸馏水），于室温放置 10 分钟，再喷对硝基苯胺试液（1% 对硝基苯胺乙醇溶液 4ml，加浓盐酸 1ml 混匀），则迅速在灰黄色背底上出现深黄色斑点，在紫外光下，棕色背底上显示黄色荧光斑点。如再喷以 5% NaOH 甲醇溶液，则斑点变为绿色。

第三节　强心苷类化合物的提取与分离

中药植物中存在的强心苷成分比较复杂，同一种植物中常含有几种甚至几十种结构、性质相似的强心苷，且总苷含量较低（1% 以下），并且与植物中糖类、色素、树脂、皂苷、鞣质等共存，这些成分的存在往往能够影响强心苷的溶解性。提取过程中酸、碱、酶也可能对结构产生影响，这些因素都给强心苷的提取分离带来困难。

一、提取

1. 原生苷的提取　提取的主要成分为原生苷时，须防止植物中酶的水解。新鲜药材采收后在 50~60℃通风快速烘干或晒干，药材保存期间应防潮。提取时可避免酸、碱对强心苷结构的影响。要破坏酶的活性，用甲醇或 70% 乙醇抑制酶活性或用硫酸铵等无机盐使酶沉淀除去。

2. 次生苷的提取　从植物中提取次生苷，则可利用植物中酶先自行水解（加水于 30~40℃发酵酶解）再用 70%~80% 的乙醇进行提取。

二、分离

分离强心苷常用两相溶剂萃取法、逆流分溶法、重结晶法和色谱分离法等。两相溶剂萃取法和逆流分溶法均是利用强心苷在两相溶剂中分配系数不同而达到分离。例如毛花洋地黄总苷中甲、乙、丙的分离，利用苷甲、苷乙、苷丙在三氯甲烷中溶解度有差异，用甲醇－三氯甲烷－水混合溶剂系统，可将苷丙与苷甲、苷乙分离。若要分离纯度较高的强心苷，需要用色谱法。对分离亲脂性强的强心苷（单糖苷、次生苷）及苷元，常用吸附色谱法，可选用硅胶、中性氧化铝作吸附剂，用苯－甲醇或三氯甲烷－甲醇为溶剂，进行梯度洗脱；对亲脂性弱的强心苷（多糖苷）宜用分配色谱，用硅胶、硅藻土、纤维素为支持剂，以三氯甲烷－甲醇－水、乙酸乙酯－甲醇－水或水饱和的丁酮为溶剂，进行梯度洗脱。

第四节　强心苷类化合物的检识

一、理化检识

从天然药物中提取分离得到的强心苷，需要经过理化检识。物理方法的鉴定主要包括化合物形态、颜色、熔点、比旋度等。化学检识主要利用强心苷的颜色反应，需根据分子结构中甾体母核、不饱和内酯环、α－去氧糖来选择不同的颜色反应。常用的反应有醋酐－浓硫酸反应、K－K 反应、亚硝酰铁氰化钠反应和 3,5 - 二硝基苯甲酸反应等。

二、色谱检识

色谱法是分离鉴定强心苷的一种重要手段，主要有纸色谱、薄层色谱等。由于强心苷种类较多，性质不一，色谱条件也不尽一致。

（一）纸色谱

纸色谱常用于强心苷的检识。根据强心苷及其苷元极性的不同，选用不同的固定相。亲脂性较强的强心苷类，固定相可用甲酰胺，移动相可用甲酰胺饱和的苯或甲苯；亲脂性较弱的强心苷类，可适当增加移动相的极性，如二甲苯 - 丁酮 - 甲酰胺（50∶50∶4）、三氯甲烷 - 四氢呋喃 - 甲酰胺（50∶50∶6.5）。对于亲水性较强的强心苷类，用水作固定相，以水饱和的丁酮或乙醇 - 甲苯 - 水（4∶6∶1）等做展开剂，展开效果较好。

（二）薄层色谱

强心苷的薄层色谱有薄层吸附色谱和薄层分配色谱。薄层吸附色谱常用的吸附剂有硅胶和反相硅胶。在硅胶薄层色谱中，分离效果较好的展开剂有二氯甲烷 - 甲醇 - 甲酰胺（80∶19∶1）、三氯甲烷 - 甲醇 - 醋酸（85∶13∶2）、乙酸乙酯 - 甲醇 - 水（80∶5∶5）等。展开剂中加入少量的水或甲酰胺，可以减少拖尾现象。也可用反相硅胶薄层色谱分离强心苷类成分，常用的溶剂展开系统有三氯甲烷 - 甲醇 - 水等。薄层分配色谱分离强心苷可获得更为满意的效果。常用硅藻土、纤维素作支持剂，固定相为甲酰胺、5%～10%甲酰胺的丙酮等。展开剂的选择参照纸色谱的溶剂系统。

强心苷纸色谱和薄层色谱常用的显色剂有：碱性 3,5 - 二硝基苯甲酸试剂，喷后强心苷显紫红色，放置后褪色；25%三氯醋酸乙醇液，喷后于 100℃ 加热 2 分钟，强心苷显红色等。试剂需新鲜配制。

第五节　应用实例

实例一　毛花洋地黄中强心苷类化学成分的提取分离技术

毛花洋地黄是玄参科植物毛花洋地黄（*Digitalis lanata* Ehrh.）的叶，有强心、利尿功效。临床用于治疗充血性心力衰竭与阵发性房颤心动过速，如地高辛是去乙酰毛花洋地黄苷丙即西地兰经酶解去掉末端的葡萄糖产生的次生苷，可制成注射液用于急性心脏疾病的治疗。毛花洋地黄通常作为提取地高辛和西地兰等原料，在临床应用已有百年历史，至今仍是治疗心力衰竭的有效药物。

（一）毛花洋地黄中主要有效成分的结构和性质

从毛花洋地黄中已分离出 30 余种强心苷，大多是次生苷。其苷元均是五元不饱和内酯环的甲型强心苷元。原生苷主要有毛花洋地黄苷甲、乙、丙、丁、戊（lanatoside A、B、C、D、E）等，均属于 I 型强心苷。

西地兰为白色结晶性粉末，熔点 265～268℃（分解），$[\alpha]_D^{20} +12.2°$（75% 乙醇）。能溶于水（1∶500）、甲醇（1∶200）或乙醇（1∶2500），微溶于三氯甲烷，几乎不溶于乙醚。

地高辛为白色结晶或结晶性粉末，熔点 260～265℃（分解），$[\alpha]_D^{20} +9.5° ～ +12.0°$（2% 吡啶）。在吡啶中易溶，在稀醇中微溶，在三氯甲烷中极微溶解，在水或乙醚中不溶。

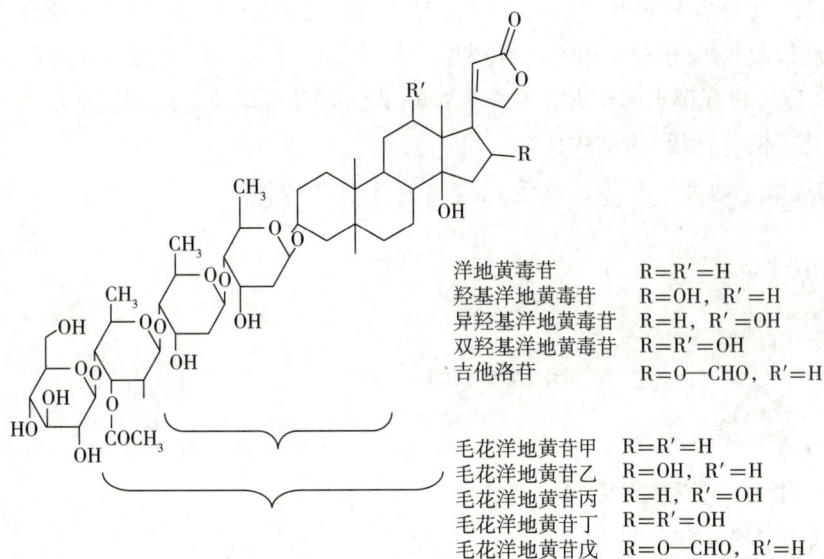

洋地黄毒苷	R=R′=H
羟基洋地黄毒苷	R=OH, R′=H
异羟基洋地黄毒苷	R=H, R′=OH
双羟基洋地黄毒苷	R=R′=OH
吉他洛苷	R=O—CHO, R′=H

毛花洋地黄苷甲	R=R′=H
毛花洋地黄苷乙	R=OH, R′=H
毛花洋地黄苷丙	R=H, R′=OH
毛花洋地黄苷丁	R=R′=OH
毛花洋地黄苷戊	R=O—CHO, R′=H

（二）毛花洋地黄中强心苷成分的提取分离

1. 毛花洋地黄总苷的提取

（1）工艺流程（图9-1）

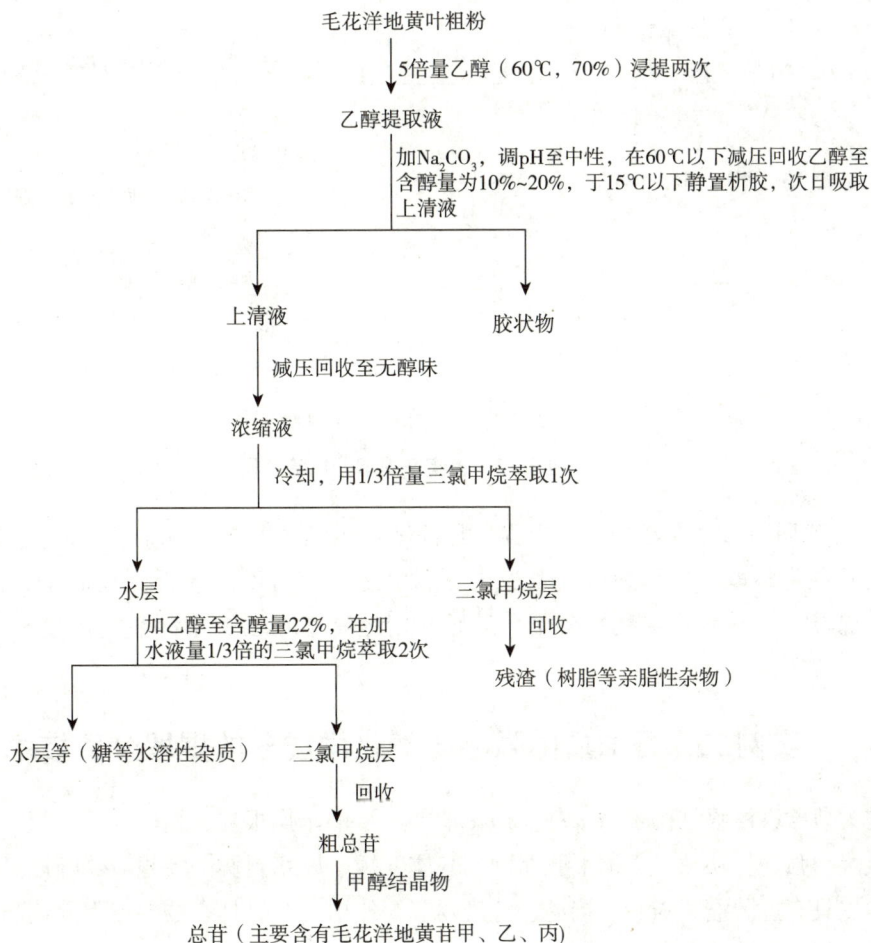

图9-1　毛花洋地黄总苷提取流程图

（2）流程说明　毛花洋地黄叶中，除了含强心苷外，还有皂苷、叶绿素、树脂、蛋白质、水溶性色素、糖等杂质以及水解酶。用70%乙醇提取，总苷提出率高，沉淀蛋白质并抑制酶的活性。溶液调pH至中性，以防止苷键水解。回收乙醇至含醇量在10%～20%，此时脂溶性杂质溶解度小，析胶效果好，而总苷可保留在稀醇溶液中。

2. 地高辛的提取　地高辛是去乙酰毛花洋地黄苷丙（西地兰）的次生苷，又称异羟基洋地黄毒苷。

（1）工艺流程（图9-2）

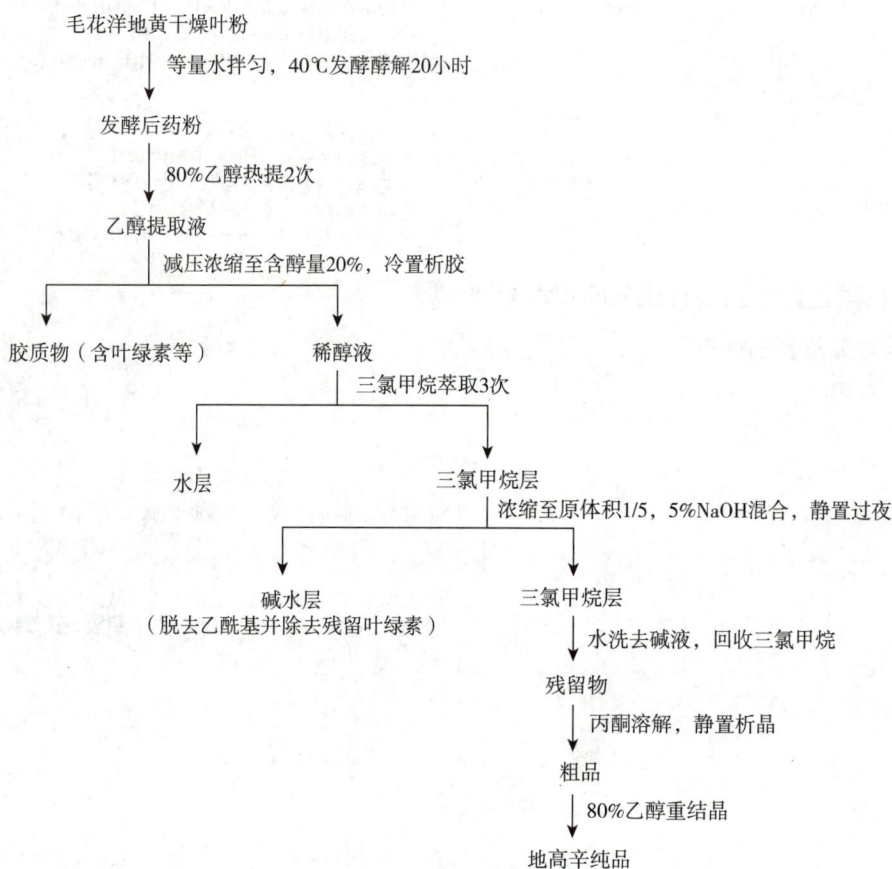

```
                    毛花洋地黄干燥叶粉
                          │ 等量水拌匀，40℃发酵酶解20小时
                          ↓
                     发酵后药粉
                          │ 80%乙醇热提2次
                          ↓
                    乙醇提取液
                          │ 减压浓缩至含醇量20%，冷置析胶
              ┌───────────┴───────────┐
              ↓                       ↓
     胶质物（含叶绿素等）           稀醇液
                                      │ 三氯甲烷萃取3次
                          ┌───────────┴───────────┐
                          ↓                       ↓
                        水层                    三氯甲烷层
                                                  │ 浓缩至原体积1/5，5%NaOH混合，静置过夜
                          ┌───────────────────────┴───────────┐
                          ↓                                   ↓
                       碱水层                              三氯甲烷层
               （脱去乙酰基并除去残留叶绿素）                   │ 水洗去碱液，回收三氯甲烷
                                                              ↓
                                                          残留物
                                                              │ 丙酮溶解，静置析晶
                                                              ↓
                                                          粗品
                                                              │ 80%乙醇重结晶
                                                              ↓
                                                      地高辛纯品
```

图9-2　地高辛提取分离流程图

（2）流程说明　从毛花洋地黄叶中提取地高辛，可利用其中存在的 β - D - 葡萄糖酶水解去除葡萄糖，再用乙醇提取。然后利用次生苷在三氯甲烷中溶解度较大得到地高辛，用三氯甲烷萃取除去亲水性杂质，用碱水去除酸性杂质。最后利用地高辛在乙醇中冷热溶解度相差悬殊的性质进行精制。

实例二　香加皮中强心苷类化学成分的提取分离技术

香加皮为萝藦科植物杠柳（*Periploca sepium* Bge.）的干燥根皮，性辛、苦、温，有毒。具有利水消肿、祛风湿、强筋骨功效，主治下肢浮肿、心悸气短、风寒湿痹、腰膝酸软等症。现代药理学研究表明，香加皮具有抗肿瘤、强心、抗炎、免疫调节等作用，同时具有诱导细胞分化和促进神经生长因子的作用。主要用于治疗心力衰竭和风湿性关节炎。香加皮有一定毒性，且容易被忽略，用药时注意不要与五加皮混淆。

（一）香加皮中主要有效成分的结构及理化性质

香加皮中已知结构的化合物至少有 49 个，主要为 C_{21} 甾类、强心苷类、萜类、醛类等，其中 C_{21} 甾类有 32 个。所含强心苷类化合物均为甲型强心苷，其中杠柳毒苷（periplocin）和杠柳次苷（peripocy marin）为主要成分，还含有 4 - 甲氧基水杨醛、氨基酸、有机酸、皂苷、酚类及挥发油等。《中国药典》采用高效液相色谱法测定香加皮中 4 - 甲氧基水杨醛的含量，要求香加皮于 60℃ 干燥 4 小时，含 4 - 甲氧基水杨醛不得少于 0.20% 。

杠柳毒苷为无色片状结晶（丙酮），白色针状结晶（水），熔点 224℃，$[\alpha]_D^{20} +23°$（乙醇）。易溶于乙醇，几乎不溶于乙醚、三氯甲烷、苯和石油醚，可溶于沸水，难溶于水。

杠柳次苷的分子式为 $C_{30}H_{46}O_8$，$[\alpha]_D^{20} +29°$（乙醇）。4 - 甲氧基水杨醛为白色结晶，熔点 41～42℃ 。

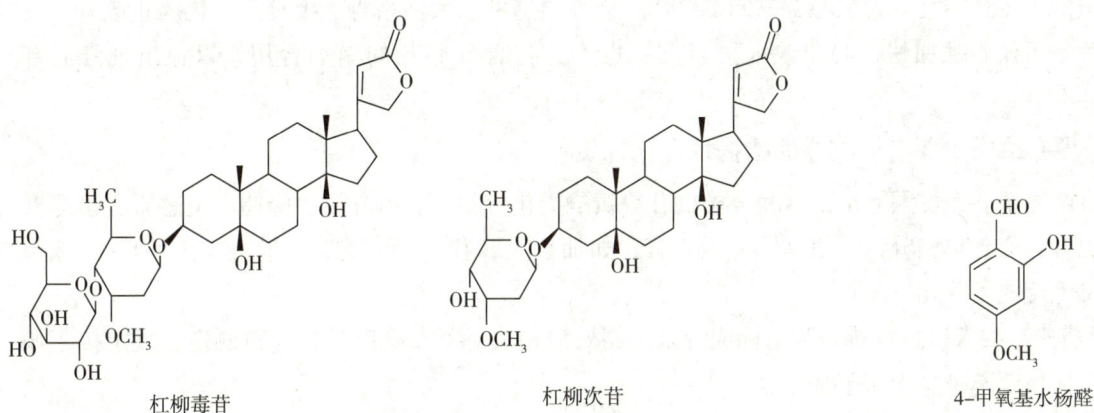

杠柳毒苷　　　　　　　　　　杠柳次苷　　　　　　　　4-甲氧基水杨醛

（二）香加皮中强心苷的成分提取分离

1. 工艺流程（图 9 - 3）

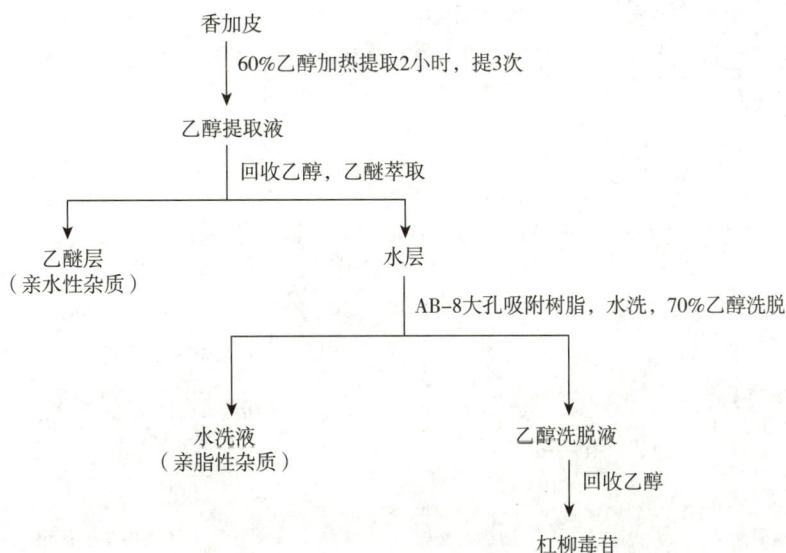

图 9 - 3　杠柳毒苷提取分离流程图

2. 流程说明　香加皮中强心苷成分是利用苷类化合物亲水性强的特点，可被乙醇提出。再利用各成分极性不同，采用大孔吸附树脂分离纯化得到杠柳毒苷。杠柳毒苷在60%的乙醇中溶解度比在95%的乙醇中大，故选用60%乙醇做提取溶剂。AB－8大孔吸附树脂的饱和吸附量比D_{101}大孔吸附树脂大，且洗脱率较高，用70%乙醇溶液将杠柳毒苷洗脱下来，且杠柳毒苷纯度高。

实例三　罗布麻叶中强心苷类化学成分的提取分离技术

罗布麻为夹竹桃科植物罗布麻（*Apocynum venetum* L）的干燥叶，性甘、苦、凉。有平肝安神、清热利水的功效，临床用于头晕目眩、心悸失眠、浮肿尿少等症。现代药理学研究表明，罗布麻具有降脂、扩张冠状动脉、抗氧化、抗癌和抗菌作用。

由罗布麻叶作为主药的复方罗布麻片常用于治疗高血压。罗布麻叶的毒性一般较低，但剂量不宜过大，避免引起心脏毒性反应。高血压合并心功能不全者口服复方罗布麻片和地高辛片均易引起强心苷中毒，出现不同程度的心脏传导阻滞等心律失常。通宣理肺丸、止咳喘息丸、气管炎丸、哮喘冲剂等含麻黄碱的中成药不宜与含强心苷的制剂联用。人参再造丸、大活络丹、半夏露、化痰止咳丸、复方川贝精片等可使心跳加快，心肌收缩力增强，也不宜与含强心苷的制剂合用，以免出现强心苷中毒。

（一）罗布麻中主要有效成分的结构及理化性质

罗布麻叶主要含槲皮素、山奈素和金丝桃苷等黄酮类化合物，具有降压、降脂、抗感冒、镇静安神功效；也含强心苷类成分，一般是甲型强心苷，如加拿大麻苷、毒毛旋花子苷元－β－D－毛地黄糖苷以及毒毛旋花子苷元。

《中国药典》要求以金丝桃苷为指标成分采用高效液相法对罗布麻叶进行含量测定，规定按干燥品计算含金丝桃苷不得少于0.30%。

加拿大麻苷又称罗布麻苷，为无色针状结晶（甲醇），熔点148℃，$[\alpha]_D^{20}+39.2°$（甲醇）。易溶于乙醇、三氯甲烷、二氯乙烷、四氯化碳、乙酸乙酯等，可溶于丙酮、甲醇，难溶于水，不溶于石油醚和乙醚。

毒毛旋花子苷元为片状结晶，熔点177～178℃，$[\alpha]_D^{20}+44°$（甲醇）。溶于丙酮、乙醇、三氯甲烷、苯和冰醋酸，几乎不溶于水、乙醚和石油醚。

金丝桃苷为淡黄色针状结晶（乙醇），熔点272～230℃（分解），$[\alpha]_D^{20}-83°$（吡啶）。易溶于甲醇、乙醇、丙酮及吡啶。

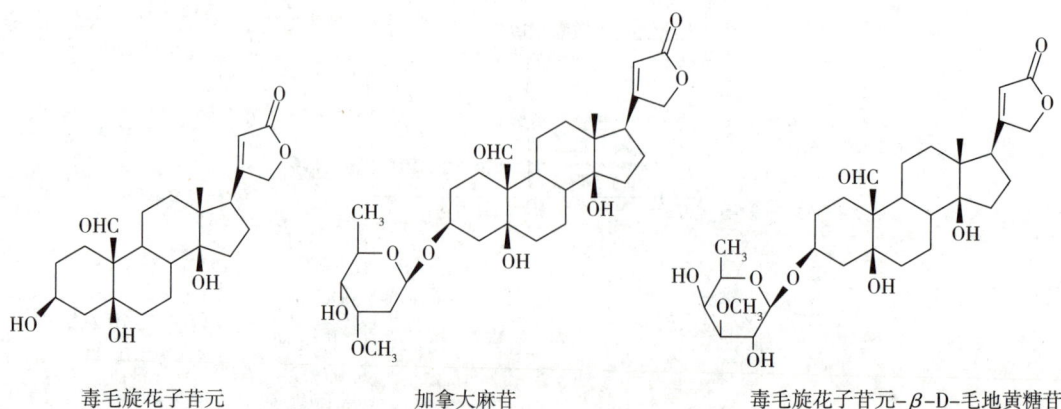

毒毛旋花子苷元　　　加拿大麻苷　　　毒毛旋花子苷元-β-D-毛地黄糖苷

（二）罗布麻中强心苷成分的提取分离
1. 工艺流程（图9-4）

罗布麻叶粗粉
↓ 75%乙醇冷浸24小时，渗漉
醇渗漉液
↓ 减压浓缩至无醇味，放置过夜，滤过

胶状物　　　　　　　　　　　　　　滤液
（树脂、叶绿素）　　　　　　　　　│ 石油醚萃取液

　　　　　　　水层　　　　　　　　　　　　石油醚层（亲脂性杂质）
　　　　　　　│ 通过中性氧化铝柱（Ⅱ，Ⅲ级，80~100目）

净化水液　　　　　　　　　　　氧化铝（水洗后灼烧再生）
│ 用三氯甲烷-乙醇（2∶1）提取总苷

水层　　　　　　　　　　三氯甲烷层
（亲水性杂质）　　　　　│ 少量水洗，无水硫酸钠干燥，滤过，减压蒸干

加拿大麻苷等强心苷

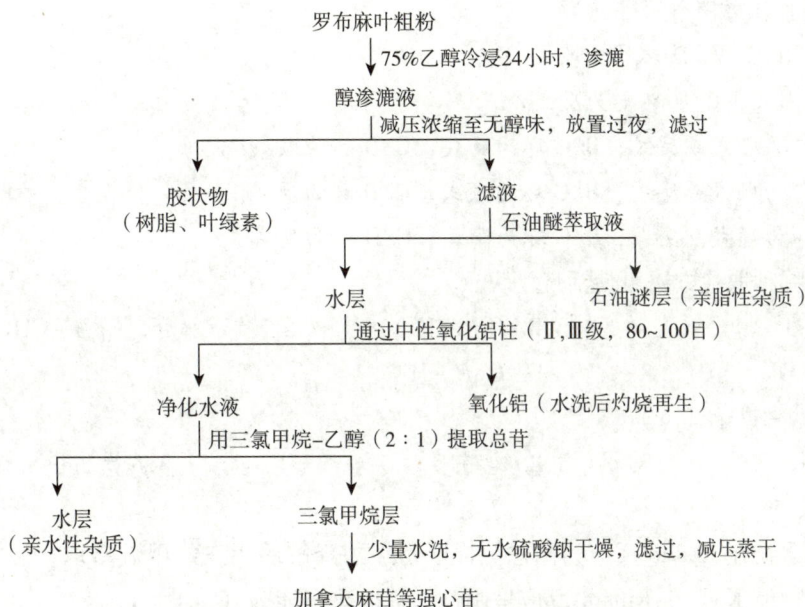

图9-4　罗布麻中强心苷成分提取分离流程图

2. 流程说明　利用氧化铝对黄酮化合物吸附力强，特别是有3-OH、5-OH、4-羰基及邻二酚羟基结构的黄酮化合物与铝离子络合而被牢牢吸附在氧化铝柱上，借此与强心苷类化合物分离。再利用加拿大麻苷等易溶于三氯甲烷、乙醇，用三氯甲烷-乙醇（2∶1）将其萃取出来，与亲水性杂质分离。

> ### 知识链接
>
> ### 六神丸
>
> 六神丸是驰名中外的中成药，由牛黄、珍珠粉、麝香、雄黄、冰片、蟾酥6味药组成，除治疗咽喉肿痛外，对疮疖、疖肿及无名肿毒也有良好的疗效。组方中的蟾酥主要成分结构与强心苷相似，是蟾蜍甾二烯类、强心甾烯蟾毒类化合物及其羧酸酯，也有强心作用。当含有蟾酥的六神丸与地高辛等强心苷合用，由于在致毒方面有协同作用，易引起中毒反应，使心血管系统功能减退。故接受强心苷治疗的患者不宜用六神丸。
>
> 此外，含蟾酥的中成药还有：养心丹、麝香保心丸、救心丸、疬药丸等，均不宜与地高辛一起服用，必须联用时应减量和加强监测。

目标检测

答案解析

一、选择题

（一）最佳选择题

1. 甲型强心苷元与乙型强心苷元的主要区别在于（　　）

　　A. 甾体母核稠合方式　　　　　B. C_{10}位取代基　　　　　C. C_{17}位不饱和内酯环

　　D. C_3位糖基　　　　　　　　E. C_{13}位取代基

2. 大多数强心苷母核空间排列为（　　）

    A. A/B，B/C，C/D 环均为顺式

    B. A/B，B/C，C/D 环均为反式

    C. A/B 环为顺式或反式，B/C 环为反式，C/D 环为顺式

    D. A/B 环为顺式或反式，B/C 环为顺式，C/D 环为反式

    E. A/B 环为顺式或反式，B/C 环为顺式，C/D 环为反式

3. 强心苷中哪种取代方法可使活性消失（　　）

    A. $C_3\alpha - H$ B. $C_5\beta - H$ C. $C_{10}\beta - CHO$

    D. $C_{14}\alpha - OH$ E. $C_{14}\beta - H$

4. α – 去氧糖常见于（　　）

    A. 强心苷   B. 皂苷   C. 黄酮苷

    D. 香豆素苷   E. 蒽醌苷

5. 某药材提取物经 Kedde 反应为阳性。提取物经酶降解后用三氯甲烷萃取，回收三氯甲烷得其产物。产物经 Keller – Kiliani 反应呈阳性，提取物可能为（　　）

    A. 甾体皂苷   B. 不饱和内酯   C. 三萜皂苷

    D. 甲型强心苷   E. 乙型强心苷

6. 不符合甲型强心苷元特征的是（　　）

    A. 甾体母核

    B. C/D 环顺式稠合

    C. C_{17} 连接六元不饱和内酯环

    D. C_{17} 连接五元不饱和内酯环

    E. C_{18}、C_{19} 均为 β 构型

（二）多项选择题

7. 与 I 型强心苷元直接连接的糖是（　　）

    A. 洋地黄糖   B. 洋地黄毒糖   C. 黄花夹竹桃糖

    D. 葡萄糖   E. 鼠李糖

8. 能区别甲型强心苷和乙型强心苷的反应（　　）

    A. 醋酐 – 浓硫酸反应   B. 3,5 – 二硝基苯甲酸反应   C. 碱性苦味酸反应

    D. 亚硝酰铁氰化钠反应   E. 冰醋酸 – 三氯化铁反应

9. 与强心苷甾体母核的反应包括（　　）

    A. 醋酐 – 浓硫酸反应   B. 3,5 – 二硝基苯甲酸反应   C. 三氯甲烷 – 浓硫酸反应

    D. 亚硝酰铁氰化钠反应   E. 冰醋酸 – 乙酰氯反应

10. 地高辛不能与下列哪些药同时服用（　　）

    A. 速效救心丸   B. 复方罗布麻片   C. 通宣理肺丸

    D. 半夏露   E. 化痰止咳丸

11. 提取植物中原生强心苷的方法有（　　）

    A. 沸水提取   B. 40℃水温提取   C. 70% ~80% 乙醇回流提取

    D. 三氯甲烷提取   E. 药材加硫酸铵水湿润，再用水提取

二、名词解释题

1. 强心苷
2. 乙型强心苷

三、简答题

1. 蟾酥中强心成分为什么不称为强心苷?

2. 毛花洋地黄苷丙碱水解除去乙酰基,为什么用氢氧化钙而不用氢氧化钠?

3. 在强心苷色谱检识中,展开剂常加入少量水或甲酰胺,起什么作用?

书网融合……

重点小结

微课

习题

第十章 萜类和挥发油的提取分离技术

PPT

学习目标

知识目标：通过本章的学习，应能掌握萜类化合物的结构与分离，挥发油的组成、理化性质、提取分离及检识；熟悉萜类化合物的理化性质，常用含萜类化合物和挥发油中药的质量控制成分；了解萜类化合物的提取分离，萜类化合物和挥发油的生物活性及分布。

能力目标：具备挥发油类化合物提取分离及检识的能力。

素质目标：通过本章的学习，树立药品质量安全意识及开拓创新的精神；培养科学严谨的作风和独立思考的能力。

情境导入

情境：童年的夏日里，孩子们如果被蚊虫叮咬了，大人们常会到自家门口的小花池里，随手摘下两片绿色的薄荷叶，搓碎了涂在叮咬的地方，清凉有一股特殊的味道，很快地孩子就不觉得痒了。薄荷是一味常用的中药，味辛性凉，入肝肺二经。辛能发散，凉能透热，有疏肝理气、清热散风的功效，因气味芳香，又有辟秽开窍的作用。现代研究表明薄荷有发汗、解热、镇痛、镇静、抗病原体、解痉、抑制胃肠平滑肌收缩、利胆、排石、促透皮吸收等多种药理作用。

思考：1. 薄荷的主要有效成分是什么？属于何种类型化合物？
2. 薄荷油是如何提取分离的？

第一节 萜类化合物的提取分离技术 📱微课

萜类化合物（terpenoids）是一类数量庞大、结构种类多样、生物活性广泛的重要成分。从化学结构来看，萜类化合物是分子以异戊二烯以各种方式连接而成，骨架一般以五个碳为基本单位，少数也有例外。从生源上看，甲戊二羟酸是其生物合成的关键前体物，因此萜类化合物是由甲戊二羟酸衍生，且分子式符合（C_5H_8）$_n$通式的化合物及其衍生物。

萜类化合物在自然界分布极为广泛，藻类、菌类、地衣类、苔藓类、蕨类、裸子植物及被子植物中均有萜类的存在，在被子植物中最为丰富，在其30多个目、数百个科属中均有发现。许多中药中的有效成分均为萜类化合物，如薄荷、青蒿、穿心莲、龙胆、紫杉、人参、柴胡等。萜类化合物除以萜烃的形式存在外，多数是以各种含氧衍生物，包括醇、醛、酮、羧酸、酯类以及苷等形式存在，少数以含氮、硫的衍生物存在。

萜类化合物常根据分子结构中异戊二烯单位的数目进行分类，其分布与分类见表10－1。

表10－1 萜类化合物的分类与存在形式

类别	异戊二烯单位数	碳原子数目	存在形式
半萜	1	5	
单萜	2	10	挥发油

续表

类别	异戊二烯单位数	碳原子数目	存在形式
倍半萜	3	15	挥发油
二萜	4	20	树脂、苦味素、植物醇、叶绿素
二倍半萜	5	25	海绵、地衣及昆虫分泌物
三萜	6	30	皂苷、植物乳汁、树脂
四萜	8	40	植物胡萝卜素
多萜	n	$7.5 \times 10^3 \sim 3 \times 10^5$	橡胶

知识链接

萜类化合物的生源途径

萜类化合物的生源途径主要有两种学说，即经验异戊二烯法则和生源异戊二烯法则。Wallach 于 1887 年提出"经验异戊二烯法则"，认为自然界存在的萜类化合物均是由异戊二烯衍生而来，并以是否符合异戊二烯法则作为判断是否是萜类化合物的一个重要原则。但后来研究发现，许多萜类化合物的碳架结构无法用异戊二烯的基本单元来划分。随后，Riuzicka 提出萜类化合物生物合成途径假说，由 Lynen 实验证明焦磷酸异戊烯酯（isopentenyl pyrophosphhate，IPP）的存在，Folkers 于 1956 年又证明 IPP 的关键前体是 3（R）- 甲戊二羟酸（3R - mevalonic acid，MCA），由此证实了萜类化合物是经甲戊二羟酸途径衍生的一类化合物。随着人们对萜类成分认识的不断深入，萜类化合物还存在另外一条生物合成途径，即脱氧木酮糖磷酸。

一、萜类化合物的结构与分类

（一）单萜类化合物

单萜类（monoterpenoids）是由 2 个异戊二烯单位组成，含 10 个碳原子的化合物及其衍生物。其广泛存在于高等植物的腺体、油室和树脂道等分泌组织中，多是挥发油中沸点较低（140 ~ 180℃）部分的主要组成成分。它们的含氧衍生物多具有较强的生物活性和香气，沸点相对较高，是医药、化妆品和食品工业的重要原料。单萜以苷的形式存在时，不具有挥发性，不能随水蒸气蒸馏出来。

单萜类化合物可分为链状型和环状型两大类，其中以单环和双环型两种结构类型所包含的单萜化合物最多。构成的碳环大多为六元环，也有三元环、四元环、五元环和七元环等。其部分结构和主要代表化合物介绍如下。

1. 链状单萜　罗勒烯（ocimene）存在于罗勒叶、吴茱萸果实等的挥发油中，具有特殊的香味，主要作为香料工业的原料。香叶醇（geraniol）又称牻牛儿醇，是香叶油、玫瑰油、柠檬草油和香茅油等的主要成分，具有似玫瑰的香气，沸点 229 ~ 230℃，具有抗菌驱虫作用，临床用于治疗慢性支气管炎。橙花醇（nerol）与香叶醇互为顺反异构体，常存在于同一挥发油中，是玫瑰油的主要成分，具有玫瑰香气，沸点 255 ~ 260℃。柠檬醛包括反式和顺式两种构型，反式为 α - 柠檬醛（香叶醛），顺式为 β - 柠檬醛（橙花醛），通常是混合物，柠檬醛具有柠檬香气，以反式柠檬醛为主。柠檬醛在柠檬草油和香茅油的含量较高。

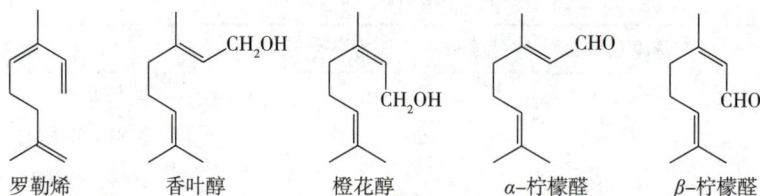

罗勒烯　　　　香叶醇　　　　橙花醇　　　　α-柠檬醛　　　　β-柠檬醛

2. 单环单萜　可看成是由链状单萜环合衍变而来。常见的结构类型有对 - 薄荷烷型、环香叶烷型和草酚酮型，其中以对 - 薄荷烷为碳骨架的单萜数量最多。草酚酮类化合物是一类变形的单萜，他们的碳架不符合异戊二烯法则，结构中有一个七元芳环。

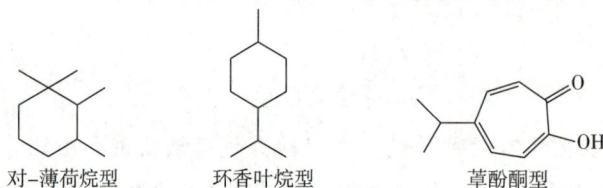

对-薄荷烷型　　　　环香叶烷型　　　　草酚酮型

柠檬烯（limonene）为柠檬、佛手等果皮中挥发油的主要成分，具有镇咳、祛痰、抗菌等活性；薄荷醇（menthol）是薄荷中挥发油的主要成分，其左旋体习称"薄荷脑"，有镇痛、止痒作用；西红花醛（safranal）存在于西红花中，具有调经、活血、祛瘀、止痛等作用；α - 崖柏素（α - thujaplicin）存在于欧洲产崖柏、北美崖柏以及罗汉柏的心材中。

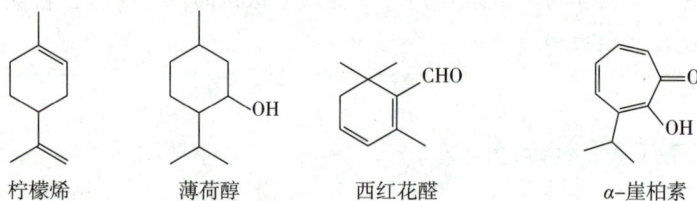

柠檬烯　　　　薄荷醇　　　　西红花醛　　　　α-崖柏素

3. 双环单萜　樟脑（camphor）有特殊钻透性的芳香气味，具有局部刺激和防腐作用，可用于神经痛、炎症及跌打损伤。龙脑（borneol）俗名冰片，具有似胡椒又似薄荷的香气，是重要的工业原料，具有发汗、解痉、止痛等作用，是人丹、冰硼散、苏合香等的主要成分之一，也用作香料、清凉剂，樟脑和龙脑均具有升华性。芍药苷（paeoniflorin）是芍药根中的蒎烷单萜苷，具有镇静、镇痛及抗炎等药理作用。

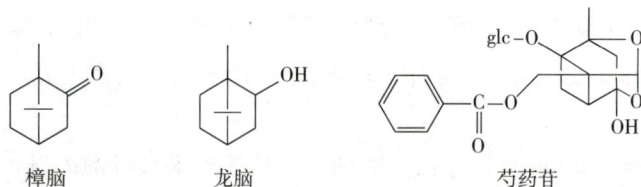

樟脑　　　　龙脑　　　　芍药苷

4. 环烯醚萜类　环烯醚萜（iridoids）为臭蚁二醛（iridoidial）通过分子内羟醛缩合而成的一类衍生物，是单萜衍生物，有取代环戊烷环烯醚萜和环戊烷开裂的裂环烯醚萜（ secoiridoid）两种基本碳架。环烯醚萜类化合物在自然界分布广泛，特别在玄参科、茜草科、唇形科及龙胆科等植物较为常见。一些常用中药如栀子、玄参、地黄、鸡矢藤、马钱子、金银花、肉苁蓉、龙胆、车前子等都含有此类成分。环烯醚萜类化合物具有保肝、利胆、降血糖、降血脂、抗炎等作用。

从化学结构上看，环烯醚萜多具有半缩醛及环戊烷环结构特点，由于半缩醛 C_1 - 羟基性质活泼，易与糖结合成苷，故环烯醚萜类化合物主要以苷的形式存在于植物体内。可根据其环戊烷环是否开环，将环烯醚萜类化合物分为环烯醚萜苷和裂环烯醚萜苷。

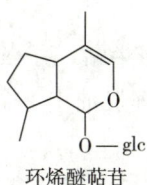

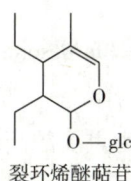

环烯醚萜　　　　　　　　裂环烯醚萜苷

环烯醚萜其苷元结构特点为 C_1 多连羟基，一般与葡萄糖结合成单糖苷。如栀子苷（gardenoside）是清热泻火中药栀子的主要成分。梓醇（catalpol）是地黄中降血糖作用的主要有效成分，并有较好的利尿及抗肝炎病毒的作用，酸水解后得到黑色沉淀，中药玄参、地黄加工后变黑，就是其原因。存在于车前草、杜仲叶中的桃叶珊瑚苷是利尿的有效成分，其苷元及其多聚体还有抗菌作用，是一种抗生素。

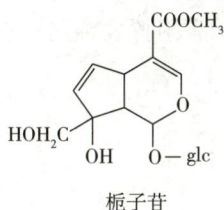

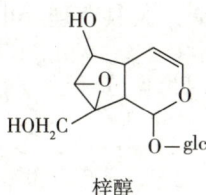

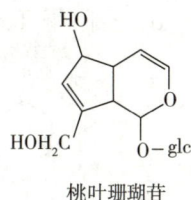

栀子苷　　　　　　　　　梓醇　　　　　　　　　桃叶珊瑚苷

裂环烯醚萜是由环烯醚萜类化合物在环戊烷环的 C_7、C_8 处裂开环衍生而成。裂环烯醚萜苷在龙胆科、忍冬科、木犀科、马钱科、茜草科等植物中分布较广，尤其在龙胆科的龙胆属及獐牙菜属植物中，如龙胆苦苷（gentiopicroside）、獐牙菜苷（sweroside）。龙胆苦苷是龙胆的主要有效成分和苦味成分，在龙胆、当药及獐牙菜等植物中均有存在，味极苦，是龙胆中促进胃液分泌、增加胃酸的有效成分，《中国药典》以龙胆苦苷为指标成分对龙胆进行含量测定，龙胆中含量不得少于 3.0%。

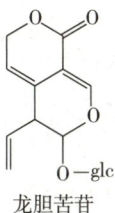

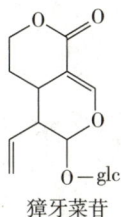

龙胆苦苷　　　　　　　　獐牙菜苷

环烯醚萜苷易溶于水、甲醇，可溶于乙醇、丙酮、正丁醇等，难溶于其他有机溶剂。苷易被酸水解，生成的苷元因具有半缩醛结构，性质活泼，易进一步氧化聚合，故水解后不但难以得到原苷元，而且还随水解条件不同而产生不同颜色的沉淀。如中药地黄、玄参等经过干燥或受潮可变黑色，皆因苷类水解的产物氧化聚合所致。因此，可以利用酸水解反应检查植物中环烯醚萜苷的存在。环烯醚萜苷由于苷元的结构特点还能与一些试剂发生颜色反应，也可以作为该类成分的定性检识方法。如京尼平与氨基酸在加热条件下反应生成蓝紫色沉淀，与皮肤接触也能使皮肤染成蓝紫色。

（二）倍半萜类化合物

倍半萜类（sesquiterpenoids）是指分子骨架由 3 个异戊二烯单位组成，含有 15 个碳原子的一类化合物。倍半萜主要分布在植物界和微生物界，多以挥发油的形式存在，是挥发油高沸程部分（250～280℃）的主要组成成分，在植物中多以醇、酮、内酯或苷的形式存在，亦有以生物碱形式存在。倍半萜的含氧衍生物多有较强的生物活性及香气，是医药、食品、化妆品的重要原料。倍半萜类的骨架类型及化合物数量是萜类成分中最多的一类，按结构中的碳环数目不同，可分为开链、单环、双环、三环及四环等类型，还有五、六、七甚至十二元的大环。在植物中多以单环、双环倍半萜的含氧衍生物为主。

1. 链状倍半萜类 金合欢烯（farnesene）属于链状倍半萜，存在于枇杷叶、生姜等的挥发油中，有 α、β 两种构型，β-构型存在于藿香、啤酒花和生姜挥发油中。金合欢醇（farnesol）在金合欢花油、橙花油、香茅中含量较多，为重要的高级香料原料。

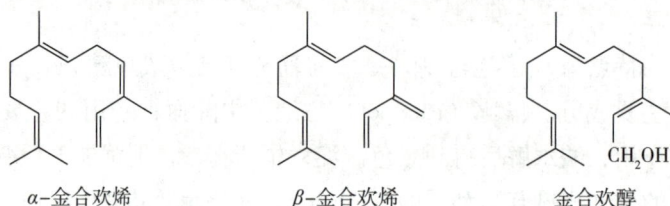

α-金合欢烯 β-金合欢烯   金合欢醇

2. 环状倍半萜类 α-姜黄烯（α-curcumene）属于环状倍半萜，存在于郁金挥发油中，可活血化瘀、疏肝解郁。α-香附酮（α-cyperone）是具有理气止痛作用的香附挥发油之一。

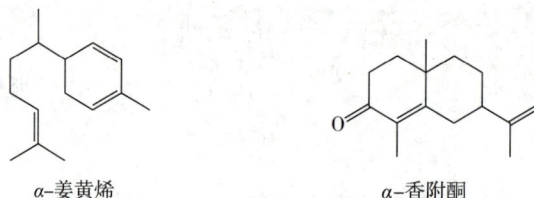

α-姜黄烯 α-香附酮

青蒿素（artemisinin）是从黄花蒿中分离得到的抗恶性疟疾的有效成分，是具有独特过氧结构的倍半萜内酯。青蒿素在水及油中均难溶解，影响治疗效果和临床应用，通过对其进行结构改造，筛选出具有抗疟效价高、原虫转阴快、速效、低毒等特点的双氢青蒿素（dihydroartemisinin），对其再进行甲基化，制成油溶性的蒿甲醚（artemether）及水溶性的青蒿琥珀酸单酯（artesunate）。

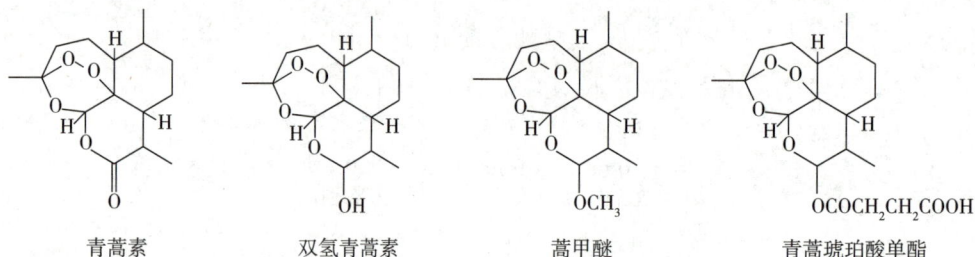

青蒿素   双氢青蒿素   蒿甲醚   青蒿琥珀酸单酯

3. 薁类衍生物类 薁类化合物（azulenoids）是一种特殊的倍半萜，具有五元环与七元环骈合而成的芳环骨架，在中药中少量存在，多具有抑菌、抗肿瘤、杀虫等生物活性。薁类化合物溶于石油醚、乙醚、乙醇及甲醇等有机溶剂，不溶于水，溶于强酸，故可用 60%～65% 硫酸或磷酸提取薁类成分，酸提取液加水稀释后即沉淀析出。薁的沸点较高，一般在 250～300℃，在挥发油分级蒸馏时，高沸点馏分如出现美丽的蓝色、紫色或绿色现象时，表示可能有薁类成分存在。薁类化合物可与苦味酸或三硝基苯试剂作用，形成有敏锐熔点的 π-络合物，可供鉴别使用。

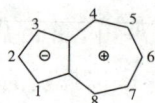

中药中存在的薁类衍生物多半是其氢化衍生物，多数已失去芳香性，结构类型以愈创木烷骨架居多。愈创木薁（guaiazulene）存在于桑科无花果根皮、兴安杜鹃的叶、母菊等挥发油中，具有抗炎和

兴奋子宫的作用。莪术醇（curcumol）存在于莪术根茎的挥发油中，具有抗肿瘤活性，《中国药典》规定莪术原药材含挥发油不得少于 1.5%，饮片含挥发油不得少于 1.0%。

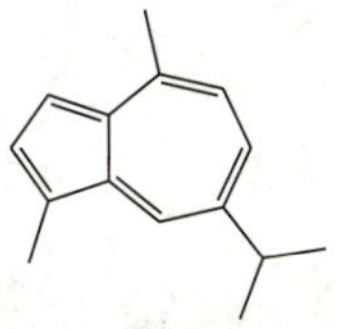

愈创木薁 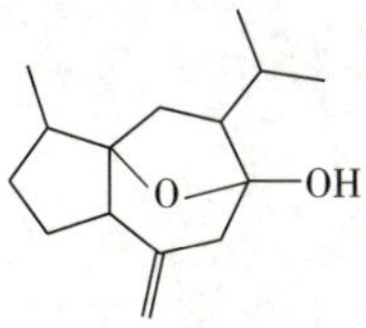　　　　　　莪术醇

（三）二萜类化合物

二萜类（ditepenoids）是指分子骨架由 4 个异戊二烯单位组成，含有 20 个碳原子的一类化合物。二萜类在自然界中分布广泛，如松柏科植物分泌的乳汁、树脂等均以二萜类衍生物为主。除植物外，菌类代谢产物中也发现有二萜，而且从海洋生物中也分离得到为数较多的二萜衍生物。二萜类化合物具有多方面的生物活性，如穿心莲内酯、雷公藤内酯、银杏内酯、紫杉醇、甜菊苷、冬凌草甲素等都具有较强的生物活性。二萜类的结构按其分子中碳环的多少分为无环（链状）、单环、双环、三环及四环等类型，天然无环及单环二萜较少，双环及三环二萜数量较多。

1. 链状二萜类　此类化合物在自然界中存在较少，常见的只有广泛存在于叶绿素中的植物醇（phytol），曾作为合成维生素 E、维生素 K 的原料。

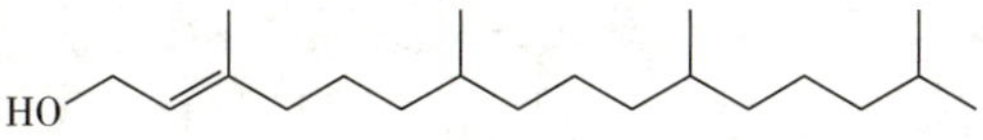

植物醇

2. 环状二萜类　包括二环、三环、四环等二萜类。如维生素 A（vitamin A）主要存在于动物肝脏中，特别是鱼肝中含量较丰富，是保持正常夜间视力的必需物质；丹参酮ⅡA（tanshinone ⅡA）广泛应用于治疗心血管病的中成药制剂，对治疗冠心病、心绞痛、心律过速有显著疗效；银杏内酯（ginkgolides）是银杏叶及根皮的苦味成分，是治疗心脑血管疾病的主要有效成分；雷公藤内酯类是三环二萜类化合物，是从卫矛科雷公藤中分离得到的，具有抗癌、免疫抑制和抗炎等活性。

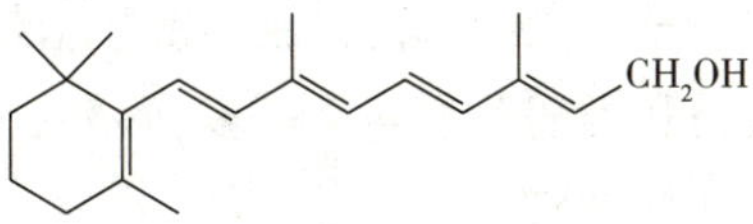

维生素A 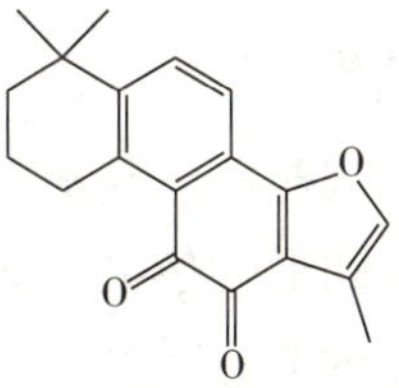　　　　　　　丹参酮ⅡA

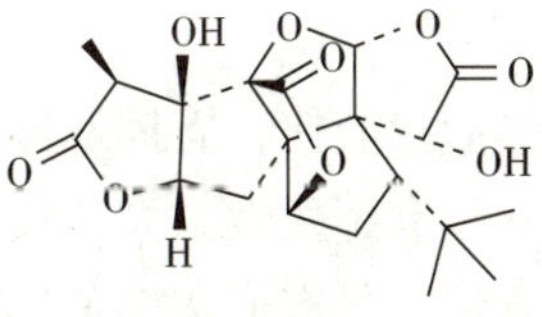

银杏内酯A 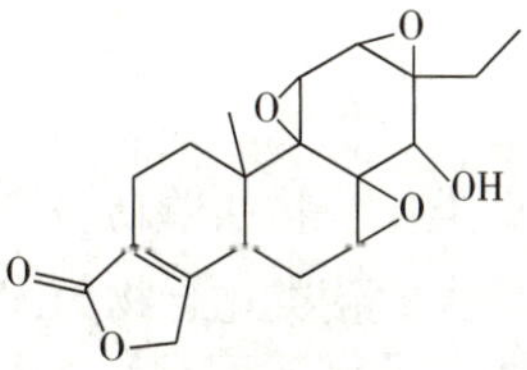　　　　　　雷公藤甲素

穿心莲内酯（andrographolide）是爵床科植物穿心莲抗菌消炎的主要成分，临床用于治疗急性菌痢、胃肠炎、咽喉炎、感冒发热等，疗效确切，但水溶性不好。穿心莲内酯在无水吡啶中与丁二酸酐作用，制备成丁二酸半酯的钾盐，增强水溶性；与亚硫酸钠在酸性条件下制备成穿心莲内酯磺酸钠，

成为水溶性化合物，用于制备较高浓度的注射剂。

紫杉醇（taxol）是从红豆杉属植物的茎皮中分离得到，具有多种抗癌活性，临床上用于治疗卵巢癌、乳腺癌和肺癌等。

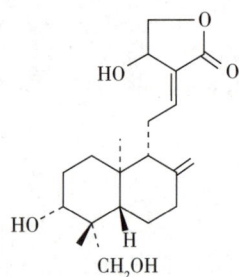

穿心莲内酯

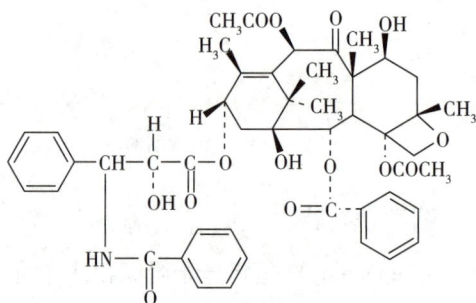

紫杉醇

（四）二倍半萜类化合物

二倍半萜类（sesterterpenoids）是指分子骨架由 5 个异戊二烯单位构成，含有 25 个碳原子的一类化合物。与其他萜类相比，二倍半萜类化合物数量少，来自天然的二倍半萜主要分布在羊齿植物、植物病原菌、海洋生物海绵、地衣及昆虫分泌物中。海绵是二倍半萜的主要来源，如呋喃海绵素 - 3（furano - spongin - 3）是从海绵动物中得到的含呋喃环的链状二倍半萜。

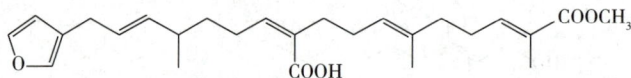

呋喃海绵素-3

（五）三萜类化合物

三萜类（triterpenoids）是指分子骨架由 6 分子异戊二烯单位构成，含 30 个碳原子的一类化合物，主要有四环三萜和五环三萜。三萜类化合物在自然界分布广泛，是萜类化合物中最大的一类，多以游离状态或成苷、酯的形式存在。许多常用中药中都含有三萜类成分，如人参、甘草、三七、远志、麦冬、桔梗、柴胡、茯苓等。

（六）四萜及多萜类

四萜类（tetraterpenoids）是指分子骨架由 8 个异戊二烯单位构成的链状脂溶性色素，广泛存在于植物界，主要以苷和酯的形式存在，如胡萝卜素类和类胡萝卜素类。多萜一般是指由 8 个或 8 个以上的异戊二烯单元聚合而成的化合物，如弹性橡胶和杜仲胶。

二、萜类化合物的理化性质

（一）性状

低分子量的萜类化合物如单萜、倍半萜多为具有特殊香气的油状液体，有挥发性，是挥发油的组成成分。分子量较大的萜类化合物为固体，多数可形成结晶，不具有挥发性。大多数类化合物因具有手性碳原子而具有光学活性，多有异构体存在，萜类化合物多有苦味，有的味极苦，因此萜类化合物又称苦味素。也有少数萜具有较强甜味，如甜菊苷。

（二）溶解性

萜类化合物多具亲脂性，难溶或不溶于水，易溶于有机溶剂，如乙醚、三氯甲烷、丙酮、甲醇、乙醇等，但单萜和倍半萜类能随水蒸气蒸馏。萜类化合物在水中的溶解度与分子中的官能团极性大小、数量多少有关，极性增大、数量增多，在水中的溶解度增大。萜类化合物若与糖成苷，随分子中糖数目的增加，水溶性增强，脂溶性降低，能溶于热水，易溶于甲醇、乙醇，难溶或不溶于亲脂性有机溶剂。

（三）化学反应

1. 加成反应 含有双键和醛、酮等基团的萜类化合物，可与卤素、卤化氢、亚硝酸氯、亚硫酸氢钠和吉拉德试剂等发生加成反应，其产物往往为结晶。例如，柠檬烯与氯化氢的冰乙酸溶液反应，加入冰水稀释即有柠檬烯二氢二氯化物晶体析出。

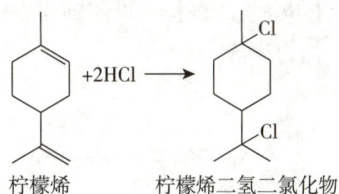

柠檬烯　　　　　柠檬烯二氢二氯化物

2. 氧化反应 不同的氧化剂在不同的条件下，能将萜类化合物中的不同基团氧化，生成各种氧化产物。常用的氧化剂有臭氧、铬酐（三氧化铬）、高锰酸钾，其中以臭氧应用最为广泛。例如臭氧氧化萜类化合物中的烯烃反应，既可用来测定分子中双键的位置，又可用于萜类化合物的醛酮合成。

3. 脱氢反应 通常在惰性气体的保护下，用铂黑或钯做催化剂，在 200～300℃将萜类成分与硫或硒共热而实现萜类成分的环状结构脱氢。

第二节　挥发油的提取分离技术

挥发油（volatile oils）又称精油或芳香油，是植物中的一类具有芳香气味、在常温下能挥发、可随水蒸气蒸馏且与水不相混溶的油状液体的总称。挥发油具有广泛生物活性，是中药中的一类重要化学成分。

挥发油广泛分布于植物界，在我国野生与栽培的芳香植物大约有 56 科 136 属，约 300 种。菊科如苍术、白术、佩兰等，芸香科如陈皮、降香、柠檬等，伞形科如川芎、小茴香、当归、柴胡等，唇形科如薄荷、藿香、紫苏、荆芥等，樟科如樟木、肉桂等，木兰科如厚朴、八角茴香、辛夷等，姜科如姜、姜黄、莪术、山柰等，都富含挥发油类成分。

挥发油存在于植的油管、油室，分泌细胞或树脂道中，多呈油滴状，有的与树脂、黏液质共存，少数以苷的形式存在。挥发油在植物体中存在的部位各不相同，多存在于花蕾中，也有一些存在于果实、果皮、根或根茎中，还有的全株植物中都含有挥发油。挥发油在植物中的含量一般在 1% 以下，也有少数含油量在 10% 以上，如丁香含丁香油高达 14%～21%。

挥发油具有多种生理活性，如止咳、平喘、祛痰、发汗、解表、祛风、镇痛、利尿、降压、强心、杀虫以及抗菌消炎等。例如薄荷油有清凉、祛风、消炎、局麻作用；生姜油对中枢神经系统有镇静催眠、解热、镇痛、抗惊厥、抗氧化作用；大蒜油可治疗肺结核，支气管炎、肺炎和霉菌感染；香柠檬油对淋球菌、葡萄球菌、大肠埃希菌和白喉杆菌有抑制作用。挥发油不仅在医药工业具有重要作用，在香料、食品及化学工业上也是重要原料。

一、挥发油的组成与分类

挥发油是混合物，一种挥发油常含有数十种乃至数百种成分。如保加利亚玫瑰油中已发现了 275

种化合物，茶叶挥发油中含有 150 多种成分。挥发油的化学成分比较复杂，不同的挥发油所含的成分也不一样，但其中往往以某种或某几种成分占较大比例。如薄荷油中薄荷醇含量可达 80%，樟脑油中樟脑含量约占 50%。挥发油按化学结构不同可分为萜类化合物、芳香族化合物、脂肪族化合物、含硫和含氮化合物以及它们的含氧衍生物，其中含氧衍生物是挥发油具有生物活性和芳香气味的代表成分。

（一）萜类化合物

萜类化合物在挥发油组成中所占比例最大，单萜、倍半萜及其含氧衍生物是组成挥发油的主要成分，其含氧衍生物多具有较强生物活性和芳香气味。如薄荷油中含 80% 左右的薄荷醇；山苍子油中含 80% 左右的柠檬醛等。

（二）芳香族化合物

组成挥发油的芳香族化合物多为一些小分子的芳香族成分，大多是具有 $C_6 - C_3$ 骨架的苯丙烷类衍生物，如桂皮油中的桂皮醛（cinnamaldehyde）、丁香油中的丁香酚（eugeno）、茴香油中的茴香脑（ane thole）等。

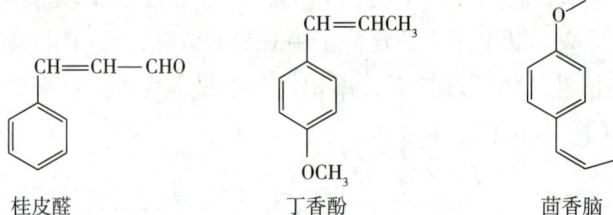

桂皮醛　　　　　　丁香酚　　　　　　茴香脑

（三）脂肪族化合物

为一些小分子脂肪族化合物，如陈皮中的正壬醇（n - nonyl alcohol）、鱼腥草中的甲基正壬酮（methyl nonylketone）、人参中的人参炔醇（panaxynol）等。

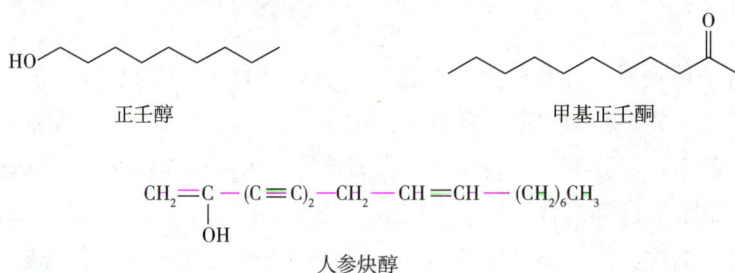

正壬醇　　　　　　　　　　　甲基正壬酮

$$CH_2=C-(C\equiv C)_2-CH_2-CH=CH-(CH_2)_6CH_3$$
$$\quad\quad |$$
$$\quad\quad OH$$

人参炔醇

（四）其他类化合物

除以上三类化合物外，还有一些能通过水蒸气蒸馏得到的挥发油样物质，如大蒜油、芥子油、挥发杏仁油等，也将其称为"挥发油"。如大蒜油是大蒜中大蒜氨酸酶解产生含大蒜辣素（allicin）的挥发性油状物，挥发杏仁油是苦杏仁苷水解后产生的苯甲醛，原白头翁素（protoanemonin）是毛茛苷水解后产生的化合物。此外，川芎嗪（tetram ethylpyrazine）、烟碱、毒黎碱等生物碱也具有挥发性。

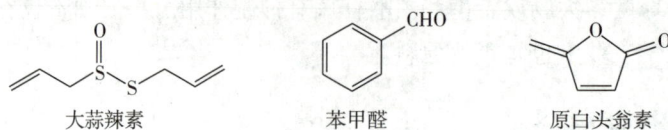

大蒜辣素　　　　　　苯甲醛　　　　　　原白头翁素

二、挥发油的理化性质

（一）性状

1. 状态　挥发油在常温下为透明液体，低温放置时某些挥发油中含量高的成分可析出结晶，这种析出物习称为"脑"、如薄荷脑、樟脑、茴香脑。

2. 颜色　常温下挥发油大多为无色或淡黄色油状液体，有些挥发油因含有奠类成分或色素而显特殊颜色。如洋甘菊油显蓝色、麝香草油显红色。

3. 气味　大多数挥发油具有特殊而浓烈的香气或其他气味，有辛辣烧灼感，呈中性或酸性，如鱼腥草油有腥味，土荆芥油有臭气。挥发油的气味往往是其品质优劣的重要标志。

4. 挥发性　挥发油在常温下可自行挥发而不留痕迹，如将挥发油涂在纸片上，较长时间放置后，挥发油因挥发而不留油迹，脂肪油则留下永久性油迹可与脂肪油区别。

（二）溶解性

挥发油易溶于石油醚、乙醚、二硫化碳等有机溶剂，可溶于高浓度乙醇，在低浓度乙醇中只能溶解一定数量，不溶于水。挥发油在水中溶解度虽然很小，但油中极性大的含氧衍生物能部分溶解于水，如薄荷醇在水中溶解度为 0.1%。挥发油的饱和水溶液为芳香水剂，在药物制剂中作为矫味剂，如薄荷水。

（三）物理常数

挥发油是混合物，无确定的物理常数，但挥发油中各组成成分基本稳定，因此其物理常数有一定的范围。折光率、比旋度、相对密度等物理常数是检查挥发油的重要依据。挥发油的折光率一般在 1.43~1.61 之间；比旋度在 +97°~+117° 范围内；相对密度在 0.850~1.065 之间；挥发油沸点一般在 70~300℃ 之间。

（四）化学常数

1. 酸值　反映挥发油中游离羧酸和酚类成分含量的指标。以中和 1g 挥发油中游离酸性成分所消耗氢氧化钾的毫克数表示。

2. 酯值　反映挥发油中酯类成分含量的指标。以水解 1g 挥发油中所含酯所需要氢氧化钾的毫克数表示。

3. 皂化值　反映挥发油中所含游离羧酸、酚类成分和结合态酯总量的指标。以中和并皂化 1g 挥发油中含有的游离酸性成分与酯类所需氢氧化钾的毫克数表示。实际上皂化值是酸值和酯值的总和。

（五）稳定性

挥发油长时间与空气、光线接触，会逐渐氧化变质，导致密度增大，颜色加深，失去原有香气，并形成树脂样物质，不能再随水蒸气蒸馏，故挥发油应贮存于棕色瓶内、密塞、低温保存。

三、挥发油的提取与分离

（一）提取

1. 水蒸气蒸馏法　是提取挥发油最常用的方法，利用挥发油的挥发性和与水不相混溶的性质进行提取。在加热过程中，当挥发油和水两者蒸气压之和与大气压相等时，挥发油即可随水蒸气蒸馏出来。

水蒸气蒸馏法根据操作方式不同，分为水蒸气蒸馏法和共水蒸馏法两种。水蒸气蒸馏法是将水蒸气通入待提取的药材中，使挥发油和水蒸气一起蒸出。共水蒸馏法是将粉碎好的药材放入蒸馏器中，加水浸泡，直火煮沸，使挥发油与水蒸气一起蒸出。蒸出的挥发油冷却后可与水分层，如挥发油在水中溶解度稍大或挥发油含量低不易分层，常采用盐析法促使挥发油自水中析出，或盐析后再用低沸点有机溶剂萃取，低温蒸去萃取剂即得挥发油。

蒸馏法虽具有设备简单、容易操作、成本低、提油率高等优点，但这种方法因原料直接受热，温度较高。可能使挥发油中某些成分分解，有时原料易焦化，影响产品的质量，因此对热不稳定的挥发油并不能用此法提取。

2. 溶剂提取法　使用低沸点有机溶剂如乙醚、石油醚对含挥发油的药材进行回流提取或冷浸，提取液经蒸馏或减压蒸馏除去溶剂，即得含有挥发油的浸膏。此法提取得到的挥发油含杂质较多，原料中的其他脂溶性成分如树脂、油脂、蜡等也同时被提取出来。

通常利用乙醇对植物蜡等脂溶性杂质的溶解度随温度的降低而减小的性质除去杂质，即先用热乙醇溶解浸膏，冷却（-20℃）放置、滤除不溶性杂质，再减压蒸去乙醇可得较纯的挥发油。

3. 压榨法　适用于挥发油含量较高的新鲜植物药材，如柠檬、橘、橙、柚子等的果皮，经直接压榨，榨出液离心分层，即得挥发油粗品。

此法优点是在常温下进行，所得挥发油保持原有的新鲜香味，但不足之处是产品不纯，含有水分、黏液质、色素、细胞组织等杂质，且挥发油并不能完全压榨出来，提取不完全。通常将压榨后的药材再进行水蒸气蒸馏，使挥发油提取完全。

4. 吸收法　油脂一般具有吸收挥发油的性质，往往利用此性质提取贵重的挥发油，如玫瑰油、茉莉花油等。此法在室温下使用特制的脂肪（无臭豚脂3份与牛脂2份的混合物）吸收挥发油，所得挥发油保持原有芳香气味，纯度高，但耗时长，操作麻烦。

5. 超临界流体萃取法　此法与其他挥发油的提取方法比较，具有防止氧化、热解、无残留溶剂、提取效率高、所得挥发油品质高、芳香纯正等优点。如紫苏中特有的香味成分紫苏醛，紫丁香花中的独特香味成分，均不稳定，易受热分解，采用二氧化碳超临界流体提取所得芳香挥发油气味与原料相同，明显优于其他方法。橘皮油、柠檬油、桂花油、香兰素的提取上，应用此法提取均获得较好效果。

6. 微波萃取法　微波萃取技术是近年发展的从中药中提取香料的一种新技术。微波萃取法是以微波辐射作为热源进行提取，具有设备简单、提取效率高和提取时间短等优点，有利于热敏性成分提取。但该技术也存在不足之处，如提取成品的组成不稳定，同时挥发性成分随萃取时间延长而逐步散失。

（二）分离

用上述方法从植物中提取出来的挥发油往往为混合物，需经分离精制后，方可获得比较纯的化学组分或单体化合物。

1. 冷冻结晶法　将挥发油置于-20~0℃下放置，使含量高的成分析出结晶，即可将脑与挥发油中的其他成分分离，得到的结晶再经重结晶即可得纯品。此法优点是操作简单，但有时分离不完全。如薄荷油冷至-20℃，放置12小时析出第一批粗脑，继续在-20℃冷冻24小时后，可析出第二批粗脑，粗脑加热熔融，在0℃冷冻即可得较纯薄荷脑。

2. 分馏法　挥发油为混合物，成分大多为单萜、倍半萜类化合物，因其结构中所含的双键数、含氧取代基不同，所以各成分间的沸点各异，以此作为分离的依据。采用分馏法初步分离，一般单萜烯的沸点小于倍半萜的沸点；同一萜烯，双键越少，沸点越低；萜烯的沸点小于相应含氧衍生物的沸点；同一类萜烯的含氧衍生物，含氧官能团的极性越大，沸点越高。

由于挥发油的组分对热和空气不稳定，为防止结构发生改变，一般采用减压分馏法。按照温度不同可分为三个馏分：

低沸程馏分（35～70℃/1.333kPa）为单萜烯类化合物；

中沸程馏分（70～100℃/1.333kPa）为单萜含氧衍生物；

高沸程馏分（100～140℃/1.333kPa）为倍半萜及其含氧衍生物和薁类化合物。

挥发油中有些成分沸点相差不大，因此所得的馏分仍可能是混合物，需进一步采用精馏或结合冷冻、重结晶或色谱等方法进行分离。

3. 化学法　根据挥发油各组成分结构或官能团的不同，选择合适的化学方法进行处理，使各成分达到分离的目的。

（1）碱性成分的分离　将挥发油溶于乙醚中，用1%～2%的盐酸或硫酸萃取，取酸水层碱化后用乙醚萃取，蒸去乙醚即得碱性成分。

（2）酸、酚性成分的分离　将分出碱性成分的挥发油乙醚液，分别用5% $NaHCO_3$ 溶液和2% NaOH 溶液进行萃取，取碱水层加稀酸酸化后用乙醚萃取，蒸去乙醚，前者可得酸性成分，后者可得酚性或弱酸性成分。

（3）羰基类成分的分离　常用的方法有亚硫酸氢钠法与吉拉德（Girard）试剂法。其原理是使亲脂性的羰基类成分（醛、酮等）与亚硫酸氢钠或 Girard 试剂生成亲水性的加成物，从而与油中其他成分分离。加成物在酸或碱的作用下分解，还原为原来的羰基成分，被亲脂性有机溶剂萃取出来。亚硫酸氢钠只能与醛和小分子的酮类成分形成加成物，而 Girard 试剂对所有羰基成分都适用。

1）亚硫酸氢钠法　将分出碱性、酸性成分的挥发油母液经水洗至中性，以无水硫酸钠干燥后，加入亚硫酸氢钠的饱和溶液，低温短时间萃取，分出水层或加成物结晶，加酸或碱液处理，使加成物分解，以乙醚萃取，回收溶剂，可得挥发油中的醛、酮类化合物。

2）吉拉德（Girard）试剂反应法　Girard 试剂是一类带有酰肼及季铵基团试剂的总称，常用的是 Girard 试剂 T 和 Girard 试剂 P。将挥发油的中性部分加入 Girard 试剂乙醇溶液和10% 乙酸，加热回流，待反应完成后加水稀释，乙醚萃取，分出其他不含羰基的中性挥发油。水层加酸酸化，使 Girard 试剂与羰基成分缩合物分解，用乙醚萃取，羰基成分即进入乙醚层，回收乙醚可得羰基类化合物。

（4）醇类的分离　挥发油中的醇类成分可与邻苯二甲酸酐、丙二酸单酰氯或丁二酸酐反应生成酸性单酯，转溶于碳酸氢钠溶液中，加乙醚萃取出其他中性挥发油成分，分出碳酸氢钠溶液，酸化后用乙醚萃取出生成的酯，回收乙醚，残留物经氢氧化钠皂化后，使邻苯二甲酸酐等试剂与挥发油的醇类生成的酸性单酯水解，用乙醚萃取，可得原挥发油中的醇类成分。

（5）其他成分的分离　挥发油中醚类成分可与浓磷酸反应，生成白色磷酸盐沉淀，沉淀加水稀释，醚类被分离出来，用乙醚萃取即得；具有不饱和双键的萜烃，可与溴、盐酸或氢溴酸生成加成物析出结晶；挥发油中的薁类化合物，能溶于强酸生成加成物，加成物加水稀释后析出薁类。

挥发油中各成分的化学系统分离流程见图 10-1。

挥发油的乙醚溶液

↓ 1%~2%HCl萃取

酸水层
↓ 碱化后乙醚萃取
乙醚层
↓ 回收溶剂
碱性成分

乙醚层
↓ 水洗后5%Na₂CO₃萃取

碱水层
↓ 酸化后乙醚萃取
乙醚层
↓ 回收
弱酸性成分
（萜酸、挥发性酸）

乙醚层
↓ 2%NaOH萃取

乙醚层
↓ 30%~40%NaHSO₃
或加 Girard试剂

碱水层
↓ 酸化后乙醚萃取
乙醚层
↓ 回收
弱酸性成分
（酚、烯醇或某些酯）

沉淀或水层
(NaHSO₃加成物或 Girard腙)
↓ 加NaOH或加酸分解产物
后，用乙醚萃取

乙醚层 → 醛酮等羰基化合物
水层

乙醚层
↓ 回收
除去羰基化合物的中性油
↓ 用邻苯二甲酸酐酯化后，
5% NaHCO₃萃取

油层
↓ 分馏或柱色谱
Ⅰ　Ⅱ　Ⅲ　Ⅳ　Ⅴ

碱水层
↓ 加NaOH皂化后，
乙醚萃取
乙醚层 / 水层（弃去）
↓ 回收
萜醇

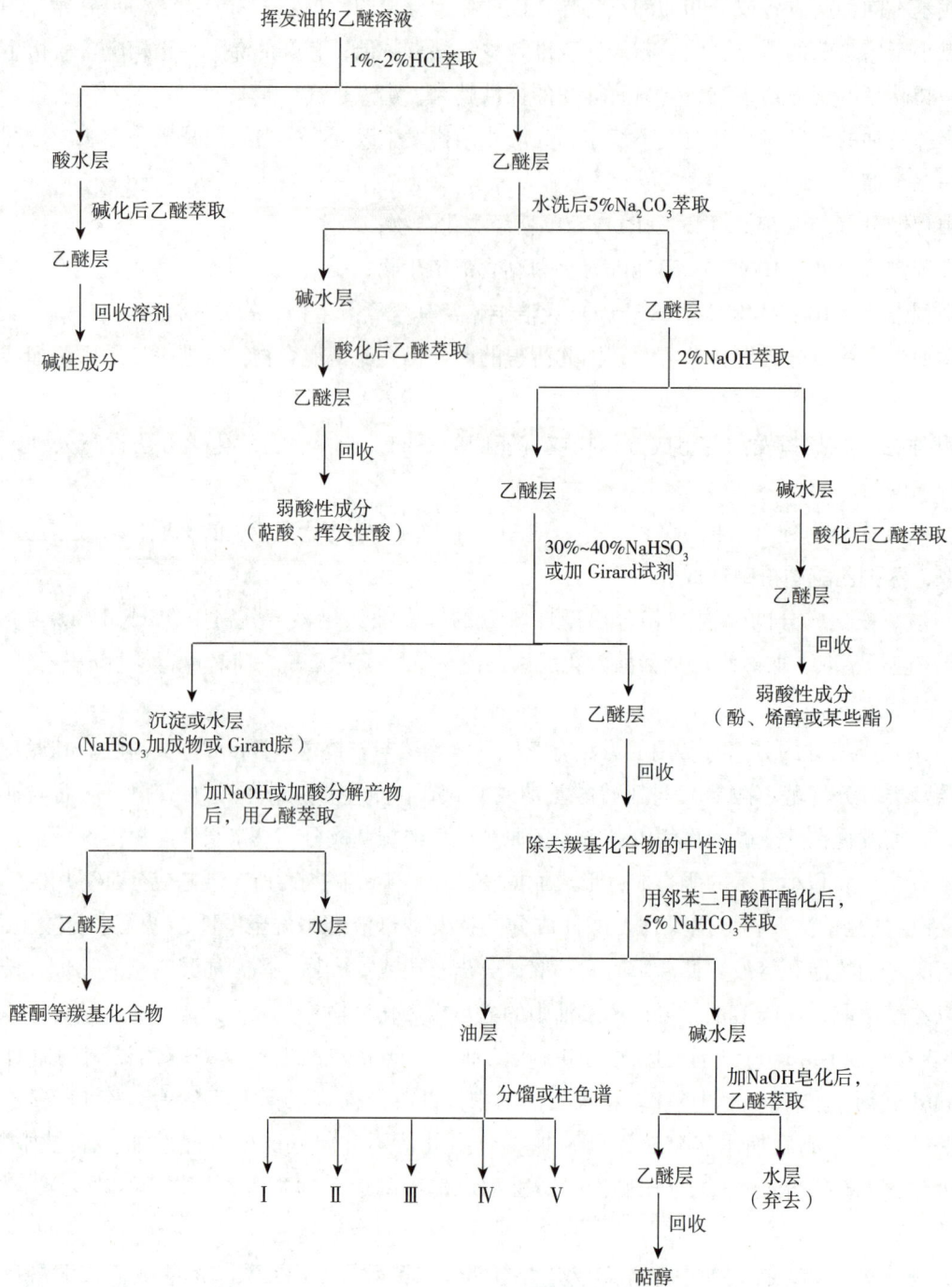

图 10 – 1　挥发油化学法系统分离流程图

4. 色谱法　由于挥发油组成成分复杂，一般先用分馏法、化学法做适当分离后，再用色谱法分离。

（1）吸附色谱法　硅胶和氧化铝吸附柱色谱应用最为广泛。样品一般溶于石油醚或己烷等极性小的溶剂，使其通过硅胶或氧化铝色谱柱，依次用石油醚、己烷、乙酸乙酯等按一定比例组成的混合溶剂进行洗脱。分段收集洗脱液，结合薄层色谱检识，相同组分合并，经进一步处理得到单体化合物。

（2）硝酸银色谱法　对于含有双键异构体的挥发油，用一般色谱法难以分离，可采用硝酸银色谱。依据挥发油成分中双键的数目、位置及顺反异构体不同，与硝酸银形成 π – 配合物的难易及稳定性的差异，采用硝酸银柱色谱或硝酸银薄层色谱进行分离。一般来说，双键多的化合物易形成配合物；末端双键较其他双键形成的配合物稳定；顺式双键大于反式双键的配合能力。如 α - 细辛醚、β - 细辛醚、欧细辛醚，最先被洗脱下来是具有反式双键的 α - 细辛醚，其次是顺式双键的 β - 细辛醚，最后是具有末端双键的欧细辛醚。

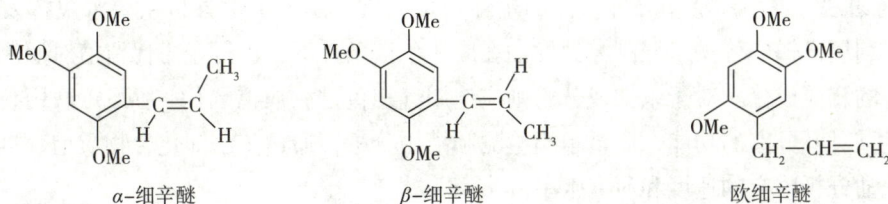

α-细辛醚　　　　　　　　β-细辛醚　　　　　　　　欧细辛醚

四、挥发油的检识

（一）一般检查

将试样溶于乙醚或石油醚中，滴于滤纸上，如油斑在室温下能挥发并不留痕迹，可能含有挥发油，如油斑不消失则可能含有油脂。

（二）理化常数测定

1. 物理常数的测定　相对密度、比旋度、折光率是鉴定挥发油常用的物理常数。测定挥发油的物理常数，一般先测折光率，若折光率不合格，其余项目不必测定，此挥发油不合格。

2. 化学常数的测定　包括酸值、酯值、皂化值的测定。

（三）官能团的鉴定

挥发油中的不同成分因含有不同的官能团而表现出不同的特性，通过对挥发油官能团的鉴定，可初步了解挥发油的组成，见表 10 - 2。

表 10 - 2　挥发油中各官能团的检识方法

官能团	化学试剂	现象
酚基	$FeCl_3$	如产生蓝、蓝紫或绿色
醛基	氨基硝酸银溶液	银镜反应
羰基	2,4 - 二硝基苯肼、氨基脲、羟胺	产生结晶性沉淀
不饱和键	5% 溴的三氯甲烷溶液	红色褪去
内酯	亚硝酰铁氰化钠试剂及氢氧化钠	呈现红色并逐渐消失

（四）色谱检识

1. 薄层色谱　常用的吸附剂为硅胶 G 或 Ⅱ ~ Ⅲ 级中性氧化铝 G。以石油醚 - 乙酸乙酯（85：15）为展开剂，可将挥发油中含氧化合物较好地展开，不含氧化合物则展开至溶剂前沿；以石油醚或正己烷为展开剂，可将挥发油中不含氧的化合物较好地展开，而含氧化合物则留在原点。实际工作中常分别用这两种展开剂对同一薄层作单向二次展开。

常用的显色剂有两类，一类为通用显色剂，即香草醛 - 浓硫酸，喷后于 105℃ 加热，挥发油中各种化合物显示不同的颜色。另一类是专属显色剂，检测挥发油中各类成分官能团的存在。

（1）2% 高锰酸钾溶液　在粉红色背景上显示黄色斑点，可用于检查不饱和化合物的存在。

（2）异羟肟酸铁试剂　显示淡红色斑点，可用于检查内酯类化合物的存在。

（3）0.05% 溴酚蓝乙醇溶液　显示黄色斑点，可用于检查酸类化合物的存在。

（4）硝酸铈铵试剂　在黄色的背景上显棕色斑点，可用于检查醛类化合物的存在。

（5）2,4 - 二硝基苯肼试剂　显黄色斑点，可用于检查醛、酮类化合物的存在。

（6）三氯化铁试剂　显绿色或蓝色斑点，可用于检查酚类化合物的存在。

（7）对 - 二甲氨基苯甲醛试剂　显深蓝色，可用于检查奠类化合物的存在。

2. 气相色谱法　现已广泛用于挥发油的定性定量分析。用于定性分析主要解决挥发油中已知成分的鉴定，即利用已知成分的对照品与挥发油在同一色谱条件下，进行相对保留值对照测定，以初步确定挥发油中的相应成分。对于未知成分，则应选用气相色谱 - 质谱（GC - MS）联用技术进行分析鉴定，气相色谱具有分离的功能，质谱承担检测和结构分析，通过与已知化合物质谱数据库比对，大大提高了挥发油分析鉴定的速度和研究水平。

第三节　萜类和挥发油的应用实例

实例一　丁香中挥发油类化学成分的提取分离方法

丁香挥发油为桃金娘科植物丁香的花蕾中所含的挥发油，含量可达 14% ~ 20%。具有止痛、抗菌消炎作用。

（一）丁香中主要有效成分的结构及理化性质

丁香油为无色透明液体，相对密度 1.038 ~ 1.060，其主要有效成分为丁香酚，占 80% 以上，是一种油状液体，沸点 255℃，难溶于水，溶于乙醇、三氯甲烷、乙醚等有机溶剂。此外还有 β - 丁香烯、乙酰基丁香酚等。

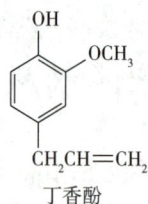

（二）丁香中挥发油类化学成分的提取分离

1. 工艺流程（图 10 - 2）

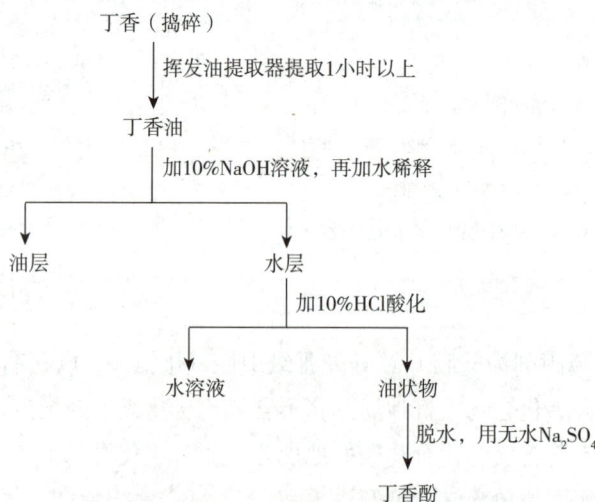

丁香（捣碎）

↓ 挥发油提取器提取1小时以上

丁香油

↓ 加10%NaOH溶液，再加水稀释

油层　　　水层

↓ 加10%HCl酸化

水溶液　　　油状物

↓ 脱水，用无水 Na_2SO_4

丁香酚

图 10 - 2　丁香中挥发油的提取分离流程图

2. 流程说明　丁香挥发油的提取多用水蒸气蒸馏法，丁香酚的分离是利用其结构中含酚羟基，可与碱作用成盐而溶于水中的性质，与其他亲脂性成分分离，碱水用酸酸化，丁香酚即成油状分出。

实例二　薄荷中挥发油类化学成分的提取分离技术

薄荷为唇形科植物薄荷（*Mentha hapllocalyx* Briq.）的干燥地上部分，性凉味辛，宣散风热。清头目，透疹。用于风热感冒，风温初起，头痛，目赤，喉痹，口疮，风疹，麻疹，胸胁胀闷。全草含挥发油 1%～3%，其油（薄荷素油）和脑（薄荷醇）为芳香药、调味品及驱风药，并广泛用于日用化工和食品工业。

（一）薄荷中主要有效成分的结构及理化性质

薄荷挥发油的化学组成很复杂，油中成分主要是单萜类及其含氧衍生物，还有非萜类芳香族、脂肪族化合物等几十种，如薄荷醇、薄荷酮、醋酸薄荷酯、桉油精、柠檬烯等，其中薄荷醇占 75%～85%，薄荷酮占 10%～20%。

薄荷素油为无色或淡黄色澄清液体，有特殊清凉香气，味初辛后凉，与乙醇、乙醚、三氯甲烷等能任意混合，沸点 204～210℃，相对密度 0.888～0.908，比旋度为 -17°～-24°，折射率为 1.456～1.466。

薄荷油的质量优劣主要依据其中薄荷醇（薄荷脑）含量的高低而定，薄荷醇是薄荷的有效成分，该化合物为无色针状或棱柱状结晶，或白色结晶状粉末，熔点 42～44℃，沸点 212℃，相对密度为 0.890，折射率 1.458，比旋度为 -50°（乙醇）。薄荷醇微溶于水，易溶于乙醇、三氯甲烷、乙醚和液体石蜡等，是薄荷挥发油的主要成分，一般含量占 50% 以上，最高可达 85%。薄荷醇可作为芳香药、调味品及驱风药。

（二）薄荷中薄荷醇的提取分离方法

1. 工艺流程（图 10-3）

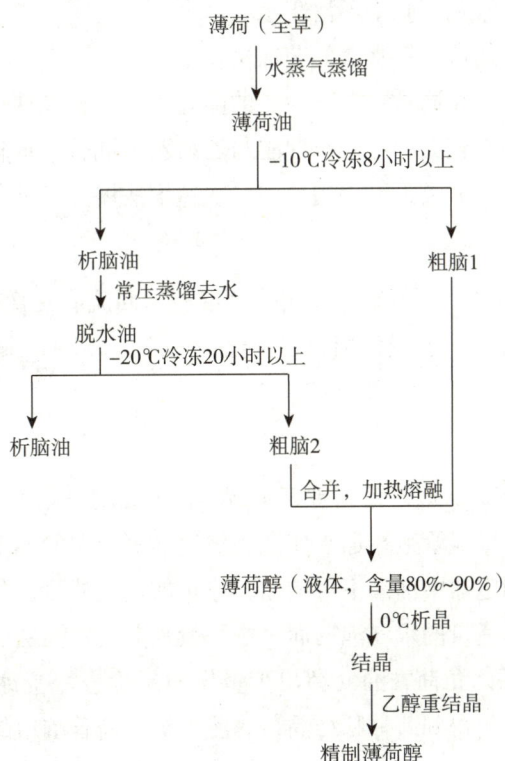

薄荷（全草）
↓ 水蒸气蒸馏
薄荷油
↓ -10℃冷冻8小时以上

析脑油　　　　　　　　　　　　粗脑1
↓ 常压蒸馏去水
脱水油
↓ -20℃冷冻20小时以上

析脑油　　　　　　　粗脑2
↓ 合并，加热熔融

薄荷醇（液体，含量80%~90%）
↓ 0℃析晶
结晶
↓ 乙醇重结晶
精制薄荷醇

图 10-3　薄荷醇提取分离流程图

2. 流程说明　薄荷油的提取方法有水蒸气蒸馏法、冷浸法、超声波法及 CO_2 超临界流体萃取法等。水蒸气蒸馏法提取操作相对简单，成本较低。用水蒸气蒸馏法提取出薄荷油，以冷冻法分离，再用结晶法进一步纯化得薄荷醇。

实训八　八角茴香中挥发油的提取分离及检识

【实训目的】

1. 掌握　水蒸气蒸馏法提取挥发油的操作技术。

2. 熟练　操作挥发油的一般检识及挥发油中固体成分的分离。

3. 熟悉　挥发油中化学成分的薄层点滴定性检识。

【实训原理】

八角茴香为木兰科植物八角茴香（*Illiicium verum* Hook. f.）的干燥成熟果实。含挥发油 4% ~ 9%，一般约 5%（果皮中较多），脂肪油约 22%（主要存在于种子中）及蛋白质、树胶、树脂等。挥发油中主要成分是茴香醚，为总挥发油的 80% ~ 90%。此外，尚含少量甲基胡椒酚、茴香醛、茴香酸等。

| 茴香脑 | 甲基胡椒酚 | 茴香醛 | 茴香酸 |

茴香脑为茴香醚冷冻时析出的晶体，为白色结晶，熔点 21.4℃，沸点 235℃，可与乙醚、三氯甲烷混溶，能够溶于亲脂性有机溶剂，几乎不溶于水。

本实验采用提取挥发油的通法——水蒸气蒸馏法。

挥发油中各类成分的极性不相同，一般不含氧的萜烃类化合物极性小，在薄层板上可被石油醚较好地展开；而含氧的化合物极性较大，可被石油醚与乙酸乙酯混合溶剂较好地展开。为了使挥发油中各组分能在同一块薄层板上进行分离，可采用单向二次色谱法展开。

【实训仪器与试药】

1. 仪器　挥发油含量测定器、层析缸、试管、蒸馏瓶、回流冷凝管、毛细管、硅胶 G 薄层板。

2. 试药　八角茴香、石油醚、乙酸乙酯、三氧化铁试液、2,4 - 二硝基苯肼试液、碱性高锰酸钾试液、香草醛 - 浓硫酸试液。

【实训内容】

1. 八角茴香中挥发油的提取　取八角茴香 50g 捣碎，置圆底烧瓶中，加 500ml 水与沸石，连接挥发油测定器与回流冷凝管。自冷凝管上端加水使充满挥发油测定器的刻度部分，并使溢流入烧瓶时为止，缓缓加热至沸，提取至测定器中油量不再增加，停止加热，放冷，分取油层，计算得率。也可将捣碎的八角茴香置烧杯中，加适量的水浸泡湿润，按一般水蒸气蒸馏法蒸馏提取。

2. 茴香脑的分离　将所得八角茴香油（留出少量做薄层检查）置冰箱中 -20 ~ 0℃ 放置 1 小时，可见白色结晶析出，低温滤过，得到茴香脑结晶，滤液为析出茴香脑后的八角茴香油。

3. 检识

（1）油斑试验　取八角茴香油 1 滴，滴于滤纸片上，常温（或加热）观察油斑是否消失。

（2）薄层点滴反应　取硅胶 G 薄层板 1 块，将八角茴香挥发油用 95% 乙醇稀释 5 ~ 10 倍，用毛细管分别滴在薄层板上，再将各种试剂用滴管分别点在相应的斑点上，根据选用的显色剂，通过观察颜色的变化，初步推测八角茴香油挥发抽中可能含有的化学成分。

（3）八角茴香挥发油的单向二次展开薄层色谱　取硅胶 G 薄层板一块，在距底边 1.5cm、8cm 及 13cm 处分别用铅笔画出起始线、中线及前沿。将八角茴香挥发油点在起始线上，先在石油醚 – 乙酸乙酯（85∶15）展开剂中展开至薄板中线时取出，挥去展开剂，再以石油醚展开，至前沿时取出，挥去展开剂，用香草醛 – 浓硫酸显色剂显色，观察斑点的数量、位置及颜色，初步推测八角茴香挥发油中可能含有化学成分的数量。

【实训注意事项】

（1）提取完毕，须待油水完全分层后，再将挥发油放出。

（2）挥发油易挥发逸失，因此进行薄层点滴反应时，操作应及时，不宜久放。

【实训思考】

1. 用挥发油含量测定器提取挥发油应注意什么问题？

2. 挥发油的单向二次展开时，为什么先用石油醚与乙酸乙酯的混合溶剂进行第一次展开，再用石油醚进行第二次展开？

····· 目标检测

答案解析

一、选择题

（一）最佳选择题

1. 萜类化合物由哪种物质衍生而成（　　）

　　A. 甲戊二羟酸　　　　　　B. 异戊二烯　　　　　　C. 桂皮酸

　　D. 苯丙氨酸　　　　　　　E. 酪氨酸

2. 倍半萜含有的碳原子数目为（　　）

　　A. 10　　　　　　　　　　B. 15　　　　　　　　　C. 20

　　D. 25　　　　　　　　　　E. 30

3. 地黄、玄参等中药在加工过程中易变黑，这是因为其中含有（　　）

　　A. 鞣质　　　　　　　　　B. 环烯醚萜苷　　　　　C. 香豆素苷

　　D. 黄酮苷　　　　　　　　E. 蒽醌苷

4. 评价挥发油质量，首选理化指标为（　　）

　　A. 折光率　　　　　　　　B. 酸值　　　　　　　　C. 比重

　　D. 皂化值　　　　　　　　E. 旋光度

5. 穿心莲中主要化学成分的结构类型是（　　）

　　A. 大环内酯　　　　　　　B. 甲型强心苷　　　　　C. 乙型强心苷

　　D. 二萜内酯　　　　　　　E. 香豆素内酯

6. 我国药学家屠呦呦受《肘后备急方》"取青蒿一握，以水二升，渍，绞取汁，尽服之。"治疗疟疾的启发，进而使用乙醚冷浸提取青蒿，经分离，筛选出抗疟成分青蒿素，最终获得诺贝尔生理学奖或医学奖。青蒿素的结构类型是（　　）

　　A. 三萜内酯　　　　　　　B. 二萜内酯　　　　　　C. 单萜内酯

　　D. 倍半萜内酯　　　　　　E. 裂环环烯醚萜

7. 莪术醇为莪术挥发油的主要成分之一，其结构类型是（ ）

    A. 倍半萜   B. 半萜   C. 单萜

    D. 二萜   E. 二倍半萜

8. 栀子中含有的栀子苷，其结构类型是（ ）

    A. 黄酮苷   B. 环烯醚萜苷   C. 三萜皂苷

    D. 强心苷   E. 甾体皂苷

9. 分馏法分离挥发油时，主要的分离依据是（ ）

    A. 溶解度的差异   B. 沸点的差异   C. 相对密度的差异

    D. 酸碱性的差异   E. 官能团化学性质的差异

10. 组成挥发油的主要成分是（ ）

    A. 脂肪族化合物   B. 芳香族化合物   C. 单萜、倍半萜及其含氧化合物

    D. 某些含硫和含氮化合物   E. 三萜类化合物

（二）多项选择题

11. 评价挥发油质量的物理常数有（ ）

    A. 比旋度   B. 折光率   C. 相对密度

    D. 熔点   E. 闪点

12. 挥发油的组成成分有（ ）

    A. 鞣质   B. 脂肪族化合物   C. 芳香族化合物

    D. 萜类化合物   E. 香豆素类化合物

13. 含有萜类化合物的中药是（ ）

    A. 黄花蒿   B. 薄荷   C. 穿心莲

    D. 人参   E. 茜草

14. 挥发油易溶的溶剂有（ ）

    A. 乙醚   B. 酸水   C. 水

    D. 石油醚   E. 二硫化碳

15. 挥发油的分离方法有（ ）

    A. 沉淀法   B. 色谱法   C. 冷冻结晶法

    D. 分馏法   E. 化学法

二、简答题

1. 萜类化合物的分类依据是什么？

2. 挥发油可由哪些化合物组成？

3. 挥发油如何保存？为什么？

书网融合……

重点小结   微课   习题

第十一章　其他类型的化学成分

PPT

学习目标

知识目标：通过本章的学习，应能掌握鞣质的结构与分类、理化性质；熟悉有机酸、氨基酸及蛋白质的结构特点、一般性质；了解鞣质的提取分离方法。

能力目标：具备鞣质的提取分离及检识的能力。

素质目标：通过本章的学习，具备科学严谨的作风，独立思考的能力；树立药品质量安全意识及开拓创新的精神。

情境导入

情境：我们国家的制革工艺有着悠久的历史，我们日常生活中使用的皮革制品，比如皮鞋、皮包，是如何从动物的皮肤变成坚硬的皮革？古代人们就已经懂得使用植物的提取物来处理动物皮革，使之变得既坚韧又耐用。

思考：1. 哪种物质使动物皮革变得坚韧？

2. 哪些植物可能含有此类物质？如果你们是古代的工匠，需要从植物中提取物质来处理皮革，你们会怎么做？

中药中除了含有生物碱、黄酮、蒽醌、香豆素及皂苷类等有效成分外，还有一些其他类化学成分，如鞣质、有机酸、氨基酸、蛋白质等，这些成分在植物中普遍存在，通常在疾病治疗中不起主导作用，常被视为无效成分。随着现代科学技术的发展以及中药化学研究的不断深入，一些原本认为无效成分的鞣质、有机酸、蛋白质等，因发现它们具有生物活性而成为有效成分。如中药地榆中的鞣质用来治疗烧伤烫伤；半夏、天南星中的 γ - 氨基丁酸有暂时降压的作用；天花粉蛋白有引产作用等。

第一节　鞣质类化合物的提取分离技术 微课1

鞣质又称单宁（tannins）或鞣酸（tannic acid），是植物界中一类结构比较复杂的多元酚类化合物。这类化合物能与蛋白质结合生成不溶于水的沉淀，可用于鞣制皮革，即与兽皮中的蛋白质相结合，使皮成为致密、柔韧、难于透水且不易腐败的革，故被称为鞣质。

鞣质广泛存在于植物界，约70%以上的药用植物中含有鞣质类化合物，特别是在种子植物中分布广泛。以蔷薇科、大戟科、蓼科、茜草科植物中最为多见，如地榆、大黄、虎杖、仙鹤草、老鹳草、四季青、麻黄等均含有大量鞣质。某些虫瘿中含量特别多，如五倍子所含鞣质的量可高达70%以上。鞣质存在于植物的皮、木、叶、根、果实等部位，树皮中尤为常见，其大多呈游离状态存在，部分与其他物质（如生物碱类）结合而存在。

知识链接

鞣质的生物活性

1. 收敛作用　内服可用于治疗肠胃出血，外用可用于治疗创伤、灼伤的创面，鞣质可使其表面渗出物中的蛋白质凝固，形成痂膜，保护创面，防止感染。

2. 抗菌、抗病毒作用 鞣质能凝固微生物体内的原生质，故有一定的抑菌作用。有些鞣质还有抗病毒作用，如贯众鞣质可抗流感病毒。

3. 解毒作用 由于鞣质可与重金属盐和生物碱生成不溶于水的沉淀，有些具有毒性的重金属或生物碱被人体吸收后，可用鞣质作解毒剂，减少有毒物质被人体吸收。

4. 降压作用 从槟榔中分离得到的一种鞣质，口服或静脉注射均对高血压大鼠有降压作用，而对正常血压无影响。

5. 驱虫作用 实验研究表明，石榴皮具有驱虫作用；槟榔的驱虫有效成分为长链脂肪酸，而槟榔中的缩合鞣质与其具有协同作用。

6. 其他作用 近代药理实验研究表明，鞣质还有清除体内自由基和对神经系统的抑制作用及降低血清中尿素氮的含量和抗变态反应、抗炎作用等。

一、鞣质类化合物的结构与分类

鞣质按照其化学结构特点可分为可水解鞣质、缩合鞣质和复合鞣质三种类型。

（一）可水解鞣质

可水解鞣质分子中具有酯键和苷键，在稀酸、碱、酶的作用下，可水解成小分子酚酸类化合物和糖或多元醇。根据水解的主要产物（酚酸及其多元醇）不同，又可分为没食子鞣质和逆没食子鞣质。

1. 没食子鞣质 水解后生成没食子酸和糖或多元醇。此类鞣质的糖或多元醇部分的羟基全部或部分被酚酸或缩酚酸所酯化，结构中具有酯键或酯苷键。其中糖及多元醇部分最常见的为葡萄糖。

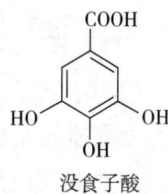

五倍子鞣质是五倍子的主要成分，医药上称为五倍子鞣酸，在国际上称为中国鞣质，含量为 $60\% \sim 70\%$，是可水解鞣质的代表。从药用大黄中分得的没食子酰 $-\beta - D -$ 葡萄糖和龙牙草中分得的结晶性成分金缕梅鞣质等都属于没食子鞣质。

没食子酸

2. 逆没食子鞣质 水解后生成逆没食子酸（鞣花酸）和糖，或同时有其他酸产生。某些逆没食子酸鞣质的原始结构中并无逆没食子酸的组成，其逆没食子酸是由水解产物中的黄没食子酸或六羟基联苯二甲酸失水而来。如诃子鞣质、地榆中的地榆素 $H - 2$ 等。

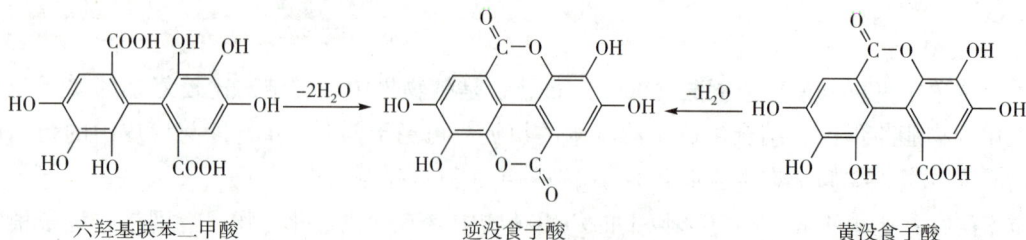

六羟基联苯二甲酸　　　　　　逆没食子酸　　　　　　黄没食子酸

（二）缩合鞣质

缩合鞣质用稀酸、碱、酶处理一般不能水解，但可缩合成高分子不溶于水的化合物"鞣红"，又称鞣酐。缩合鞣质在中药中分布广泛，天然鞣质多属此类型，如柿子、儿茶、钩藤、麻黄、槟榔、肉桂等所含的鞣质为缩合鞣质。大黄含鞣质 $10\% \sim 30\%$，主要为缩合鞣质。也有一些药材中所含的鞣质为缩合鞣质和可水解鞣质的混合物。

此类鞣质的结构较为复杂，目前尚未完全了解。一般认为是（＋）儿茶素（catechin）、（－）表儿茶素（epicatechin）等黄烷 – 3 – 醇或黄烷 – 3,4 – 二醇通过 C—C 键缩合而成。儿茶素不是鞣质，当它们相互缩合成大分子多聚体后才具有鞣质的特性。目前从中药中分得的缩合鞣质主要有二、三、四聚体，如原花青素（procyanidin）B – 1、C – 1 等，此外也有五聚体和六聚体。

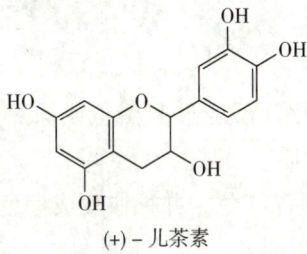

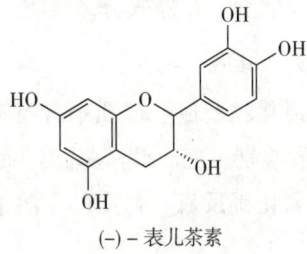

(+) – 儿茶素　　　　　　　　　　　　　　　(-) – 表儿茶素

（三）复合鞣质

复合鞣质（complex tannins）是由可水解鞣质中逆没食子鞣质部分与黄烷醇缩合而成的一类鞣质，具有可水解鞣质和缩合鞣质的特征。近年来从番石榴属中分离出的番石榴素（guavin）A、C 等均属于此类。

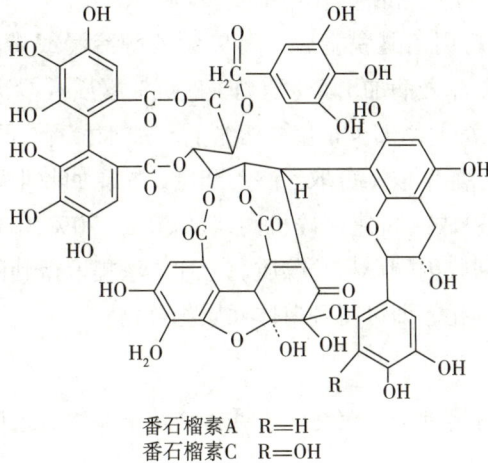

番石榴素A　R＝H
番石榴素C　R＝OH

二、鞣质类化合物的理化性质

（一）性状

鞣质大多为米黄色、棕色、褐色无定形粉末，并多具有吸湿性。

（二）溶解性

鞣质溶于水、甲醇、乙醇、丙酮，可溶于乙酸乙酯、丙酮和乙醇的混合液，难溶或不溶于乙醚、苯、三氯甲烷、石油醚等。

（三）还原性

鞣质含有很多酚羟基，易被氧化，尤其是在碱性条件下氧化更快。另外鞣质还能还原斐林试剂，使高锰酸钾溶液褪色。

（四）沉淀反应

1. 与蛋白质反应　鞣质可与蛋白质结合生成不溶于水的复合物沉淀，使蛋白质变性，如工业上使用的鞣革。实验室一般使用明胶沉淀鞣质，可作为鉴别、提取和除去鞣质的常用方法。

2. 与重金属盐反应 鞣质的水溶液能与醋酸铅或碱土金属氢氧化物等重金属盐产生沉淀。可利用此性质进行提取分离及除去鞣质。

3. 与生物碱反应 鞣质的水溶液可与生物碱结合生成难溶或不溶性的复盐沉淀，故可作为生物碱的沉淀反应试剂。在提取分离及除去鞣质时亦可利用这一性质。

（五）显色反应

1. 与三氯化铁反应 鞣质中含有多个酚羟基，故可与三氯化铁反应显蓝黑色或绿黑色，通常可以作为鞣质的鉴别反应。蓝黑墨水的制造就是利用鞣质的这一性质。

2. 与铁氰化钾反应 鞣质的水溶液与铁氰化钾氨溶液反应呈深红色，并很快变成棕色。

三、鞣质类化合物的提取与分离

（一）提取

鞣质的结构中含有多个酚羟基，故极性较大。提取鞣质通常可选择水、乙醇、甲醇、水–丙酮等极性较大的溶剂。用于提取鞣质的中药材原料最好是新鲜的，且宜立即浸提。提取时注意控制温度和时间，避免鞣质在水分、日光、氧气和酶的作用下变质。

1. 乙醇提取法 将药材粗粉用乙醚脱脂后，用95%乙醇冷浸或渗漉提取，提取液浓缩成浸膏，加热水溶解，充分搅拌后滤过，滤液滴加1.5%的咖啡碱沉淀鞣质（少数鞣质如四季青鞣质不与咖啡碱产生沉淀，则加入明胶），取沉淀物加少量甲醇溶解后，加水稀释，再用三氯甲烷抽提，使咖啡碱进入三氯甲烷层，水层用乙酸乙酯萃取，分取乙酸乙酯层，减压回收得鞣质粗品。

2. 丙酮提取法 将药材粗粉放入高速搅碎机内，加50%～70%丙酮，破碎成匀浆状，抽滤，药渣反复3次得提取液，再减压回收丙酮得粗总鞣质。上述方法提取得到的粗总鞣质仍是混合物，可用葡聚糖凝胶色谱法进一步分离纯化，即可得到单体鞣质化合物。

（二）分离

分离纯化鞣质经典的方法有溶剂法、沉淀法、透析法及结晶法。色谱法是目前分离鞣质最主要的方法。

1. 溶剂法 通常将含鞣质的水液先用乙醚等极性小的溶剂萃取，除去极性小的杂质，然后用乙酸乙酯提取，可得到较纯的鞣质。

2. 沉淀法 向含鞣质的水液中分批加入明胶溶液，滤取沉淀，用丙酮回流，鞣质溶于丙酮，蛋白质不溶于丙酮而析出，滤过，将滤液中的丙酮加热回收即可得到较纯的鞣质。

3. 柱色谱法 柱色谱法中普遍采用的固定相是 Diaion HP–20、Toyopearl HW–40、Sephadex LH–20 及 MCL Gel CHP–20。以水–甲醇、水–乙醇、水–丙酮为洗脱剂。

四、鞣质类化合物的检识

（一）化学检识

1. 与蛋白质反应 鞣质可使明胶溶液变混浊或产生沉淀。

2. 与三氯化铁反应 鞣质中含有多个酚羟基故可与三氯化铁反应产生蓝黑色或绿黑色沉淀。

3. 与铁氰化钾反应 鞣质的水溶液与铁氰化钾氨溶液反应呈深红色，并很快变成棕色。

4. 与重金属盐及生物碱反应 鞣质可与重金属盐及生物碱作用生成不溶于水的沉淀。

（二）色谱检识

由于鞣质中酚羟基多，在薄层鉴定时一般在展开剂中加入微量的酸，从而增加酚羟基的游离度，以便得到集中的斑点。

展开剂：苯－甲酸乙酯－甲酸（2∶7∶1）。

显色剂：1%～5%三氯化铁：呈蓝色或暗绿色斑点；铁氰化钾－三氯化铁（1∶1）呈蓝色斑点。

第二节　有机酸类化合物的提取分离技术 🅔 微课2

有机酸是指分子中具有羧基（不包括氨基酸）的一类酸性化合物，广泛存在于植物的叶、花、茎、果实、种子、根等各部分。除游离态外，常与钾、钠、钙、镁等阳离子或生物碱结合成盐而存在，也有以脂肪、蜡、酯等结合态存在。

中药有效成分的研究表明，很多中药的活性成分为有机酸。例如，鸦胆子的抗癌活性成分为油酸，地龙止咳平喘的活性成分为丁二酸，巴豆的致泻成分为巴豆油酸，丹参扩张冠状动脉的活性成分之一为乳酸等。

一、有机酸类化合物的结构与分类

有机酸根据结构的不同可分为脂肪族有机酸、芳香族有机酸和萜类有机酸。

（一）脂肪族有机酸

脂肪族有机酸为带有羧基的一类脂肪族化合物，分子中少于8个碳的有机酸被称为低级脂肪酸，含8个碳以上的有机酸称为高级脂肪酸。按碳氢链饱和程度的不同，可分为饱和脂肪酸、单不饱和脂肪酸和多不饱和脂肪酸；按结构中羧基的数目，可分为一元酸、二元酸和多元酸。中药中普遍存在的脂肪族有机酸有柠檬酸（citric acid）、苹果酸（malie acid）、酒石酸（tartaric acid）、琥珀酸（succinicaeid）等。

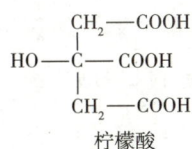

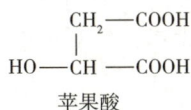

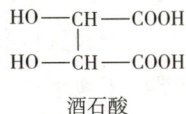

柠檬酸　　　苹果酸　　　酒石酸　　　琥珀酸

（二）芳香族有机酸

芳香族有机酸在植物界中分布十分广泛，如羟基桂皮酸的衍生物普遍存在于中药中，尤以对羟基桂皮酸、咖啡酸、阿魏酸和芥子酸较为多见，其基本结构为苯丙酸，取代基多为羟基、甲氧基等。

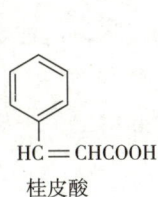

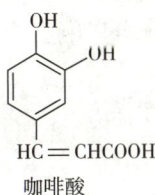

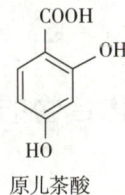

桂皮酸　　　咖啡酸　　　原儿茶酸

（三）萜类有机酸

萜类有机酸属于萜类化合物，如甘草次酸、齐墩果酸等。

> **知识链接**
>
> **马兜铃酸肾病**
>
> 马兜铃酸天然存在于诸如马兜铃属及细辛属等马兜铃科植物中，含有马兜铃酸的中药有马兜铃、关木通、广防己、细辛、天仙藤、青木香、寻骨风等。马兜铃酸类化合物中，主要的毒性成分为马兜铃酸Ⅰ和马兜铃酸Ⅱ，其中马兜铃酸Ⅰ是马兜铃属植物中毒性最强的成分，是最常见的一种马兜铃酸类化合物，它可在几乎所有马兜铃属植物中发现，并常与马兜铃内酰胺共存。
>
> 1964年，吴松寒首次报道了2例因大剂量服用关木通导致急性肾功能衰竭的病例，但在医学界未能引起足够的重视。
>
> 1991年，比利时学者Vanherweghem等发现一妇女在服用含有广防己的中草药减肥时出现进行性肾损害，表现为肾间质纤维化。这一事件引起了世界范围内的关注。
>
> 此后十几年，因服用含马兜铃酸的药物而产生肾损害的病例在欧洲、亚洲等国家均有报道，美国食品药品管理局及其他国家政府均将此类药物撤出了市场，并命名此类肾病为"中草药肾病"。因该病均是由马兜铃酸诱导产生的，故有学者认为用"马兜铃酸肾病"来定义这一类肾病更为合适。

二、有机酸类化合物的理化性质

（一）性状

低级脂肪酸和不饱和脂肪酸大多为液体，高级脂肪酸和芳香酸大多为固体。某些低级脂肪酸和芳香酸具挥发性，能随水蒸气蒸馏。

（二）溶解性

低级脂肪酸多易溶于水和乙醇，随着碳原子数目增多，亲脂性增强，易溶于乙醚、苯、三氯甲烷和热乙醇等有机溶剂。高分子脂肪酸和芳香酸一般难溶于水，易溶于乙醇、乙醚等有机溶剂。多元酸水溶性大于一元酸，有机酸均能溶于碱水。

（三）酸性

有机酸含有羧基，具有较强的酸性，可与碱结合成盐。其中钠、钾盐易溶于水，不溶于有机溶剂和高浓度的乙醇；铅、钙盐难溶于水。此性质可用于有机酸的提取和分离。

（四）酸败

脂肪酸在空气中久置，受氧气、霉菌、水分影响会产生难闻的气味，这种现象称为酸败。

三、有机酸类化合物的提取与分离

（一）提取

1. 水或碱水提取　有机酸在中药中一般以盐的形式存在。故可用水或稀碱液提取，提取液经酸化后，得到游离的有机酸，若其水溶性较小即可析出。

2. 有机溶剂提取 大多数有机酸难溶于水。故可用乙醚、石油醚及环己烷等亲脂性有机溶剂提取因为有机酸在植物体内多以盐的形式存在，故可先酸化使有机酸游离后提取，提取液碱化，有机酸成盐转入碱水层，分出碱水层后酸化，再用有机溶剂萃取，可得较纯的总有机酸。

（二）分离

由于有机酸在水或稀碱液中能解离出离子，故可采用离子交换树脂法，与非离子型化合物分离。若要得到较纯的单体有机酸，需要进一步结合分步结晶、色谱法等方法分离。

四、有机酸类化合物的检识

（一）化学检识

1. pH 试纸试验 将含有机酸的提取液滴在 pH 试纸上，显色后和 pH 试纸的标准比色卡对比，颜色在酸性范围内。

2. 溴酚蓝试验 试样的酸性乙醇溶液点于滤纸，干后，喷 0.1% 溴酚蓝乙醇溶液（70% 乙醇），立即在蓝色背景中显黄色斑点。如不明显，可喷氨水，然后暴露在盐酸气体中，背景逐渐由蓝色变为黄色，而有机酸的斑点仍然为蓝色。

3. 芳香胺 - 还原糖试验 将试样滴在滤纸上，再滴加苯胺（5g）和木质糖（5g）的 50% 乙醇溶液，125～130℃加热，出现棕色斑点。

溴酚蓝试验要求试样浓度达到一定要求，否则现象不明显。而芳香胺 - 还原糖试验灵敏度较高。

（二）色谱检识

纸色谱和薄层色谱是有机酸常用的检识方法。为防止有机酸在展开过程中发生解离而产生拖尾现象，可通过调节展开剂的 pH 来改善分离效果，如在展开剂中加入高浓度的甲酸或醋酸，抑制其解离，或加入浓氨水，使其转为铵盐，这样均可得到集中的斑点。另外，也可将有机酸做成各种衍生物以改善其分离效果，如与脲形成的衍生物可使多种脂肪酸（包括顺式和反式、直链和支链）得到分离。

1. 纸色谱 常用的展开剂系统有正丁醇 - 醋酸 - 水（4:1:5）、正丁醇 - 乙醇 - 水（4:1:5）、正丁醇 - 吡啶 - 二氧六环 - 水（14:4:1:1）等。

2. 薄层色谱 吸附色谱常用硅胶和聚酰胺作吸附剂。硅胶吸附薄层的展开系统有乙酸乙酯 - 甲醇 - 浓氨水（90:5:3）、95% 乙醇 - 浓氨水 - 水（10:16:12）。聚酰胺吸附薄层的展开系统常用 95% 乙醇、三氯甲烷 - 甲醇（1:1）。

有机酸纸色谱和薄层色谱常用的显色剂有：①甲基红 - 溴酚蓝混合指示剂，蓝色背景上出现黄色斑点；②苯胺 - 木质糖的 50% 乙醇溶液，加热后出现棕色斑点。

注：选择甲基红 - 溴酚蓝混合指示剂时，若展开剂中含有酸性组分，则在喷洒显色剂时应将薄层色谱或纸色谱于 120℃加热 1 小时，以去除酸性背景，保证分离斑点的显色效果。

第三节 氨基酸、蛋白质和酶的提取分离技术 微课 3

氨基酸是一类既含氨基又含羧基的化合物，是构成动物营养所需蛋白质的基本物质。目前发现的氨基酸有 300 多种，可分为两类：一类是组成蛋白质的氨基酸，有 20 余种，均为 α - 氨基酸，此类氨基酸大部分已被应用于临床，如精氨酸、谷氨酸作为肝昏迷的抢救药，组氨酸用于治疗胃和十二指肠溃疡及肝炎等；另一类是非蛋白质氨基酸，存在于植物和中草药中，被称为天然游离氨基酸，如使君子中的使君子氨酸和鹧鸪茶中的海人草氨酸是驱蛔的有效成分，南瓜子中的南瓜子氨酸有抑制血吸虫和绦虫的作用，三七中的田七氨酸有止血作用，天冬、棉根皮中的天门冬素有止咳平喘的作用。

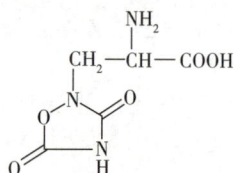

使君子酸

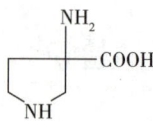

南瓜子酸

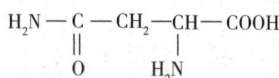

天门冬素

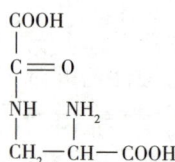

三七氨酸

蛋白质是由 α-氨基酸通过肽键结合而成的一类高分子化合物，是生命体内各组织细胞的主要成分之一，是生物体最基本的物质。酶是具有催化能力的一类活性蛋白质。在天然存在的药物中，蛋白质和酶是普遍存在的一类化合物，但已发现作为有效成分的却不多。

一、氨基酸的结构与分类

根据氨基和羧基的相对位置，氨基酸可分为 α-氨基酸、β-氨基酸和 γ-氨基酸等。其中组成蛋白质的氨基酸均为 α-氨基酸，具有 R—(CH)NH_2—COOH 通式。此外可根据氨基酸分子中所含氨基与羧基的数目，分为中性氨基酸、酸性氨基酸和碱性氨基酸。

二、氨基酸、蛋白质和酶的理化性质

（一）氨基酸的理化性质

1. 性状　氨基酸一般为无色结晶，熔点通常较高。

2. 溶解性　多数氨基酸易溶于水，难溶于丙酮、乙醚、三氯甲烷等有机溶剂。

3. 等电点　当将氨基酸溶液调至某一特定 pH 时，氨基酸分子中羧基电离和氨基电离的趋势正好相等，这时溶液的 pH 称为氨基酸的等电点。不同的氨基酸具有不同的等电点。当氨基酸在等电点时，分子以内盐形式存在，因其溶解度最小，可以沉淀析出。可利用这一特性进行氨基酸的分离和精制。

4. 茚三酮反应　α-氨基酸与水合茚三酮加热反应显紫色或蓝紫色，可用于氨基酸的鉴别及薄层色谱的显色。

（二）蛋白质和酶的理化性质

1. 溶解性　多数蛋白质和酶不溶于有机溶剂，溶于水形成胶体溶液。蛋白质的溶解度受 pH 影响。

2. 高分子　蛋白质和酶的溶液是亲水胶体。分子量大，多在 1 万至数十万，甚至可达数千万，为高分子化合物，不能透过半透膜。常可利用此性质提纯蛋白质。

3. 两性和等电点　由于蛋白质分子中有自由的氨基和羧基，因此同氨基酸一样具有两性和等电点。

4. 变性　蛋白质和酶在高温、高压、紫外线或与强酸、强碱、有机溶剂、重金属盐等作用时易变性而丧失活性，此类性质不可逆。

5. 盐析　在蛋白质和酶的水溶液中加入大量电解质如硫酸铵、氯化钠等，可使蛋白质沉淀析出，此性质可逆。盐析时，溶液的 pH 在蛋白质的等电点处效果最好。

6. 水解和酶解　蛋白质在酸、碱、酶作用下可逐步水解，最终产物为 α - 氨基酸。酶具很高的催化性和专属性。植物中所有的苷类往往与特定的酶共存，在多数情况下，需防止酶水解中药中欲提成分，可用加热或高浓度乙醇、强酸、强碱等处理使其失去活性。有时则要利用酶水解的专属性，有选择地水解某种苷键，如麦芽糖酶只能水解 α - 苷键，而对 β - 苷键无作用。

三、氨基酸、蛋白质和酶的提取与分离

（一）氨基酸的提取与分离

多数氨基酸易溶于水，属于强极性化合物，故可用水或稀乙醇提取。中药粗粉用水或稀乙醇冷浸或回流提取。减压回收乙醇。适当处理提取液，通过阳离子交换树脂，用稀氢氧化钠或稀氨水洗脱，收集茚三酮反应呈阳性的部分即为总氨基酸。

若要获得氨基酸单体。总氨基酸需要进一步分离纯化，一般先通过色谱法检查含有几种氨基酸，然后再选择合适的分离方法，常用的分离方法有离子交换色谱法、溶剂法、成盐法和电泳法等。

（二）蛋白质和酶的提取与分离

提取有生物活性的蛋白质一般采用水冷浸提取，但浸出液中常含有糖、无机盐、有机酸、苷类等杂质，故先加入等量乙醇或丙酮，使蛋白质和酶沉淀。由于常温下蛋白质和酶对有机溶剂不稳定，故操作时应在较低温度下迅速进行，并需要加以搅拌，防止局部浓度过高。此方法沉淀的蛋白质是总蛋白质，其中还可能含有部分杂质，经离心沉淀分离后可再用分级沉淀法、透析法、超速离心法、色谱法、凝胶滤过法、电泳法等进行分离纯化。

1. 分级沉淀法

（1）有机溶剂分级沉淀　溶剂和蛋白质溶液均需预先冷却，然后将有机溶剂由低到高选择几个浓度，每个浓度所沉淀的蛋白质应立即离心分离。并溶于足够量的水或缓冲溶液中，使其所含有的有机溶剂稀释，然后在母液中加入有机溶剂至预定的另一浓度，以沉淀另一部分蛋白质，最常用的溶剂为乙醇和丙酮。

（2）无机盐分级沉淀　蛋白质表面含很多的亲水基团，在水溶液中其表面吸附大量水分子，形成一层牢固的水膜，此外不同蛋白质电解能力的区别也可使蛋白质分子所带电荷不同，导致蛋白质分子在水溶液中可形成稳定的胶体溶液，当蛋白质分子中电荷发生改变，也可改变其水溶液的稳定性而产生沉淀，故加入无机盐可使蛋白质于水溶液中产生沉淀，且无机盐浓度不同，沉淀的蛋白质种类也有区别。硫酸铵的水溶性大，对蛋白质和酶无破坏作用，故最为常用。氯化钠、硫酸钠、硫酸铜、硫酸镁等也可以使用。使用硫酸铵时，因它溶于水时呈酸性，故需注意调节 pH 至 6~7 之间。操作时应先将硫酸铵加入蛋白质水溶液至一定的浓度（饱和度）和 pH（可选择在缓冲溶液中进行），搅拌

后产生沉淀，离心分离；再增加硫酸铵至另一浓度，逐次分离。

（3）pH分级沉淀法　本法是利用蛋白质在等电点时最难溶解的特征，采取改变pH的方法，使一部分蛋白质产生沉淀，以达到分离纯化的目的。用分级沉淀法所得的蛋白质和酶，常含有无机盐或其他小分子杂质，可采用透析法除去。

2. 色谱法　吸附色谱、凝胶色谱和离子交换色谱等均可用于蛋白质的分离分析。将用沉淀法获得的蛋白质，加硅藻土混匀后上样于吸附柱上，然后按色谱法的洗脱技术，用硫酸铵溶液作为洗脱剂，可使混合蛋白质分离，同时去除杂质，达到精制的目的。应用凝胶色谱法，通常根据分离对象选择合适的葡聚糖凝胶或交链的多聚丙烯酰胺凝胶，根据凝胶色谱法操作进行分离。此法也可用于蛋白质分子量的初步测定。

离子交换色谱法除常用的各种离子交换树脂外，在分离蛋白质时还可以用亲水性较强的离子交换剂，例如离子交换纤维粉和离子交换凝胶，当他们带有二乙胺乙基时表现出阴离子交换的性能，若带有羧甲基时则表现出阳离子交换性能。在做此类色谱分离时，常采用分级洗脱或梯度洗脱技术，由于洗脱物无色，采用分段定量收集的方法，用显色反应鉴定各部分的收集液以决定取舍，再辅以电泳法以确定收集部分中蛋白质的分离情况。其他，如超速离心法也是蛋白质混合物的常用技术。随着超速离心机的不断改进，转速已达到10000次以上，使重力增加数十万倍，不同分子量的沉降速度会有显著不同，可使不同的蛋白质分离。

四、氨基酸、蛋白质和酶的检识

（一）氨基酸的检识

1. 化学检识　游离态氨基酸可直接用显色试剂检识，结合态氨基酸则需要水解后再用显色剂检识。用于氨基酸的显色剂很多，最常用的显色剂有茚三酮、吲哚醌等。

（1）Ninhydrin反应　供试液中加入茚三酮试剂。α-氨基酸与水合茚三酮加热反应，显紫色或蓝紫色。氨气亦有反应，故用茚三酮试剂检识氨基酸时，应避免实验室中氨气的干扰。

（2）Isatin反应　供试液中加入吲哚醌试剂，不同的氨基酸与吲哚醌试剂产生不同的颜色，且不受氨气的影响，但其灵敏度不及茚三酮试剂。

2. 色谱检识　纸色谱或薄层色谱是鉴别和分析氨基酸的常用方法。

（1）薄层色谱　常用的展开剂为正丁醇-醋酸-水（4∶1∶5上层，BAW）；三氯甲烷-甲醇-17%氨水（2∶2∶1），显色剂可用茚三酮试剂。

（2）纸色谱　常用的展开剂为正丁醇-醋酸-乙醇-水（4∶1∶1∶2）、甲醇-水-吡啶（20∶20∶4），显色剂可用茚三酮试剂。

（二）蛋白质和酶的检识

1. 化学检识

（1）沉淀反应　蛋白质与重金属盐如氯化高汞、醋酸铅、硫酸铜等产生沉淀，与三氯醋酸、苦味酸、硅钨酸以及鞣质也产生沉淀。

（2）双缩脲反应（Biuret）　蛋白质在碱性溶液中与稀硫酸铜作用，产生紫红色。此反应用于蛋白质、多肽的定性、定量。

（3）酸性蒽醌紫反应（Solwaypurple）　蛋白质与酸性蒽醌紫的硫酸液显紫色。氨基酸、多肽呈阴性反应。

（4）酚试剂反应　蛋白质分子中酪氨酸的酚基在碱性条件下与酚试剂（磷钼酸-磷钨酸）作用，生成蓝色物质。该反应灵敏度比双缩脲高100倍，可用于蛋白质定性、定量。

（5）茚三酮反应　与氨基酸反应相同。

2. 色谱检识

吸附剂：硅胶 G。展开剂：三氯甲烷 – 甲醇（9∶1）。显色剂：2% 茚三酮溶液。

第四节　其他类型化合物的应用实例

实例一　五倍子中鞣质类化合物的提取分离技术

五倍子为漆树科植物盐肤木（*Rhus chinensis* Mill.）、青麸杨（*Rhus potaninii* Maxim.）或红麸杨〔*Rhus punjabensis Stew. var. sinica*（Diels）Rehd. et Wils.〕叶上的虫瘿，主要由五倍子蚜〔*Melaphis chinensis*（Bell）Baker.〕寄生而形成。味酸、涩，寒。归肺、大肠、肾经。具有敛肺降火，涩肠止泻，敛汗，止血，收湿敛疮等作用。用于肺虚久咳，肺热痰嗽，久泻久痢，自汗盗汗，消渴，便血痔血，外伤出血，痈肿疮毒，皮肤湿烂。

（一）五倍子中主要有效成分的组成

五倍子中的主要有效成分为鞣质，《中国药典》上收载的五倍子酸称为鞣酸，又叫单宁酸。因五倍子盛产于我国，国际上又将五倍子鞣质称为中国鞣质，是可水解鞣质类的代表。研究表明五倍子鞣质可以分成 8 个组分，并从中分离出 8 个单体化合物（表 11 – 1）。

表 11 – 1　五倍子鞣质的组成

组 分	相对含量（%）	组 分 的 组 成 化 合 物
五 – *O* – 没食子酰葡萄糖	4	
六 – *O* – 没食子酰葡萄糖	12	
七 – *O* – 没食子酰葡萄糖	19	
八 – *O* – 没食子酰葡萄糖	25	含异构体 8 个以上
九 – *O* – 没食子酰葡萄糖	20	含异构体 9 个以上
十 – *O* – 没食子酰葡萄糖	13	含异构体 7 个以上
十一 – *O* – 没食子酰葡萄糖	6	
十二 – *O* – 没食子酰葡萄糖		

五倍子鞣质混合物由五至十二 – *O* – 没食子酰葡萄糖组成，组分最多的是七至九 – *O* – 没食子酰葡萄糖。

（二）五倍子中鞣质类化学成分化合物的提取分离

1. 工艺流程（图 11 – 1）

2. 流程说明　利用鞣质可溶于水的性质，用温水提取，提取液冷却至 5 ~ 8℃，一些水溶性较小的杂质沉淀析出，过滤，滤液通过阳离子交换树脂除去无机盐后浓缩，利用鞣质易溶于乙醇，而多糖等亲水性杂质难溶于乙醇的性质，采用乙醇沉淀除去，滤液浓缩即可得到较纯的五倍子鞣质。

五倍子粗粉

↓ 40～50℃温水浸渍过夜，滤过

滤液

↓ 冷却至5～8℃，析出沉淀，活性炭脱色，滤过

沉淀（杂质）　　　　　　　　滤液

↓ 通过强酸型阳离子交换树脂

收集流出液

↓ 减压浓缩

浓缩液

↓ 趁热加入90%～95%的乙醇，放置，滤过

沉淀　　　　　　　　　　滤液
（黏液质等多糖类杂质）

↓ 浓缩，干燥

五倍子鞣质

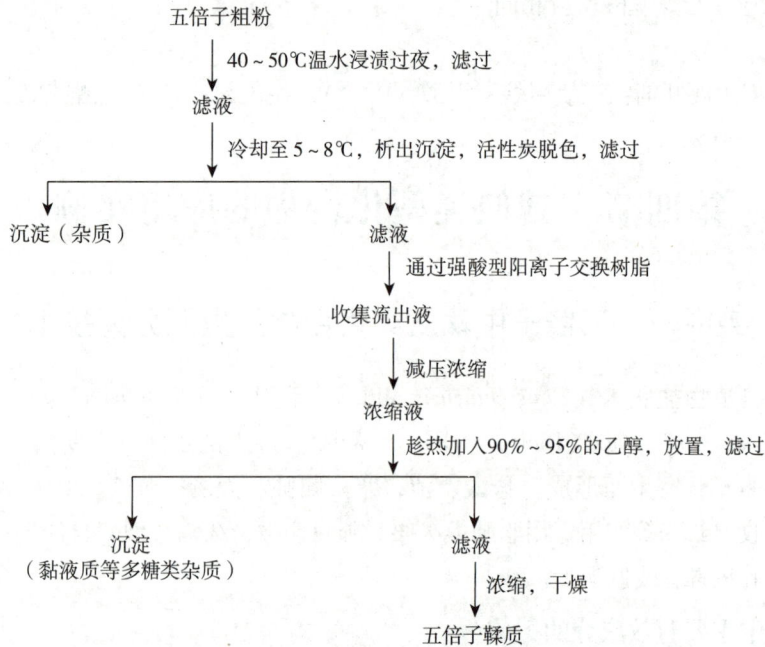

图 11 - 1　五倍子鞣质类化合物提取分离流程图

实例二　金银花中有机酸类化学成分的提取分离技术

金银花为忍冬科植物忍冬（*Lonicera japonica* Thunb.）的干燥花蕾或待初开的花。金银花有清热解毒、疏散风热的作用，为常用中药。

（一）金银花中主要有效成分的结构、理化性质

开始普遍认为花和花蕾中含有的绿原酸（chlorogenic acid）和异绿原酸为主要抗菌有效成分，随着研究的深入，发现 3,4 - 二咖啡酰奎宁酸、3,5 - 二咖啡酰奎宁酸和 4,5 - 二咖啡酰奎宁酸的混合物亦为金银花的抗菌有效成分。《中国药典》规定金银花含木犀草苷不得少于 0.050%，含绿原酸不得少于 1.5%，含酚酸类的总量不得少于 3.8%。

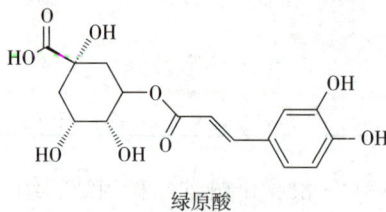

绿原酸

绿原酸为针状结晶（水），熔点 208℃，有较强的酸性，能使石蕊试纸变红，可与碳酸氢钠形成有机酸盐。能溶于水，易溶于热水、乙醇、丙酮等亲水性有机溶剂，微溶于乙酸乙酯，难溶于乙醚、三氯甲烷、苯等有机溶剂中。因为分子中含有酯键，在碱性水溶液中易被水解。在提取分离中应避免被碱分解。

（二）金银花有机酸类化学成分化合物的提取分离

1. 工艺流程（图 11 -2）

金银花粗粉

↓ 加水回流提取2次，每次1小时

提取液

↓ 浓缩后，用20%石灰乳调pH 10左右

溶液　　　　沉淀

↓ 悬浮于乙醇中，加入50%硫酸至pH 3～4

滤液　　　　沉淀
（主要为硫酸钙）

40%NaOH中和至pH 6.5～7
滤过

滤液

↓ 浓缩，干燥

金银花提取物
（含绿原酸和异绿原酸）

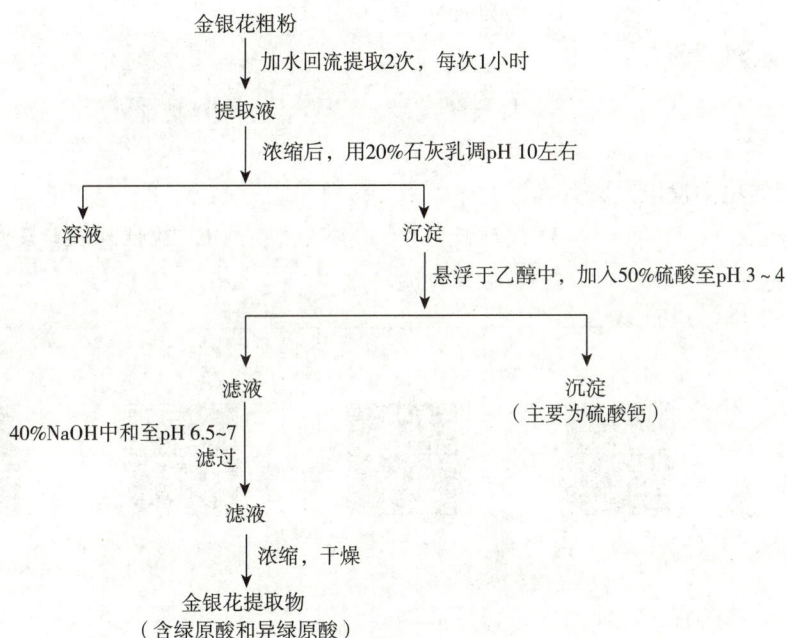

图11-2　金银花有机酸类化合物提取分离流程图

2. 流程说明　根据绿原酸和异绿原酸在水中溶解度较大，易溶于乙醇和丙酮的性质，用水加热提取获得。浓缩后的水提取液加石灰乳使绿原酸及异绿原酸生成难溶于水的钙盐沉淀，与水溶性的杂质分离。沉淀加50%硫酸产生硫酸钙沉淀，而使绿原酸和异绿原酸游离溶于水中。

目标检测

答案解析

（一）最佳选择题

1. 组成缩合鞣质的基本单元是（　）

A. 酚羟基　　　　　　　　B. 环己烷　　　　　　　　C. 苯环

D. 黄烷-3-醇　　　　　　E. 邻二羟基

2. 某患者服用巴豆过量，出现恶心、呕吐、腹痛、米泔水样便，此为巴豆中毒所致。巴豆的致泻成分是（　）

A. 有机酸　　　　　　　　B. 强心苷　　　　　　　　C. 生物碱

D. 木脂素　　　　　　　　E. 香豆素

（二）配伍选择题

（第3～5题共用选项）

A. 氨基酸　　　　　　　　B. 有机酸　　　　　　　　C. 酶

D. 鞣质　　　　　　　　　E. 蛋白质

3. 五倍子中的主要成分属于（　）

4. 金银花中的主要成分属于（　）

5. 三七止血作用的主要成分属于（　）

（三）多项选择题

6. 主要化学成分有机酸类化合物的中药有（　）

A. 金银花　　　　　　　　B. 洋金花　　　　　　　　C. 当归

  D. 丹参   E. 马兜铃

7. 属于芳香族有机酸的有（ ）

  A. 咖啡酸   B. 苹果酸   C. 阿魏酸

  D. 芥子酸   E. 柠檬酸

8. 蛋白质和酶的化学检识方法有（ ）

  A. 双缩脲反应   B. 沉淀反应   C. 酸性蒽醌紫反应

  D. 酚试剂反应   E. 茚三酮反应

书网融合……

| 重点小结 | 微课1 | 微课2 | 微课3 | 习题 |

第十二章　中药活性成分的研究途径和方法

PPT

学习目标

知识目标： 通过本章的学习，应能掌握中药活性成分研究的途径和方法；熟悉中药活性成分的鉴定技术；了解中药活性成分预试验的方法；化合物结构测定的步骤及方法。

能力目标： 能熟练运用中药活性成分的性质初步判断化学成分的结构类型。

素质目标： 通过本章的学习，树立药品质量安全意识及开拓创新的精神；培养科学严谨的作风和独立思考的能力。

情境导入

情境： 紫杉醇来源于红豆杉科红豆杉属常绿针叶植物红豆杉（*Taxus chinensis*）的树皮，又名紫杉。红豆杉是第四纪冰川遗留下来的世界珍稀濒危物种，民间用于治疗胃病、高血压、糖尿病等。经过对红豆杉进一步研究发现，红豆杉中紫杉醇是人类生命的第一杀手——"癌症"的克星。因为紫杉醇能够破坏真核中微管和微管蛋白二聚体之间动态平衡，导致细胞在进行有丝分裂时不能形成纺锤体和纺锤丝，抑制细胞分裂和增殖，从而发挥抗肿瘤作用。

思考：

1. 红豆杉是我国一级保护树木，药用资源匮乏，那么，目前可采用何种方式扩大紫杉醇的来源以满足患者的用药需求？

2. 从红豆杉中提取分离得到紫杉醇，经过对其分析确定结构，进一步进行活性等研究。那么从中药中提取分离的生物活性成分是通过怎样的途径研究开发成为创新药物的？

中药是在中医理论指导下应用的药物，有着独特的理论内涵和实践基础，包括性味归经、升降沉浮、君臣佐使、加工炮制、制剂工艺、配伍禁忌、剂量、服用方法等内容。无论是单味药物还是复方药都有着与中医药学理论相适应的特征，并在中医理论指导下应用。中药和草药统称为"中草药"。中草药（包括民间药、民族药）在我国已有数千年的历史，而且资源非常丰富。这些丰富的动植物资源结合长期积累的临床用药经验，使得从中研制新药具有成功率高、投资少、周期短等特点。因此从中药着手研发新药是我国创新药物研究的主要途径之一。

创新药物的研制与开发关系到人类的健康与生存，其意义重大而深远。从天然产物中寻找生物活性成分，通过与毒理学、药理学、制剂学、临床医学等学科的密切配合，研制出疗效高、毒副作用小、使用安全方便的新药，是国内外新药研制开发常采用的方法。从经过数千年临床实践证明其临床疗效可靠的传统中药中寻找有效成分并研制开发成为新药，是一条事半功倍的研制新药的途径，其成功率要比从一般天然产物开始高的多。通过中药有效成分研制出的许多药物目前仍是临床常用基本药物，如麻黄碱、黄连素、阿托品、利血平、洋地黄毒苷等。从中药及天然药物中开发新药有以下几种方式。

1. 原生药（动植物、矿物药）的开发　经文献资料和民间用药的调研或通过现代药理活性筛选（含体内、体外等筛选），发现某植物、动物或微生物具有药用价值，进一步将其开发成为新药。

2. 提取物或有效部位的开发　指采用现代科学技术，对中药材进行提取分离而得到的具有相对明确的药效物质基础、特定的药理活性以及严格质量标准的中药产品，其质量有一定保证，可作为中药制剂的原料药。如目前在临床上广泛使用的地奥心血康、银杏叶制剂等。

3. 有效成分的开发　通过有效成分或活性成分的研究，从中发现有药用价值的活性单体或潜在药用价值的活性单体，即先导化合物。通过对先导化合物的结构改造与构效关系的研究，进步发现有潜在药用价值的化合物，然后经过一系列研究将其开发成新药。如麻黄碱、小檗碱、长春碱、长春新碱、紫杉醇等均是从中药中开发出来的新药，蒿甲醚、普鲁卡因、β-甲基地高辛等均是通过先导化合物构效关系的研究开发出来的新药。

4. 亲缘动植物药的开发　已知某种成分或某类成分具有一定药用价值或已成为新药，根据动植物的亲缘关系，寻找含这种或这类成分的动植物，进而进行新药的开发。如人参根中的人参皂苷具有多方面的生物活性，通过对其茎叶进行研究发现也含有大量的皂苷，且与人参根中的皂苷结构类似，进而将人参茎叶中的皂苷开发成新药，广泛用于保健药物及某些中药复方。

5. 复方中药的开发　在不明确有效成分的基础上，将临床疗效明确的经典方、经验方或经药效学研究具有开发价值的复方开发成新药，或改变药物剂型，如由口服液改为片剂、注射剂等。

我国地域辽阔，各地气候地形差异悬殊，中草药资源多达上万种，种类繁多，进而为新药的研究开发提供了得天独厚的资源。国际上常用的植物药如秋水仙碱、甘草酸二铵、阿托品、芦丁等，已经先后由我国科研工作者利用国内的植物资源分离得到，成功地投入生产并应用于临床。由我国科学家自行研究开发的抗疟药物青蒿素及其衍生物、治疗早老性痴呆病的石斛碱甲、治疗肠道感染性疾病的黄连素（小檗碱）、治疗急（慢）性肝炎的水飞蓟素等，均已得到广泛应用。

知识链接

先导化合物

通过对天然药物或中药的有效成分或生物活性成分的研究，从中发现有药用价值的活性单体或潜在药用价值的活性单体，这些单体往往具有一定的生物活性，但因其活性不够显著或毒副作用较大，无法将其开发成新药，但它们具有潜在药用价值，被称为先导化合物。如吗啡、可卡因等药物，自身虽然有很强的成瘾性，但通过结构改造得到的哌替啶和普鲁卡因，成瘾性很低或几乎没有，具有很高的药用价值。

第一节　中药活性成分的研究途径 微课1

生物活性成分是指从植物、动物、矿物以及微生物等中分离得到的经过药效试验和生物活性实验，证明对机体有一定生理活性的成分。中药中化学成分复杂，各成分具有不同结构和理化性质，其中大多为无效成分，所以要弄清其中具有生物活性的化学成分，必须进行活性成分研究。研究途径因具体目标成分不同需做具体分析。通常可利用文献查阅、用药调研，然后通过现代药理学筛选等，建立多种药物筛选模型，再结合计算机辅助等技术。此外，各种色谱技术、光谱技术的引入，尤其是液-质联用（LC-MS）、气-质联用（GC-MS）以及液相色谱与核磁共振联用（LC-NMR）等技术，为从天然资源中快速发现先导化合物提供了便利。

从中药中开发新药的方法多种多样，应根据具体研究对象的特点采用不同的途径。一般新药开发大致需要经过临床前研究、临床研究、药品上市后再评价三个阶段。其中Ⅰ、Ⅱ、Ⅲ期临床试验为药品上市之前的临床研究，Ⅳ期临床试验主要考查其安全性，通常是研发企业为了验证药品的安全性、有效性及扩大药品适应证进行的多中心临床试验，为药品上市之后的研究。国际上开发新药的大致过程如下（图12-1）。

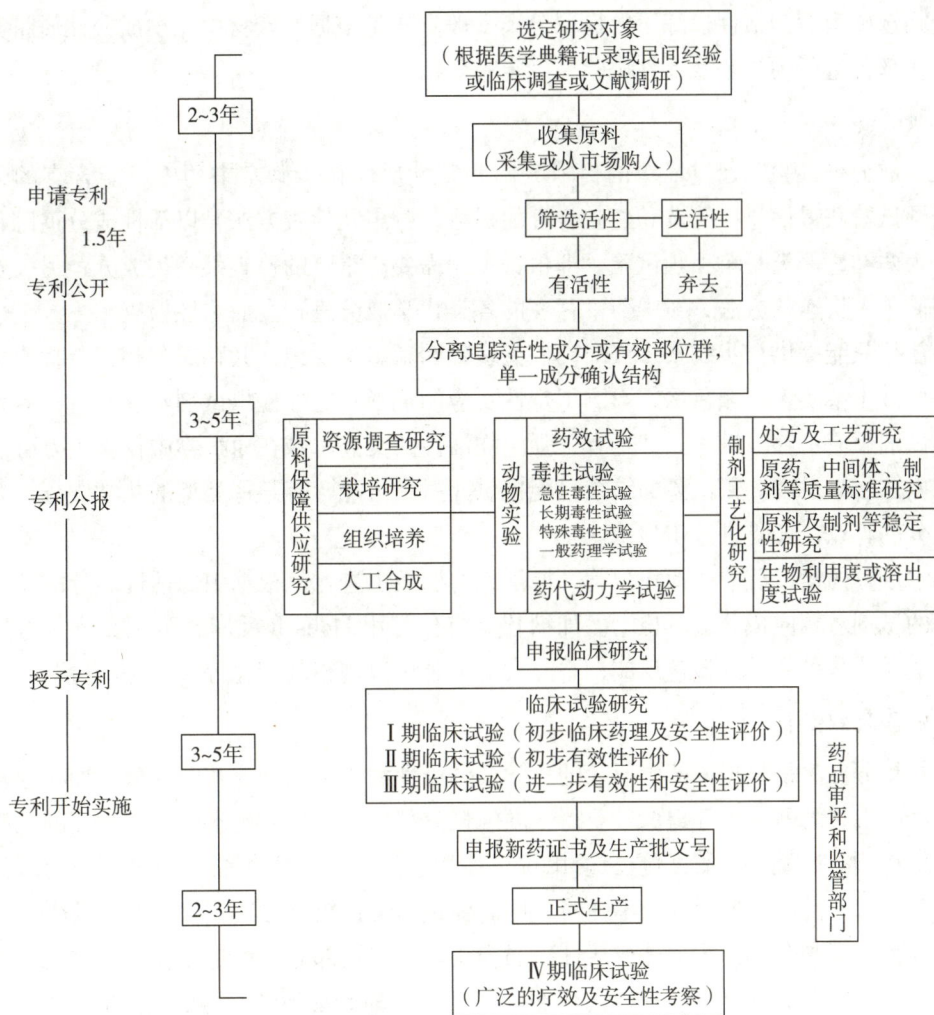

图12-1　开发新药的过程

第二节　中药活性成分的研究方法

从中药或天然药物中开发创新药物的关键是能否从中分离得到有药用价值或具有潜在药用价值的活性成分。中药有数千年的用药历史，对于某些疾病具有独特疗效，临床基础雄厚，其中的化学成分种类繁多，结构新颖，是创新药物及其先导化合物的重要来源。中药中原生生物活性成分的研究过程通常为选定目标、确定有效部位、分离活性成分、确定化学结构、进行结构修饰等。

一、选定目标

通过文献调研及活性筛选等选定需要研究的中药，然后采用体内试验的方法对该药进行药效学评价，以便再次确认该药的开发价值，寻找有效部位或活性部位，建立活性测试模型或指标。现代药理模型指导下的活性追踪思路和方法是在合适的体内外药理模型的指导下，对中药进行系统的提取、分离和结构研究，以寻找其中的有效成分。

二、确定有效部位

在明确筛选模型后，活性追踪下的提取分离一般方法是根据原药材中化学成分性质将其粗分为几个部位，对各部位进行预试验及活性试验，确定有效部位。

（一）预试验

中药化学成分预试验是通过简单的提取分离和定性反应初步确定中药中可能含有的化学成分类型，再根据预试验获得信息，筛选和建立合理的提取、分离及检查方法，以活性成分追踪作向导。预试验方法分为两类，一类是单项预试验，即根据工作需要有重点的检查某一类成分；另一类是系统预试验，即用简单、快速的方法，对中药中存在的各类化学成分进行全面定性检查。

预试验往往只能提供初步线索，其准确性受多种因素影响，包括共存成分相互干扰；提取方案不够合理；提取液中杂质多，颜色深，影响了定性反应的观察；定性检出试剂不够专一；有效成分含量低；与检出试剂反应不够灵敏等。如具有较强生物活性的美登木碱在原植物中仅含千万分之二，运用一般预试验方法很难发现。预试验的结果只能提供药材中可能含有某些类型的化学成分，要完全确定某类化学成分的存在，还需进一步检识。

各类化学成分的检识反应一般在试管、滤纸或薄层板上进行。根据中药活性成分的特征反应，选择专属性强的试剂对相应成分进行检测。如糖苷类成分可用 Molisch 反应；黄酮类成分可用盐酸 - 镁粉反应；蒽醌类成分可用碱液显色反应；香豆素类成分可以观察其荧光等方法进行检测。

（二）筛选有效部位

最常用的粗分方法是根据中药中所含的化学成分极性大小不同分成几个部分。如将原药材依次用石油醚、二氯甲烷、丙酮、水等提取，获得不同的粗分部位。或先采用水或一定浓度的乙醇提取，然后将浓缩液依次用石油醚、二氯甲烷/三氯甲烷、乙酸乙酯、正丁醇萃取后分成不同的部位做活性筛选。如果各部分都有活性，但活性均不强时，则需要重新设计粗分方法，直到找到其中某一部分或某几个部位活性强，而剩余部位无活性或活性很弱为止。由于这部分往往量比较大，加之某些天然成分属于前体药物（即本身并无活性，在体内代谢后其代谢产物具有活性），故在活性测试时最好采用体内方法。

三、分离活性成分

采用各种色谱技术或其他分离方法对活性部位进行分离，每次分离所得组分均需做活性测试，对具有活性的组分进一步分离，直到追踪得到活性成分。此方法可避免分离工作的盲目性和在分离过程中由于化合物本身的原因或选择方法不合适造成活性成分的丢失，特别是微量活性成分的丢失。目前大多采用此法进行活性成分的研究。

四、确定化学结构

根据化合物的理化性质及波谱数据对分离得到的单体成分进行化学结构确定。明确化学结构后对其进行活性评价，其原因主要是确定化学结构消耗样品量极少，而活性试验则需消耗较多样品，故应先确定结构，后测试活性。

五、结构修饰

对于有开发价值的化合物进一步进行结构修饰和构效关系的研究，进行成药性评价，进而将其开发成创新药物。

六、应用实例

青蒿为菊科植物黄花蒿（*Aremisia annua L.*）的干燥地上部分。秋季花盛开时采割，除去老茎，阴干，别名蒿子、臭蒿、香蒿、苦蒿等。性苦、辛，寒，归肝、胆经。具有清热解暑、除蒸、截疟作用。用于暑邪发热、阴虚发热、夜热早凉、骨蒸劳热、疟疾寒热、湿热黄疸等症。经动物实验筛选和临床观察研究证明，青蒿对恶性疟疾具有较好的抑制作用，由花蕾和叶提取物中分离出对间日疟原虫有较强杀灭作用的成分，起效快、不良反应亦小。其研究过程如下。

（一）有效部位的确定

将青蒿粗粉依次用石油醚、苯（或三氯甲烷）、丙酮等溶剂浸提，得到不同极性的提取液后进行活性测试，结果显示苯（或三氯甲烷）和丙酮提取部位具有显著抗疟活性（图 12 - 2）。

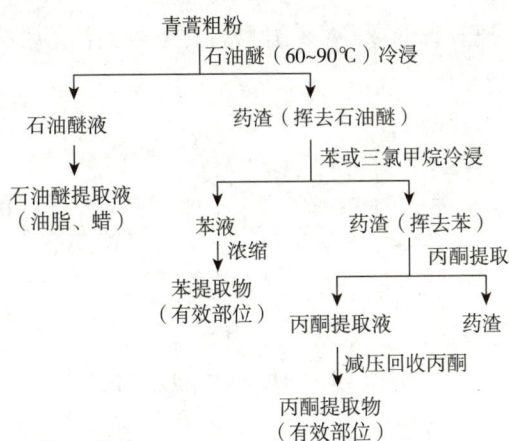

图 12 - 2　青蒿有效部位系统提取流程图

（二）青蒿素的分离

青蒿丙酮提取物，经减压回收丙酮后，再经硅胶柱色谱分离，以石油醚、石油醚 - 乙酸乙酯（95∶5）等进行洗脱，收集洗脱液，经薄层色谱鉴定，合并相同组分的流出液，适当回收溶剂，放置后即可析出白色或无色针状结晶——青蒿素（arteannuin，artemisinin），见图 12 - 3。

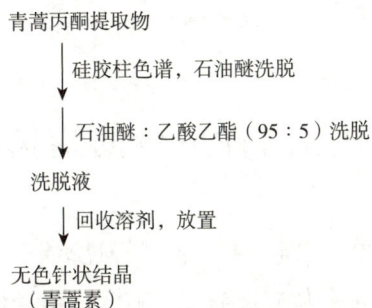

图 12 - 3　青蒿素分离流程图

（三）青蒿素的结构改造

青蒿素经过鉴定，确定其过氧基团为活性基团，过氧桥键一旦破坏，抗疟活性立即消失。青蒿素在临床应用中发现一些不足之处，包括口服吸收差，水和油均不溶，难以制成合适的制剂，临床复发率高达48%。为了克服不足，需进一步研究其在体内代谢过程、构效关系，进行结构修饰，以提高疗效。

青蒿素经接触催化氢化后得到失去过氧基的氢化青蒿素（图12-4），无抗疟活性，进一步证明过氧基团是抗疟活性基团。

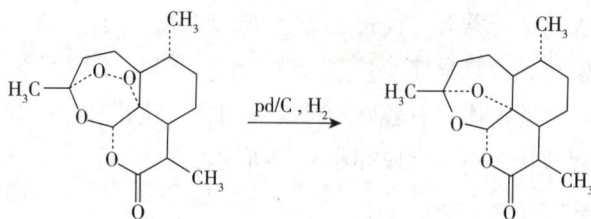

图12-4 青蒿素催化氢化

青蒿素在甲醇中用硼氢化钠还原得到双氢青蒿素（dihydroartemisinin）（图12-5），抗疟效价比青蒿素高一倍，原虫转阴快、速效、低毒等。在盐酸催化下得到油溶性的蒿甲醚（artemether），抗疟活性更为显著，其复发率为7%。

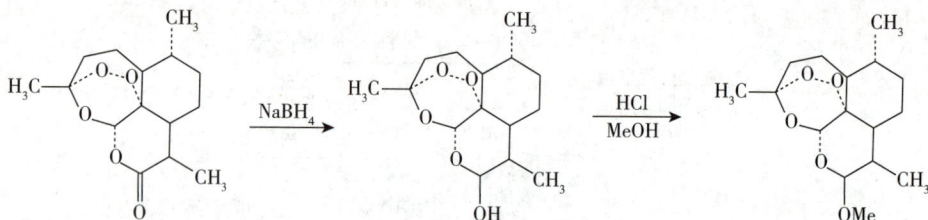

图12-5 制备蒿甲醚反应路线

亦可酰化成为水溶性的青蒿琥珀酸单酯（aresunate），药理作用进一步增加，同时更易做成制剂，临床应用更为方便。

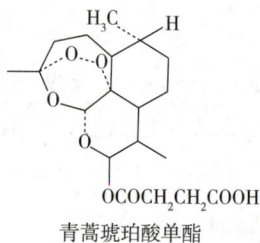

OCOCH₂CH₂COOH
青蒿琥珀酸单酯

第三节　中药活性成分的结构测定 微课2

中药经过提取分离、精制得到单体化合物后，必须经过鉴定，确定其化学结构，才有可能深入探讨有效成分的生物活性、构效关系等，为人工合成、结构改造和药物设计等奠定扎实的基础。

一、化合物纯度检查

在结构研究前必须首先确定化合物的纯度。若纯度不合格，结构测定则有很大难度。判断一个化合物纯度通常有多种手段，一般需要综合多种方法检查，如固体物质可检查色泽、晶型是否一致，有无明确、敏锐的熔点，薄层色谱或纸色谱、气相色谱或高效液相色谱也是判断纯度最常用最重要的方法。

二、物理常数确定

测定的物理常数包括熔点、沸点、比旋度、折光率和比重等。固体纯物质的熔点，其熔距应在0.5~1.0℃范围内，如熔距过大，则可能存在杂质。液体物质可测定沸点。液体纯物质应有恒定的沸点，除高沸点物质外，其沸程不应超过±5℃。此外液体还应有恒定的折光率及比重。比旋度也是常见的物理常数，中药有效成分多为光学活性物质，故无论是已知还是未知物，在鉴定化学结构前应测其比旋度。少数化合物还需测定其旋光谱和圆二色谱。

三、分子式确定

确定一个化合物的分子式，经典的方法是先进行元素的定性分析，即元素分析法，确定含有的元素，再测定各元素在化合物中的百分含量，从而求出化合物的实验式，然后根据测出的分子量，计算该化合物的分子式。该方法试样用量大，准确性差，因而只在试样较多或某些特殊情况下使用。

目前测定分子量最常用也是最精确的方法是质谱法（MS），尤其是高分辨质谱（HR-MS）不仅可以精确地给出化合物的分子量，还可以直接给出分子式，除此之外也可以根据质谱图中出现的同位素峰强度推测化合物含有的特定元素，如氯、溴等。

四、化合物官能团及骨架确定

化合物的分子式被确定后，需进一步进行官能团和分子骨架的确定。首先计算该化合物的不饱和度，准确计算出结构中可能含有的双键数或环数，再根据所测得的物理常数、化学定性试验、降解反应及紫外光谱、红外光谱、质谱、核磁共振光谱等综合分析，以确定化合物所含官能团、母核类型等。

知识链接

不饱和度

不饱和度（Ω）表示分子中存在的双键或环的数目，是解析化合物的一个重要参数。计算不饱和度的方法如下：

$$\Omega = \frac{n_4 + n_3 + 2 - n_1}{2}$$

式中，n_4为四价原子数目；n_3为三价原子数目；n_1为一价原子数目。

例如：苯乙酮的分子式为C_8H_8O，它的不饱和度为：

$$\Omega = \frac{2 \times 8 + 2 - 8}{2} = 5$$

$\Omega = 5$说明分子中具有一个苯环（三个双键，一个环）和一个羰基。

五、化合物结构鉴定

中药化学成分的结构鉴定是一项综合性很强、非常复杂的工作，往往是波谱解析、理化常数分析、仪器分析及文献查阅等多方面工作的相互结合、综合分析而得出的结果。在化合物结构分析中，光谱技术具有用量少、可回收、省时省力等优点，克服了经典结构研究中耗时长、准确性差、消耗样品量大及不可回收等缺点。通过波谱解析或与已知化合物的谱学数据对照，把各官能团或结构片段连接起来形成整体结构，再进一步通过 X 线单晶衍射、旋光谱、圆二色谱或 2D – NMR 等方法进一步确定其立体结构。常用于结构鉴定的光谱技术有紫外 – 可见吸收光谱（ultraviolet – visible absorption spectrum，UV）、红外吸收光谱（infrared absorption spectrum，IR）、核磁共振光谱（nuclear magnetic resonance，NMR）和质谱（mass spectrum，MS）。

（一）紫外 – 可见吸收光谱法

分子吸收波长范围在 200 ~ 800nm 区间的电磁波产生的吸收光谱为紫外 – 可见吸收光谱，为电子跃迁光谱。含有共轭双键、发色团及具有共轭体系的助色团分子在紫外及可见光区域产生的吸收，即由相应的 $\pi \rightarrow \pi^*$ 及 $n \rightarrow \pi^*$ 跃迁所引起，因此紫外光谱主要用于鉴定结构中共轭体系的有或无。

紫外吸收光谱根据吸收波长及吸收强度，可提供有关化合物共轭体系或某些羰基等存在的信息，可初步做出以下推测：①化合物在 220 ~ 800nm 内无紫外吸收，提示该化合物是脂肪烃、脂环烃或其简单衍生物（氯化物、醇、醚、羧酸等）；②220 ~ 250nm 内显示强吸收（$\varepsilon \geq 10000$ 或更大），提示该化合物具有共轭二烯或 α、β – 不饱和醛和酮结构；③250 ~ 290nm 内为中等强度吸收，且常有精细结构，提示该化合物有苯环或某些芳杂环；④250 ~ 350nm 内有弱吸收，提示该化合物中有羰基或共轭羰基存在；⑤300nm 以上的高强度吸收，提示该化合物结构有较大的共轭体系。

因此，紫外吸收光谱对于分子中含有共轭双键、不饱和羰基以及芳香化合物的鉴定是一种重要的手段。在天然产物结构中，如黄酮类、蒽醌类、香豆素类等结构的紫外光谱特征规律比较清楚，尤其是黄酮，在加入某种诊断试剂后，其紫外光谱因分子结构中取代基的类型、数目及取代基位置不同而发生不同改变，由此初步推断出化合物的结构。除此以外，紫外光谱在解决双键顺反异构、空间位阻等立体化学问题上也有重要应用。

（二）红外吸收光谱法

分子中价键的伸缩及弯曲振动将在光的红外区域产生吸收，其中 2.5 ~ 25μm 的中红外区即 4000 ~ 400cm^{-1} 波数处为多数官能团的基频振动吸收峰区，故用于判断结构中某些官能团的有或无。化合物中的每一个化学键振动都能吸收与其频率相同的红外光，在红外光谱图对应的位置上出现一个吸收峰，振动频率用波数（v，波长的倒数）来表示。

按吸收峰的来源，可以将红外光谱图大体上分为特征频率区（4000 ~ 1500cm^{-1}）和指纹区（1500 ~ 600cm^{-1}）两个区域。其中特征频率区中的吸收峰基本是由基团的伸缩振动产生，数目不是很多，但具有很强的特征性，能够为某些官能团的鉴定提供重要信息。如羰基的吸收，大部分羰基化合物集中于 1900 ~ 1650cm^{-1}。除去羧酸盐等少数情况外，基峰的吸收强度都较大，常为最强峰或次强峰。指纹区的情况不同、该区峰多而复杂，没有强的特征性，主要是由一些单键 C—O、C—N 和 C—X（卤素原子）等的伸缩振动，C—H、O—H 等含氢基团的弯曲振动以及 C—C 骨架振动产生。当分子结构稍有不同时，该区的吸收就有细微的差异，恰如人们各自具有独特的指纹一样，因而称为指纹区。指纹区对于区别结构类似的化合物很有帮助。测定区域及官能团关系见表 12 – 1。

表 12 – 1　红外光谱吸收峰与官能团的关系

吸收峰范围 v（cm^{-1}）	官能团振动区域
4000 ~ 2500	X—H（X 包括 C、N、O、S）等伸缩振动区
2500 ~ 2000	三键和连烯类双键（等）的伸缩振动区
2000 ~ 1500	C＝C、C＝O、C＝N 等双键的伸缩振动区
1500 ~ 1300	主要 C—H 弯曲振动区
1300 ~ 910	单键的伸缩振动频率、分子骨架振动频率
910 以下	苯环因取代而产生的吸收（900 ~ 650cm^{-1}）

红外光谱在立体化学研究中也有重要应用，包括环己酮结构上的取代基取向、苷键构型的确定（有适用范围）、双键顺反异构的确定。

（三）核磁共振谱法

核磁共振谱是利用能量很低的电磁波照射暴露在强磁场中的分子，电磁波能与分子中的磁性核（^1H、^{13}C）相互作用，引起磁性核发生磁能级的共振跃迁而产生吸收信号，记录吸收信号的强度，对应其吸收频率所得的波谱即为核磁共振谱。核磁共振氢谱（^1H-NMR）和核磁共振碳谱（$^{13}C-NMR$）对于化合物的结构测定具有非常重要的作用。目前，二维核磁共振技术（$2D-NMR$）已经得到了广泛应用，在结构测定中发挥更为重要的作用。

1. 核磁共振氢谱（^1H-NMR）　氢的同位素中，^1H 的丰度比最大，信号灵敏度也高，故 ^1H-NMR 测定比较容易，为结构研究提供化学位移（δ）、谱线的积分面积（氢的数目）以及偶合常数 J（峰裂分情况）等信息，对有机化合物的结构测定具有十分重要的意义。

（1）化学位移（δ）　氢的化学位移在 $0 \sim 20$ 范围内，常用的为 $0 \sim 13$。由于 ^1H 核周围环境不同，外围电子密度以及电子绕核旋转时产生的磁屏蔽效应不同，不同类型的 ^1H 核发生共振跃迁所需能量不同，共振信号将出现在不同区域（表 12 -2），据此可推断 H 所处的化学环境。

表 12 -2　不同类型氢核化学位移大致范围（单位：ppm）

类型	化学位移（δ）	类型	化学位移（δ）
RCH_3	$0.9 \sim 1.2$	R_2CH_2	$1 \sim 1.5$
R_3CH	$1.2 \sim 1.8$	RCH_2Cl	$3.5 \sim 4.0$
RCH_2Br	$3.0 \sim 3.7$	RCH_2I	$2.0 \sim 3.5$
$R—O—CH_3$	$3.2 \sim 3.5$	$R—O—CH_2—CH_3$	$1.2 \sim 1.4$
$R—O—(CH_2)_2CH_3$	$0.9 \sim 1.1$	$C=C—H$	$5.0 \sim 8.0$
$C\equiv C—H$	$2 \sim 3$	$C=C—CH_3$	1.7
$C\equiv C—CH_3$	1.8	$Ar—H$	$6.5 \sim 8.0$
$Ar—CH_3$	2.3	$R—COO—CH_3$	3.6
$R—CO—CH_3$	2.2	$Ar—OH$	$6.0 \sim 8.0$
$R—OH$	$3.0 \sim 6.0$	$R—COOH$	$10.5 \sim 11.5$
$R—CHO$	$9.0 \sim 10.0$	$Ar—NH_2$	$2.0 \sim 4.5$
$R—NH_2$	$1.0 \sim 4.0$		

（2）峰面积　氢信号的积分面积与分子中的总质子数相当，故如果分子式已知，可据此推算出每个积分信号相当的 ^1H 数，但要注意活泼质子如—OH、—NH、—SH，包括酚、羧酸、酰胺上的活泼质子在一些测试溶剂中（或含水时）常不出现信号，在推测结构时要结合质谱、碳谱等。

（3）偶合常数（J）　已知磁不等同的两个或两组 ^1H 核在一定距离内会有偶合裂分。若为低级偶合，峰的裂分符合 $n+1$ 规律，其中 n 为干扰核的数目，可对应有 s（单峰）、d（二重峰）、t（三重峰）、q（四重峰）、m（多重峰）等。如若为 s 峰，表示周围 C 上无 H；若为 t，表示周围可能存在一个—CH_2—的基团，通过研究裂峰数可获知邻位 H 质子信息；高级偶合则有 dd、dt、td、m 峰等多种裂分形式。

裂分间的距离称为偶合常数（J），用以表示相互干扰的强度，偶合常数的大小取决于相互作用的氢核之间间隔键的距离。间隔的键数越少，则 J 的绝对值越大，反之，则越小。如苯环中邻位 H 的 J 一般在 $6 \sim 8Hz$，间位 H 的 J 一般在 $1 \sim 3Hz$，对位 H 的 J 一般在 $0 \sim 1Hz$。通常，超过三个键以上的偶合可以忽略不计。但在 π 系统中，如烯丙基及芳环，因电子流动性较大，即使间隔超过三个键，仍可发生偶合，但作用较弱。

解析核磁共振氢谱的步骤一般如下：①观察有几组峰，根据每组峰的化学位移推断可能的 H 质子类型；②观察峰面积，确定每组峰所含 H 质子数；③计算偶合常数，找出自旋偶合裂分的吸收峰，分析相互偶合的 H 质子数目和结构关系；④观察峰形，确定基团与基团的关系，推测其化学结构。

2. 核磁共振碳谱（$^{13}C - NMR$） 天然化合物结构几乎都是碳结构，因此在确定化合物结构时，$^{13}C - NMR$ 在某种程度上起着更为重要的作用。$^{13}C - NMR$ 的原理与 $^{1}H - NMR$ 基本相同，但 ^{13}C 的丰度比低，只有 1.1%，故 $^{13}C - NMR$ 测定的灵敏度只有 ^{1}H 的 1/6000，检测所需样品量大且耗时较长。但随着科技的发展，尤其是傅立叶变换核磁共振技术的出现，上述问题得到了解决。

（1）^{13}C 的信号裂分　因 ^{13}C 的自然丰度小，两个 ^{13}C 相连的概率很小，故 $^{13}C—^{13}C$ 之间的同核偶合一般不予考虑；相反，^{1}H 的偶合影响（异核偶合）却十分突出。因 ^{1}H 核自旋偶合干扰产生的峰裂分数目仍遵循 $n + 1$ 规律，以直接相连的 ^{1}H 为例，CH_3 为 q 峰、CH_2 为 t 峰、CH 为 d 峰、C 为 s 峰。$^{1}J_{CH}$ 为 120 ~ 250Hz，而两根键（$^{2}J_{CH}$）及三根键（$^{3}J_{CH}$）范围内的远程偶合影响也存在，故 ^{13}C 信号裂分十分复杂。为了消除干扰，采用多种技术处理，得到不同形式的图谱。目前最常用的碳谱是全 H 去偶方法来测定的，即为噪声去偶谱或质子宽带去偶谱，同时与 DEPT 谱的综合使用可判断分子中所有磁不等同碳核的类型和数目，目前已成为获得 $^{13}C - NMR$ 信息的常规手段。

（2）化学位移　常用范围 0 ~ 250。因信号之间很少重叠，故识别起来比较容易。与氢化学位移一样，碳原子的化学位移成为推断化合物骨架结构的有力工具。常见基团的碳信号化学位移值见表 12 - 3。

表 12 - 3　常见不同类型碳核化学位移大致范围（单位：ppm）

类型	化学位移（δ）
脂肪酸	<50
连杂原子碳（C—O、C—N、C—S）	50 ~ 100
甲氧基碳	55 左右
糖端基碳	95 ~ 105
芳香碳、烯碳	98 ~ 106
连氧芳碳	140 ~ 165
醛（—CHO）	190 ~ 205
酮（—C＝O）	195 ~ 220
羧基（—COOH）	170 ~ 185
酯及内脂（—COO—）	165 ~ 180
酰胺及内酰胺（—CONH₂—）	165 ~ 180

一维核磁共振谱中，如果信号过于复杂或者堆积在一起难以分辨时，结合二维核磁共振技术则信号会收到良好的效果。常用的二维核磁共振谱多为化学位移相关谱，包括同核相关谱 $^{1}H - ^{1}H$ COSY NOESY，以及异核间的相关谱 HMQC（或 HSQC）、HMBC 等。

（四）质谱

质谱是有机化合物样品在质谱仪中经高温（300℃）气化，在离子源受一定能量冲击产生阳离子，而后在稳定磁场中按质量和电荷之比（简称质荷比，m/z）顺序进行分离并通过检测器表达的图谱。在质谱图中，主要可以观察到分子离子峰和碎片离子峰。一般强度最高的峰定为基峰，质荷比最高的峰通常为分子离子峰，表示为 M^+，分子离子峰的质荷比即为化合物的相对分子质量。但是一些对热敏感度高的化合物，如醇类，最高的质荷比峰不一定就是分子离子峰。

质谱在化合物结构测定中有非常重要的作用，包括：①确定化合物相对分子质量；②高分辨质谱（HR – MS）能检测出相对分子质量的精确数字，可直接提供分子式；③化合物在一定条件下开裂有一定规律，分析开裂碎片，可提供部分结构信息，如 M – 15 峰提示结构中含有—CH$_3$，M – 17 峰提示结构中含有—OH，M – 18 峰提示结构中含有脱水峰，M – 28 峰提示结构中含有—CO；在苷类结构测定中，通常 M – 162 峰提示结构中含有葡萄糖或半乳糖等六碳醛糖，M – 146 峰提示结构中含有鼠李糖等去氧糖。在中药中化合物母核的结构测定中，黄酮母核发生 RDA 开裂，可特征性的得到 m/z 120 和 m/z 102 的碎片峰，齐墩果烷类化合物发生 RDA 开裂，可特征性的得到 m/z 208 和 m/z 248 的碎片峰等。

质谱最初的离子源是电子轰击源，即利用低能量（70eV）的慢电子轰击样品的气体分子使之成为阳离子，这种质谱称为电子轰击质谱（EI – MS）。由于 EI – MS 需要将样品分子加热气化，故一些容易发生热分解的化合物，如醇、糖苷等，只能检测到碎片峰而无法得到分子离子峰，另外一些大分子物质如多糖、肽类等常因难以气化而无法测定。近年来，质谱技术得到快速发展，开发了许多样品不必加热气化即可直接电离的新方法，并得到了推广应用，如快速原子轰击电离（FAB）、电喷雾电离（ESI）及基质辅助激光解吸电离（MALDI）等。此外质谱仪也常与液相色谱或气相色谱联用，如：LC – MS、GC – MS、LC – MS – MS、LC – ESI 等。

综上所述，紫外吸收光谱、红外吸收光谱、质谱和核磁共振光谱统称为四大光谱，是目前中药化学成分结构测定的重要手段。随着新的技术出现，如 X 射线单晶衍射技术、旋光光谱（ORD）、圆二色光谱（CD）法等在结构测定中的应用，使得化学成分的结构测定更为快速、准确，从而进一步加速创新药物研究的步伐。

知识链接

X 射线单晶衍射法

X 射线单晶衍射法（X – ray single crystal diraction，XRD）简称 X 射线衍射法，是通过测定化合物晶体对 X 射线的衍射谱，再经过计算机用数学方法解析、还原为分子中各原子的排列关系，最后获得每个原子在某一坐标系中的分布从而给出化合物化学结构。X 射线单晶衍射法不仅能测定化合物的一般结构，还能测定化合物结构中的键长、键角、构象、绝对构型等结构信息。X 射线最常用的阳极靶是铜靶和钼靶，常规 X 射线（钼靶）一般只能确定相对构型，而铜的 X 射线可以确定绝对构型。

目标检测

答案解析

（一）最佳选择题

1. 合成青蒿素衍生物，主要是为了解决在（　　）中的溶解度问题
   A. 水和油　　　　　　　　B. 乙醇　　　　　　　　C. 乙醚
   D. 三氯甲烷　　　　　　　E. 酸

2. 进行中药活性研究首先应该（　　）
   A. 确定有效部位　　　　　B. 提取分离有效成分　　C. 选定目标
   D. 结构鉴定　　　　　　　E. 结构改造

3. 分子式 C$_{10}$H$_{11}$Cl 的不饱和度为（　　）
   A. 2　　　　　　　　　　B. 3　　　　　　　　　　C. 4
   D. 5　　　　　　　　　　E. 6

（二）配伍选择题

（第 4~6 题共用选项）

    A. 紫外光谱   B. 红外光谱   C. 质谱

    D. 核磁共振   E. 高效液相色谱

4. 可提供有关化合物共轭体系或某些羰基等存在信息的光谱是（   ）

5. 可提供有关化合物分子量的光谱是（   ）

6. 不属于常见四大光谱的是（   ）

（三）多项选择题

7. 一般新药开发大致需要经过（   ）三个阶段

    A. 临床前研究   B. 临床研究   C. 质谱

    D. 核磁共振谱   E. 药品上市后再评价

8. 按吸收峰的来源，可以将红外光谱图大体上分为哪两个区域（   ）

    A. 吸收区   B. 特征区   C. 指纹区

    D. 耦合区   E. 电子跃迁区

9. 质谱可以提供信息有（   ）

    A. 确定相对分子量   B. 提供分子式   C. 提供氢的信息

    D. 提供碳的信息   E. 根据裂解的碎片推测结构式

书网融合……

重点小结

微课1

微课2

习题

参考文献

［1］张雷红，张建海．中药化学实用技术［M］．北京：中国医药科技出版社，2021．

［2］高立霞，周洪雷．中药化学实用技术［M］．北京：中国医药科技出版社，2015．

［3］匡海学，冯卫生．中药化学［M］．4版．北京：中国中医药出版社，2021．

［4］裴月湖，娄红祥．天然药物化学［M］．7版．北京：人民卫生出版社，2016．

［5］吴方评，李艳玲．天然药物化学［M］．2版．南京：江苏凤凰科学技术出版社，2017．

［6］国家药品监督管理局执业药师资格认证中心．中药学专业知识（一）［M］.8版．北京：中国医药科技出版社，2024．

［7］刘颖新，罗兰．天然药物化学技术［M］.2版．北京：人民卫生出版社，2020．